李中南

李中南　主编

内科临证经验辑要

化学工业出版社
医药·农业出版分社
·北京·

内容简介

《李中南内科临证经验辑要》一书，为作者临证四十余年临床经验总结。全书对内分泌及代谢疾病的临床诊疗处方、中医经方在临证中的具体应用、常用药对药组的配伍意义与应用、典型医案与中医理论的临证体会等方面进行了系统而详尽的论述，将作者的诊疗思路、处方用药、学术思想以案例实录的形式展现出来。此外还将作者发表的中医药科研文章汇编整理，分为理论研究、临床研究、实验研究三部分，对启发中医药创新科研思维具有良好的借鉴价值。本书适合中医、西医、中西医结合专业的临床及科研人员参考阅读。

图书在版编目（CIP）数据

李中南内科临证经验辑要/李中南主编 . —北京：
化学工业出版社， 2022.7
ISBN 978-7-122-41744-2

Ⅰ.①李…　Ⅱ.①李…　Ⅲ.①中医内科学-临床医学-经验-中国-现代　Ⅳ.①R25

中国版本图书馆 CIP 数据核字（2022）第 105500 号

责任编辑：李少华　刘　军
责任校对：宋　夏
装帧设计：关　飞

出版发行：化学工业出版社
　　　　　（北京市东城区青年湖南街 13 号　邮政编码 100011）
印　　装：天津画中画印刷有限公司
710mm×1000mm　1/16　印张 17½　字数 316 千字
2023 年 1 月北京第 1 版第 1 次印刷

购书咨询：　010-64518888
售后服务：　010-64518899
网　　址：　http://www.cip.com.cn
凡购买本书，如有缺损质量问题，本社销售中心负责调换。

定　　价：58.00 元　　　　　　　　　　　版权所有　违者必究

本书编写人员

主编

李中南

参编人员

刘　剑　杜　雪　邢艳阳　邢宇婷　杨　迪

陈永华　周媛媛　黄海婷　彭甜甜　陈明月

储思慧　石红宾　李忠志　朱　梦

序

　　中医药学历经千年而不衰，是我们中华民族熠熠生辉的瑰宝。几千年来，中医药护佑着炎黄子孙的健康与繁衍，在实践中形成了许多宝贵的临床经验，这些经典经验或依靠历代临床医家的不断总结、整理提高，或秉家学，或承师传，经过长期的反复临床实践，不断地发展、充实、提高而形成，或以非家传师承，经过杏林医者长期反复临床实践，通过领悟、验证、整理提高，形成的临床经验，是弥足珍贵的。

　　新世纪党和政府的中医政策为我们传承精华、守正创新，为中医药振兴发展提供了大力支持，继承整理名老中医的学术经验，使之发扬光大，是提高中医药临床疗效，促进中医药学术发展的重要措施。

　　笔者曾是我的学生，她勤奋学习，刻苦实践，治学严谨，勤于思考，善于总结。她十分重视中医的辨证论治，常为一个疑难病例，翻阅古今医书，孜孜不倦地钻研。作为临床医师，她秉承大医精诚的精神，做到智欲圆，行欲方，胆欲大，心欲细，博采众医之长，吸取古今医家经验；作为临床科研工作者，她努力用现代先进的科学技术方法研制动物模型，进行科研系列实验；作为临床研究生老师，她认真备课，循循善诱，不厌其烦地传道解惑，是一位合格的好老师。

　　作者整理编写的《李中南内科临证经验辑要》一书，集其家传、师承与四十年内科临床经验于一体，反映了作者的临床思维，处方用药的特点特色，反复阅读，认真思考，有助于传承后学，开阔临床思路，弘扬岐黄精华，故欣然为之作序。

八十一叟　韩明向

辛丑年夏于庐阳

　　注：韩明向教授现为国家级名老中医，博士生导师，原安徽中医药大学第一附属医院院长，国家中医药管理局批准第2、4、5、6、7批国家级名老中医学术经验继承指导老师，国务院政府特殊津贴享受者，第4批国医大师。

前言

我从事中医工作近40年了，我热爱中医是受到父亲践行"救死扶伤，实行革命的人道主义"思想的影响。1970年，我作为一名知识青年插队到淮北农村，当时农村的缺医少药，农民患病后的痛苦，使我心里久久不能平静，促使我在劳动之余，开始学习中医药知识，利用农闲时间回到父亲所在的安徽中医药大学第一附属医院学习中医及针灸知识，用"一根针、一把草"给农民看病。8年的农村劳动锻炼，治愈农民疾病后的喜悦，成为我学习医学，当一名好中医的不竭动力。

1978年，我调回安徽中医药大学工作，组织上送我到安徽医科大学学习2年，打下了西医的基础。1980年我幸运地拜安徽省著名老中医王正雨主任医师为师，从此跟王老看病抄方，帮助他整理中医临床经验。1984年我考上了安徽中医药大学，毕业后，我又考入了安徽中医药大学与省卫生厅、省人事厅联合举办的三年制中医高徒班（研究生班），再次幸运地成为国家级名老中医韩明向教授的高级学徒。两位中医专家严谨的治学态度、一丝不苟的探索精神、深厚的理论功底、丰富的临床经验、博大仁爱的医德，使我献身杏林、为民治病的思想得到升华。在两位中医大家的精心指导下和高尚医德的熏陶下，我的中医基础理论和临床经验明显提高。2006年晋升为主任医师，之后聘为硕士研究生导师，2017年评为安徽省名中医。我的成长离不开韩明向国医大师、王正雨教授的教诲，我深深地感谢两位导师。

当前党和国家高度重视中医药事业的发展，可谓是天时地利人和。中医是中华民族的瑰宝，是一座伟大的医学宝库，传承、发扬、振兴中医药事业，是全体杏林人义不容辞的责任。行医过程中，我深深感到中医辨证论治的精妙之处。同时疾病的多变、患者的难言之隐、治疗过程中主次矛盾的互相作用与转化，都是考验中医工作者的机遇。要借助中医先贤的经验，也要借助西医的检查手段和器械，才能为患者尽快地诊断疾病，辨证施治，达到治愈目的。我所写下的经验心得、临床效案，都与韩明向、王正雨教授的无私传授与悉心指教密不可分。同时也说明老中医带徒，是培养中医人才的重要路径。为了以实际行动感谢我的导师，忠于党的中医药政策，我写下这部小书，以期为弘扬中医药事业尽自己的绵薄之力。希望这些经验辑要能给后学者以启迪，也真诚地希望得到同仁们指正。

李中南

2022 年 9 月 2 日

目录

第五章　理论研究 167

第一章

临证经验

第一节　糖尿病

一、对糖尿病的认识及辨证施治体会

糖尿病是一组以长期高血糖为主要特征的代谢综合征，是由遗传因素和环境因素长期相互作用所引起的胰岛素分泌不足或作用缺陷，以血中葡萄糖水平升高为生化特征，以多饮、多食、多尿、消瘦乏力为临床表现的代谢紊乱症候群。糖尿病是临床常见疾病，属中医"消渴"范畴，作者辨病与辨证相结合治疗糖尿病及其并发症，颇有经验体会。中医认为消渴的产生既有先天禀赋不足，脏腑柔弱的体质因素，又有后天饮食失调、情志不遂、房劳过度等诱发因素，各种因素相互结合致燥热伤阴，气阴两虚，终致阴损及阳，痰瘀互阻，脏腑气血津液失调。

（一）病因病机

消渴病（糖尿病）的病因主要有：体质因素、饮食、情志、遗传因素、房事不节、药石所伤、毒邪外侵、瘀血阻滞等。是由肺、胃、肾三脏热灼津亏，水谷转输失常而致。其基本病机是阴虚燥热，阴虚为本，燥热为标，两者互为因果。燥热越甚则阴越虚，阴

越虚则燥热越甚。病变脏腑在肺、脾、胃、肾。但各有偏重，互相影响。上焦肺燥阴虚，津液失于输布，则胃失濡润，肾失滋助；中焦胃热炽盛，上灼肺津，下耗肾阴或脾虚失运致邪浊内阻；下焦肾阴不足，虚火上炎肺胃，致使肺燥、胃热、脾肾虚同病。按期分别是：早期阴虚火旺；中期伤气，出现气阴两虚；晚期阴损及阳，导致阴阳双亏。由于气虚不能帅血而行，阳虚寒凝血滞，阴虚火旺灼伤津液，最终导致瘀血痰浊等病理产物形成，出现消渴病的兼证（如糖尿病多种慢性并发症）。

（二）疾病的特点

糖尿病始于微而成于著。病程中应充分注意气阴两虚血瘀的存在，阴虚津血不能载气，则气耗，血虚燥热煎熬营血或气虚无力运血，均可形成瘀血。瘀血又可阻滞气机，更伤气阴，形成气阴两虚，血瘀阻络的病理变化。阴虚、燥热、气虚、血瘀、痰湿之恶性循环，使病情缠绵，变证丛生，终致气血阴阳俱虚。

（三）辨证分型

笔者临证将消渴分为阴虚火旺型、气阴两虚型、阴虚血瘀型、气虚血瘀型、阴阳两虚型、脾虚湿热型，现分述如下。

1. 阴虚火旺型

症状：口燥咽干，烦渴多饮，多食善饥，疲乏无力，大便干结，口舌生疮或皮肤疖肿，舌质红苔黄，脉数有力。

治法：养阴清热泻火。

方药：玉女煎加减。生石膏 20g（先煎），黄连 10g，天花粉 15g，芦根 20g，生地黄 10g，地骨皮 30g，苦参 15g，知母 10g，麦冬 10g，玄参 15g，地龙 15g，僵蚕 10g，牛膝 10g。

加减：如舌质红绛而干可加北沙参 15g，石斛 15g。火盛者加栀子 10g，生地黄 10g。

方解：方中石膏辛甘大寒，善清阳明胃热而兼生津止渴，故为君药。臣以生地滋肾水之不足，君臣相伍，清火壮水，虚实兼顾。佐以知母，一助石膏清胃热而止烦渴，一助熟地黄滋少阴而壮肾水；又佐麦冬清热养阴生津，既可养肺、助生地滋肾，寓金水相生之意，又能生津而润胃燥。牛膝引热下行，且补肝肾，地龙、僵蚕搜风通络不伤正，活血止痛功效尤著；黄连苦寒清火；芦根、玄参、天花粉生津止渴、养阴清热；地骨皮滋阴液，清虚热；苦参清热祛风。诸药配伍，共奏养阴清热、滋肾通络之功。

2. 气阴两虚型

症状：口渴欲饮，多食易饥，倦怠乏力，尿频量多，神疲乏力，面色不华，或口干咽干，头晕多梦，手足心热，或腰膝酸软，肢体麻木，或自汗盗汗，舌质红或淡红，苔干脉沉细。

治法：益气养阴，生津润燥。

方药：自拟连苓汤。黄连 10g，茯苓 12g，天花粉 15g，党参 15g，五味子 10g，山药 25g，白芍 10g，蒲公英 20g，白术 15，淡竹叶 15g，生黄芪 30g，葛根 15g，山茱萸 15g，麦冬 10g。

加减：如气虚明显加太子参 15g；阴虚明显加玉竹 20g。

方解：方中黄连苦寒，能够滋阴清热，茯苓味甘而淡，甘则能补，淡则能渗，利水而不伤阴，共为君药；天花粉归肺、胃经，善于清热泻火，生津止渴；山药补肺脾肾气阴；党参、白术、黄芪、麦冬同用可补气生津；五味子固肾生津；葛根清热生津止渴；白芍敛阴止汗，补气养阴生津；蒲公英、淡竹叶可清热；山茱萸补益肝肾，具有收敛的功效。诸药配伍，共奏益气养阴，生津润燥之功。

3. 阴虚血瘀型

症状：口渴多饮，多食善饥，神疲乏力，下肢麻木或疼痛明显，舌质紫暗或有瘀斑，脉弦细。

治法：滋阴活血。

方药：自拟降糖方加减。生地黄 15g，黄连 10g，北沙参 30g，怀山药 30g，天花粉 20g，杭白芍 15g，麦冬 15g，全当归 10g，知母 12g，玄参 25g，丹参 20g，生石膏 30g，阿胶 15g（炖冲），地龙 10g。

加减：阴虚口干加玉竹 15g，石斛 20g；瘀血明显加鸡血藤 15g，红花 10g。

方解：黄连清热泻火；生地、玄参清热凉血，养阴生津；山药补脾胃、益肺肾，天花粉生津止渴，白芍敛阴止汗；北沙参、麦冬养阴清肺，益胃生津；当归、丹参、地龙补血活血，祛瘀通络；阿胶补血滋阴润肺；生石膏辛甘大寒，善清阳明胃热而兼生津止渴。配以知母，助石膏清胃热而止烦渴。诸药配伍，共奏养阴活血、清热生津之功。

4. 气虚血瘀型

症状：脉络瘀阻，形神疲惫，腰膝酸软，头晕目眩，心悸胸闷，舌色紫暗，脉细涩或弱。

治法：益气活血化瘀。

方药：自拟参葛方。黄芪 30g，茯苓 12g，生白术 12g，党参 10g，炙甘草

10g，广木香 6g，葛根 15g，麦冬 12g，五味子 10g，山药 15g，赤芍 12g，白芍 12g，阿胶 10g，菝葜 30g。

加减：瘀血明显加水蛭 3g，川芎 10g；气虚明显加西洋参 10g，太子参 15g。

方解：方中黄芪、党参、生白术、甘草、山药补气生津；茯苓健脾利水；配葛根以生津止渴，木香长于行气调中，补而不滞；麦冬养阴清肺，益胃生津；五味子收敛且可益气生津；白芍、赤芍配伍清热凉血，养血活血；配以阿胶滋阴养血，该药补血而不滞；菝葜解毒利湿。诸药配伍，共奏益气活血化瘀之功。

5. 阴阳两虚型

症状：小便频数，混浊如脂膏，甚则饮一溲一，畏寒，四肢欠温，阳痿，面色黧黑，耳轮干枯，乏力，自汗，或五更泄泻，或水肿，尿少，舌质淡红，苔白而干，脉沉细无力。

治法：调补阴阳，补肾活血。

方药：右归丸加减。熟地黄 10g，鹿角胶 10g，山茱萸 10g，桑螵蛸 15g，人参 10g，茯苓 10g，枸杞子 10g，菟丝子 10g，山药 10g，益智仁 10g，附片 8g，杜仲 10g，丹参 20g，山楂 20g。

加减：如气虚血脱或出汗多，或短气者，加黄芪 10g，白术 20g，五味子 10g；如小腹痛者加吴茱萸 10g，延胡索 20g。

方解：方中附子温元阳，鹿角胶温肾阳、益精血，共为君药。熟地黄、山茱萸、枸杞子、山药滋阴益肾，填精补髓，养肝补脾，即所谓"善补阳者，必于阴中求阳，则阳得阴助而生化无穷"（《景岳全书》），共为臣药。佐以菟丝子、杜仲，补肝肾，强腰膝；加人参、茯苓健脾益气；桑螵蛸、益智仁固精缩尿；丹参活血化瘀；生山楂消食健脾，行气散瘀。诸药合用，有温壮肾阳，大补元气，滋补精血，活血化瘀之功。

6. 脾虚湿热型

症状：形体臃肿，脘腹胀满，神疲倦怠，腰膝酸软，四肢无力，多合并高脂血症，肥胖症，舌质暗红，苔白腻，脉细滑。

治法：健脾利湿。

方药：温胆汤加减。黄芪 30g，山药 20g，陈皮 10g，云茯苓 15g，法半夏 10g，枳壳 10g，竹茹 10g，鸡内金 10g，苍术 10g，白术 10g，黄连 10g。

加减：血脂高者可加山楂 20g，泽泻 20g；顽痰不化加海浮石 20g；食痰加莱菔子 20g，枳实 10g。

方解：方中半夏辛温，燥湿化痰，和胃止呕，为君药。臣以竹茹，取其甘而微寒，清热化痰，除烦止呕。半夏与竹茹相伍，一温一凉，有化痰和胃，止呕除烦之功；陈皮辛苦温，理气行滞，燥湿化痰；枳实辛苦微寒，降气导滞，消痰除痞。陈皮与枳壳相合，亦为一温一凉，而理气化痰之力增。佐以茯苓健脾渗湿，以杜生痰之源；加黄芪、山药益气健脾；鸡内金消食健胃；苍术、白术燥湿健脾；黄连清热燥湿，现代药理学研究与临床观察证实黄连有降血糖作用。

（四）病案举例

★ **病案1**：高某，男，14岁。2018年5月10日初诊。

临床表现：口渴欲饮1年，饮不解渴，每日饮水量2500～3000mL，消谷善饥，小便频数，形体偏瘦，舌质红，苔薄，脉细数，查：空腹血糖14.5mmol/L，尿糖（＋＋＋），餐后血糖18.5mmol/L。

西医诊断：2型糖尿病。

中医诊断：消渴，阴虚火旺型。

治法：清胃润肺，养阴增液。

处方：玉女煎加减。生石膏20g（先煎），黄连10g，天花粉15g，芦根20g，生地黄10g，地骨皮30g，苦参15g，知母10g，麦冬10g，玄参15g，地龙15g，僵蚕10g。10剂。

并予胰岛素调整，甘精胰岛素12U，每晚一次；格列齐特缓释片60mg，每日1片，晨服；阿卡波糖50mg/次，每日3次。

二诊：2018年5月20日，诸症渐减，每日饮水量降为1000mL，主食控制在300g左右，空腹血糖下降至10.8mmol/L，餐后血糖14.1mmol/L，尿糖（＋＋），小便量明显减少，仍觉疲乏无力。上方去石膏，加玉竹10g，怀山药20g，黄芪20g，栀子10g。10剂。

三诊：2018年5月30日，三消症状基本消失，尿糖转阴，空腹血糖7.0mmol/L，餐后血糖10mmol/L。上方继进20剂，以资巩固。

【按语】本例患者"三多一少"症状兼具，故以养阴润肺清热为主，方中麦冬、玄参、生地等养阴增液以治本；石膏、黄连清肺泻胃火治其标。加天花粉、芦根、知母以养阴生津止渴，降血糖；地骨皮凉血退热；苦参清热燥湿；地龙、僵蚕活血通络。二诊胃火减轻，故去生石膏以防寒药伤胃，加玉竹、山药滋养阴液，加栀子清热泻火，黄芪益气扶正。全方合用养阴清热，化瘀通络。

★ **病案2**：王某，女，50岁，工人。2015年9月2日初诊。

临床表现：患消渴病6个月，久治未愈，口渴、多饮多尿、多食，体倦乏力。

视其形体虚胖，声音低微，舌质红，苔薄黄，脉细数无力。在外院查空腹血糖8.6mmol/L，餐后血糖14mmol/L，糖化血红蛋白8％。

西医诊断：2型糖尿病。

中医诊断：消渴病，气阴两虚型。

治法：滋阴降火，益气生津。

处方：自拟连苓方。黄连10g，茯苓12g，天花粉15g，党参15g，五味子10g，山药15g，白芍10g，菝葜30g，淡竹叶15g，生黄芪30g，山茱萸15g，麦冬10g，生地10g。7剂。

二甲双胍0.5g/次，每日3次，吡格列酮30mg/次，每日1次。

二诊：2015年9月10日，渴止尿少，食量亦减，精神爽适，体力增加。

上方中加葛根15g。10剂。

三诊：2015年9月20日，自觉体力恢复正常，查尿糖示（＋），空腹血糖7.2mmol/L，餐后血糖9mmol/L，之后以此方加减，计服50余剂。复查尿糖（一），血糖正常。

【按语】消渴病初起以阴虚燥热为主，症见口渴喜饮、多食、多尿，苔黄，脉细数。之后渐出现阴虚津亏不能载气则气耗，症见体倦乏力；燥热又加剧阴虚，形成气阴两虚。该患者神疲乏力，声音低微，舌质红，苔薄黄，脉细数无力，为气阴两虚，气血无化源之候。笔者治消渴病重调理脾胃，符合李用粹《证治汇补·消渴》"五脏之精华，悉运于脾，脾旺则心肾相交，脾健而津液自化"之意。方中黄芪、党参、茯苓、山茱萸、怀山药健脾益气，使脾健气血充盛，黄芪补中，益气升阳，治诸虚不足，怀山药甘平，益脾阴，固肾精，两药相伍，气阴兼顾；天花粉、五味子、麦冬、生地、白芍养阴生津。现代药理学实验证明此类药有降糖作用。黄连、淡竹叶清热利湿，除烦泻火，使燥热得除，阴津自复。黄连苦寒清热，是治疗糖尿病胃热炽盛的首选药物，与山药配伍可避免大剂苦寒药物伤阴碍胃。淡竹叶利尿导热下行；菝葜清热解毒，具有抗炎症反应的作用，葛根不但能生津止渴，且升胃中清阳之气，使胃阴得气濡养而胃气又不致壅塞。

★ **病案3**：陶某，女，35岁。 2018年4月5日初诊。

临床表现：反复多饮、口渴1年，小便多而混，易饥，纳食多，身体却渐感疲倦。检查，空腹血糖12mmol/L，餐后血糖16.9mmol/L，尿糖示（＋＋＋），诊断糖尿病，已服二甲双胍、格列齐特，服药血糖降，停药则血糖即升而且尿混浊。视其形体丰润，舌质红，舌下静脉紫暗，苔薄黄，脉细数。

西医诊断：2型糖尿病。

中医诊断：消渴病，阴虚血瘀型。

治法：养阴清热，活血化瘀。

处方：自拟降糖饮。生地黄15g，黄连10g，北沙参30g，怀山药30g，天花粉20g，杭白芍15g，麦冬15g，全当归10g，知母12g，玄参25g，丹参20g，生石膏20g，阿胶15g（另冲），地龙10g。7剂。

格列齐特60mg，晨起口服，每日1次；甘精胰岛素12U，晚上皮下注射1次。

二诊：2018年4月12日，诉口渴饥饿感均减，小便亦少，体力较前增强。舌质红，苔薄黄，脉弦而细数较前缓和。查尿糖示（＋＋），空腹血糖9.0mmol/L，餐后血糖11.5mmol/L。药既生效，继予上方。继服15剂。另以黄芪30g，菝葜30g，每日煮水当茶饮。

甘精胰岛素减量每晚10U皮下注射。

三诊：2018年4月29日，诉口不渴，食量如常，小便次数亦恢复正常，尿液清。舌略红，苔薄润，脉弦而细。查尿糖示（－），血糖7.2mmol/L。之后均以此方加减。先后计服40余剂而精神体力恢复。复查尿糖、血糖均为正常。

【按语】该患者病史虽短，但口渴多饮，多尿多食，属胃中积热。胃热则多食易饥，由于脾弱胃强，水谷精微不能化生气血，濡养血脉，则体倦乏力；胃热灼津，阴液受损，故见口渴多饮；久病多有瘀血存，阴虚津液易亏，加重血瘀，出现舌红，舌下静脉紫暗，脉细数等阴虚血瘀之象。本案以胃火炽盛，阴液亏虚为当务之急。故用天花粉、玄参、怀山药、大生地、麦冬等益胃阴而兼顾肺肾阴分；杭白芍酸甘化阴；黄连、知母、生石膏清泻胃火；怀山药、北沙参，健脾补气以化阴，使养胃而不碍胃。阴虚则血热，取当归、丹参、阿胶以养阴活血补血，地龙、丹参配伍，凉血化瘀力更强；善用菝葜清热解毒，重用黄芪补气虚，全方合用，使肺胃燥热得清，气血阴阳得以调和。

★ **病案4**：刘某，男，52岁。 2016年10月8日初诊。

临床表现：糖尿病病史2年，现口干、饮水较以往明显增多，小便频数而浊，食量未减，但身体逐渐消瘦，神疲乏力，大便溏薄。一年体重减轻15kg以上，查尿糖示（＋＋＋），空腹血糖15mmol/L。口服二甲双胍，格列美脲2周，效果极微，停药则血糖上升极快。视其形体枯瘦，容颜憔悴，舌瘦色紫红，苔薄黄腻，舌下静脉紫暗，脉弦濡而数。

西医诊断：2型糖尿病。

中医诊断：消渴病，脾虚湿阻型。

治法：治宜益气健脾，活血通络。

处方：自拟参葛方。黄芪 30g，云茯苓 12g，生白术 12g，党参 10g，炙甘草 6g，广木香 6g，粉葛根 15g，麦冬 12g，五味子 10g，山药 15g，赤芍 12g，白芍 12g，阿胶 10g，菝葜 30g。7 剂。

格列美脲 2mg，每日早上空腹服用，加甘精胰岛素 12U 晚餐前皮下注射 1 次，停二甲双胍。

二诊：2016 年 10 月 15 日，诉服药后便溏除，口渴止，食量正常，小便次数减少，体力精神好转，查空腹血糖降至 10mmol/L。此乃脾运之功能渐复，津液之输布好转，但肺脾肾之瘀热未除。

治法：益气养阴，清热活血。

处方：生黄芪 30g，黄芩 12g，全当归 12g，川芎 10g，白芍 12g，竹叶 15g，生石膏 20g（先煎），麦冬 12g，粉葛根 15g，菝葜 30g，潞党参 12g，阿胶 10g（另炖冲）。14 剂。

三诊：2016 年 10 月 29 日，自感一切如常，视其面色逐渐红润，舌淡红，苔薄白，脉弦而细。查空腹血糖 7.2mmol/L，餐后血糖 10mmol/L。减石膏以防寒凉伤胃，以后即以此方加减，先后服 40 剂，化验结果基本正常。

【按语】本例患者年过五十，脾气渐虚，脾虚津液运化失常，上不能布津达肺，中不能运脾升清，下不能固肾，故见形体消瘦、口干舌燥、大便溏薄，尿频数。脾虚水湿不运，蕴而成湿热中阻；气血生化无源，则见神疲乏力，身体消瘦，久病气血不充则舌质紫红，舌下静脉紫暗。方用自拟参葛方，方中茯苓、白术、党参、黄芪、山药、甘草健脾益气为主药；葛根、麦冬、五味子养阴生津；入木香、赤白芍、阿胶理气活血养血，使脾气健，气血充；菝葜清热解毒。二诊正气恢复后，加入黄芩、生石膏、竹叶清肺胃之火。配当归、川芎养血活血，使气血和调，血运得畅，五脏六腑、四肢百脉得以充养。

★ **病案 5**：方某，男，52 岁。 2019 年 6 月 9 日初诊，糖尿病史 4 年。

临床表现：近 3 月出现多饮多尿，每日小便 20 余次，清白而长，少顷，尿凝结如脂，色油光，腰膝酸软，神疲乏力，夜间尿频，舌质淡暗，苔白，脉细滑。查空腹血糖示 10.2mmol/L，甘油三酯 4.6mmol/L。

西医诊断：2 型糖尿病。

中医诊断：消渴病，阴阳两虚型。

治法：益气补肾，养阴活血。

处方：右归丸加减。熟地黄 10g，鹿角霜 10g，山茱萸 10g，桑螵蛸 15g，人参 10g，茯苓 10g，枸杞子 10g，菟丝子 10g，怀山药 20g，益智仁 10g，附片 8g，丹参 20g，山楂 20g。7 剂。

格列美脲 2mg/次，每日 1 次；非诺贝特 0.25g/次，每日 1 次。

二诊：2016 年 6 月 16 日，服药后小便次数减少，每天 12 次左右，精神较前好转，空腹血糖 8.1mmol/L，血糖下降，效不更方。上方继服 10 剂。

三诊：2016 年 6 月 26 日，多饮、多尿症状基本消除。查空腹血糖 7.4mmol/L，甘油三酯 2.4mmol/L。疗效满意继续服用 20 余剂以固疗效。

【按语】消渴病多为阴虚内热之证，然下元虚惫，肾阴、肾阳两虚者亦不少见。本例患者病由下元不足，无力升腾，故渴而多饮多尿，尤其患者夜间小便频数，清白而长，腰膝酸软。治疗重在温补下元，使阳气充盛，升腾于上，阳气旺则可生阴精；温补之中要重视补阴精以化气。方中熟地、山茱萸、桑螵蛸、枸杞子滋阴补肾；鹿角胶、菟丝子、附片温补肾阳；人参、茯苓、山药健脾补气；益智仁补脾固肾，固气涩精；丹参活血祛瘀；山楂行气散瘀，降血脂。

★ **病案 6**：戴某，男，59 岁。 2018 年 7 月 10 日初诊。

临床表现：发现血糖升高 3 年，当时查空腹血糖 8.0mmol/L，餐后血糖 13mmol/L，尿糖（＋＋＋），身高 168cm，体重 85kg，诊断 2 型糖尿病，予二甲双胍、格列齐特、吡格列酮治疗。每月复查血糖一次。空腹血糖控制在 6～7mmol/I，餐后 2h 血糖 9～10mmol/L，视其形体肥胖，神疲乏力，头昏胃脘痞闷，食欲较好，口中黏腻，小便混浊，舌体胖大，舌苔白腻，脉滑数。查胆固醇 7.1mmol/L，甘油三酯 1.92mmol/L。肝胆 B 超示：重度脂肪肝、胆囊炎、胆结石。

西医诊断：2 型糖尿病。

中医诊断：消渴病，脾虚湿热型。

治法：益气健脾，化浊祛瘀。

处方：温胆汤加减。陈皮 10g，茯苓 15g，法半夏 10g，枳壳 10g，竹茹 10g，苍术 10g，白术 10g，佩兰 10g，鸡内金 10g，丹参 20g，川芎 10g，生黄芪 40g，荔枝核 10g，泽泻 15g，山楂 20g。7 剂。

二甲双胍 0.5g/次，每日 3 次，格列齐特缓释片 60mg，每日 1 次。

二诊：2018 年 7 月 17 日，头昏，胃脘痞闷症状缓解。上方去苍术，加枸杞子 15g，连续服药一个月，体力增强，体重减轻 3 千克，空腹血糖下降至 6mmol/L，餐后血糖 8mmol/L。嘱加强体育运动。

【按语】糖尿病患者合并肥胖多见，通常认为与饮食生活习惯有关。湿痰形成，责之于脾。脾居中焦，中焦湿热明显，可重用温胆汤、平胃散。李用粹在《证治汇补·消渴》中指出："五脏之精华，悉运于脾，脾旺则心肾相交，脾健而津液自化"。《诸病源候论》云："脾胃虚弱,不能克消水浆,故为痰饮也。"治法当益气健脾,化浊祛痰。方选茯苓、半夏、苍术、白术健脾燥湿;枳壳、陈皮、竹茹、佩兰行气祛痰;黄芪益气升提;丹参、川芎、荔枝核理气活血,化瘀散结;佩兰芳香化湿;竹茹清化热痰;鸡内金、山楂、泽泻降脂消痰,共奏健脾祛痰,化浊祛瘀之功。

（五）临证体会

1. 重视滋养肺肾,清理胃火

典型糖尿病症状以多饮、多尿、多食及身体逐渐消瘦为主要症状。与祖国医学"消渴病"相类似,其病机以阴虚为本,燥热为标,治疗以养阴增液,润燥清热为大法。养阴增液当以滋养肺肾为主。肺居上焦,喜润降,主宣发而布散津液,司肃降而通调水道。若燥热伤肺,布散津液失司,则口渴多饮,肺燥津伤,津失散布,则胃失濡润,肾失滋源,致阴虚津伤更甚。肾在下焦,内藏真阴,为脏腑阴液之本,肾阴不足,封藏失司,则尿多而浑;肾虚精亏,津不上承,则口干舌燥。肾阴不足,水亏火旺,上炎肺胃,致肺燥热更甚,故肺肾阴虚为本病的根本所在。笔者多用北沙参、麦冬、玉竹等养阴生津。北沙参味甘淡而性寒,养阴又清肺;麦冬性寒味甘微苦,既养阴润肺又泻肺中之伏火,清胃中热邪,对消渴肺燥兼胃热者尤宜;玉竹质润,补养肺脾之阴,补而不腻,对消渴伤阴兼脾虚者尤佳。

2. 力倡益气健脾

糖尿病多有脾虚原因。或源于先天禀赋不足,脾气虚弱,或源于后天饮食不节,脾胃受伤,或因于长期的情志失调,木不疏土,脾土受伤,此与患者生活环境、病毒感染、免疫、饮食等密切相关。脾虚在糖尿病的发病中占有极其重要的地位,病机上脾虚气弱不能为胃行其津液,胃阴不足,虚火内生则消谷善饥,脾虚水谷不运,痰湿积于体内形成肥胖。

脾主运化,为气血津液生化之源,脾胃虚弱,则气血津液生化乏源,脾气不能散精上输于肺,肺津无以输布,则口渴多饮;脾虚不能为胃行其津液,燥热内盛,消杀水谷,则消谷善饥;脾虚不能转输水谷精微,水谷精微下输膀胱,则小便频多而味甘;水谷精微不能濡养肌肉,故形体日益消瘦。近代名医施今墨曾明确指出:消渴病的治疗除滋阴清热外,健脾益气实为关键的一环。补益脾气之法临床主要用于消渴病中期阴伤及气,气阴两虚者。此外,即使没有明显的脾虚征象亦可适当加用一两味益气健脾之品,以期气复津生。益气健脾常用药有黄芪、苍术、白术、怀山药、党参等。怀山药味甘,性凉而润,补而不聚,既能补气又能养阴,对气阴两虚者尤宜。黄芪补气升阳,益气固表,有摄气升津的作用。

3. 善用温补肾阳强壮少火

此是糖尿病常用治法之一，尤其是消渴病后期下消为主，小便量多，混浊如膏，伴有腰膝酸软，形寒怕冷，舌淡白，脉沉细等阳虚之象较著者常用，温补肾阳以金匮肾气丸为代表方，常用药如熟附子、仙茅、淫羊藿等温肾之品；生地、山茱萸、怀山药等滋补肾阴，阴中求阳。笔者认为消渴病，热证十居八九，阳虚者十居一二，并且大多是阴损及阳，单纯阳虚者鲜见，病变至此，多属于晚期之重证，常见于年老阳虚之辈，必须审慎施治。切不可过投寒凉之药，造成阳尽阴消。

4. 注意化瘀通脉，活血生津

消渴病的病程中，多有瘀血的病理改变。津血同源，互为资生转化，阴虚者血必不足，燥热者必消烁津液耗伤阴血，使阴血更亏，阴血亏虚，脉道不充，而致血行不畅，瘀血内停。另外，病延日久，气虚鼓动无力、或阴虚津亏均可伤及阴气，形成气阴两伤或阴阳两虚，使瘀血内停，气滞瘀阻，则津液难以输布而使消渴更甚。临床上常见舌下静脉怒张，舌边有瘀斑、瘀点，肢体麻木疼痛，血液流变学异常等血瘀指征，治疗时必须采用活血化瘀的方法。常用药如红花、丹参、桃仁、赤芍、当归、水蛭、地龙等，血行津布，燥热可解，瘀血可消。

5. 临证用药特点，善用润上健中、滋阴活血、健脾祛痰药

常用的降糖药有北沙参、山药、当归、山茱萸、麦冬、天花粉、玄参、白术、阿胶、生地、知母、白芍、黄连、五味子、菝葜、水蛭、地龙。笔者认为消渴病位在肺胃脾肾，在肺胃多为阴虚火旺；病在脾，气不升运；病在肾，多为阴精亏虚或阳虚运化不利。故治疗上应润上健中，补益脾肺，滋阴活血。处方中滋阴药常用生地、知母等。笔者认为生地入血分，乃补肾家之要药，益阴血之上品，生地下则润肾燥而滋阴，上则清肺金而泻火；知母入气分，加麦冬、天花粉益气润肺；北沙参补益肺气；山茱萸滋补肾阴；山药既可补益脾气，又可益气生精，涩精止遗；阿胶为血肉有情之品，滋补阴血，以防阴血过虚；白术健脾祛痰，以行气活血与补益药相伍，一则可防伤正，二则可制补药呆滞之弊，寓补于通，旨在"疏其血气，令其条达"，以祛"无形之瘀"而使血活；白芍养血敛阴，平抑肝阳，与阿胶配伍，养血补血，清退虚火；湿重者配茯苓健脾祛湿，补中寓消，滋而不腻，使燥热清、气阴复，肺脾肾诸脏功能恢复，故茯苓为利水除湿要药。而治消渴证又不可一味补虚，亦当泻实。消渴患者，气阴两亏，气虚血运无力，血行迟滞，阴虚营血亏少，则血行艰涩，故易成瘀血之候。临床上消渴患者多见高黏血证、心脑血管病及微循环异常等血瘀现象。因此，适当在方中加水蛭、地龙以破血化瘀，使瘀血去而新血生；其次，重视加入利湿解毒药。如菝葜可用至 $30\sim60g$，笔者认为该药清热解毒

作用较强，有很好的抗菌消炎作用。入黄连泻火除烦，燥湿解毒，对心胃火盛疗效尤佳。现代药理学研究证实黄连有较强的消炎抗菌作用，水煎液可使血糖下降，对糖尿病肾脏病变疗效显著。五味子敛耗散之正气，滋肾固小便，且与泻心火之黄连相伍又可交通心肾。诸药合用，旨在益气滋阴，清火解毒，养血活血。近年来，越来越多的证据支持炎症反应在 2 型糖尿病发病机制中的作用。研究表明，高血糖可以刺激炎症细胞因子的释放，笔者选用菝葜、黄连清热解毒，消炎抗菌，与现代医学的炎症因子学说不谋而合。

6. 消渴应注意辨虚实，辨气血

新病燥热属实，久病气阴两伤属虚。病初口干咽燥，饮不解渴为肺燥津伤；胃脘嘈杂，消谷善饥为胃热内盛；便秘为热在肠腑属实；头昏、耳鸣、视物模糊为肝肾失养；若面黄形瘦，肢倦乏力，大便溏薄，属脾气虚；气短懒言，心悸易出汗为心肺气虚；头痛、胸闷、肢痛属瘀血征象。

二、糖尿病肾病的辨证治疗

糖尿病肾病是糖尿病最主要的微血管并发症之一，是目前引起终末期肾病（end-stage renal disease，ESRD）的首要原因。笔者根据糖尿病肾病的特点，将该病分为早、中、晚三期，早期多见气阴两虚，中期多见脾肾亏虚，晚期多为脾肾亏虚兼痰浊内蕴、瘀血阻络，以此病因病机为中心结合临床实践，总结出一套独特的治疗方法。现将其经验整理如下。

（一）病因病机

中医历来认为糖尿病肾病与禀赋不足、脏腑柔弱、饮食不节、情志失调、房事过度伤肾等原因密切相关。本虚标实，虚实夹杂是本病最明显的特点。其主要病机为气阴两虚或脾肾亏虚夹瘀血痰浊，常常交互为患，互为因果，使病情缠绵难愈。病变脏腑主要在肺、脾、胃、肾，上焦肺燥阴虚，津液失于输布，则胃失濡养，肾失滋助；中焦脾失健运，湿浊内生，或胃热炽盛，上灼肺津，下耗肾阴；下焦肾阴不足，上灼肺胃，后期可致阴阳俱虚。对糖尿病肾病应注意病证结合，对病情、病势、预后及治疗效果进行客观评价，用药才能得心应手。

（二）分期辨证

我们将本病分早、中、晚三期进行辨证。

1. 早期重防治

早期多为糖尿病肾病Ⅰ、Ⅱ期，常见气阴两虚型，肾脏损伤较轻，损害可逆，是保护肾脏功能的最佳期，也是延缓病人发展至晚期的关键，故早预防、早诊断、早治疗，对提高糖尿病肾病患者生存率，改善生活质量具有重要意义。笔者强调防重于治的理念，要求患者同时配合合理的饮食、适当的体育锻炼，出现蛋白尿者及时调整药物。

2. 中期重视补肾固脾，从湿痰瘀论治

中期多为糖尿病肾病的Ⅲ、Ⅳ期，诸虚渐重，寒热夹杂，虚实相间，机体阴阳失衡明显，蛋白尿增加，下肢水肿，此时开始出现血瘀、湿毒等病理因素。肾为先天之本，主藏精而寓元阴元阳，消渴病日久易发生多种病变，肾脏首当其冲，肾阴伤则气耗，阴阳互根互用，阴损及阳，终致肾阴阳俱虚，《石室秘录》曾言"消渴之证虽分上、中、下，而肾虚以致渴无不同也，故治消渴之法，以治肾为主，不必问其上、中、下三消也"，由此我们也可以看出肾虚在糖尿病肾病发生中的重要地位。

3. 晚期强调扶正祛邪，补气温阳，活血利水，祛湿解毒

此期属于糖尿病肾病的Ⅴ期，肾功能已严重损害，血肌酐、尿素氮等指标明显升高，下肢水肿更为明显，尿蛋白大量漏出，本虚标实的症状尤为突出。"久病入络""久病及肾"，阴虚内热，耗伤津液，血行不畅又致瘀阻肾络，气虚不足以推动血液运行，亦可致瘀阻肾络。且糖尿病肾病晚期多身体虚胖，常伴有高脂血症、水肿，属脾失健运，痰湿内停，瘀血阻络。随着病程的进展，患者常虚、瘀、湿互为因果，相互影响，故益气健脾，利湿活血法为常用治法。

（三）辨证论治

1. 早期（糖尿病肾病的Ⅰ、Ⅱ期）

此期无明显蛋白尿，常见神疲乏力、口渴欲饮、自汗气短、舌淡红边有齿痕或手足心热、咽干口燥、渴喜冷饮、大便燥结、苔少脉沉细等阴虚燥热之症。

证型：气阴两虚。

治法：健脾益气，滋补肝肾。

方药：参芪地黄汤加减。太子参30g，黄精30g，山茱萸20g，熟地10g，玄参15g，乌梅15g，苍术15g，白术15g，茯苓15g，山药15g。

加减：若胃火旺盛、便结难出者加火麻仁10g，生大黄5～10g；若口渴加知母

10g，石斛 10g；若肾阴虚加枸杞子 10g，女贞子 10g；肾阳虚加菟丝子 10g，杜仲 10g。

2. 中期（糖尿病肾病的Ⅲ、Ⅳ期）

此期出现蛋白尿，下肢不同程度水肿，伴有神疲乏力、喜暖畏寒、四肢不温、口淡纳呆、舌质淡红，苔白腻、脉细滑无力。

证型：脾肾亏虚。

治法：温肾健脾，利水消肿。

方药：五苓散合二仙汤加减。黄芪 30g，淫羊藿 10g，仙茅 10g，苍术 10g，白术 10g，菟丝子 10g，杜仲 10g，肉苁蓉 20g，巴戟天 10g，当归 10g，茯苓 15g，桂枝 10g，丹参 20g，益母草 20g。

加减：湿瘀互结，全身水肿者可用补阳还五汤加减；大量蛋白尿者加芡实 15g，补骨脂 20g，五味子 10g；脾虚湿盛者可合用参苓白术散以补益脾胃。

3. 晚期（糖尿病肾病的Ⅴ期）

此期出现大量蛋白尿，水肿程度更明显，同时常伴有严重高血压，此期既有神疲乏力、消瘦、倦怠、纳差、腰膝酸软等本虚之症，又有水肿、尿浊、关格、舌质紫暗、脉沉缓等标实之症。

证型：脾肾亏虚，痰浊内蕴，瘀血阻络。

治法：补肾固本，健脾利湿，化瘀通络。

方药：二仙汤合肾气丸加减。仙茅 10g，淫羊藿 10g，龟甲 10g，生地 10g，熟地 10g，茯苓 15g，猪苓 10g，当归 10g，牛膝 10g，丹参 20g，水蛭 3g。

加减：若蛋白尿过多，可加用五味子 10g，芡实 10g，金樱子 10g；阴虚明显者加女贞子 10g，墨旱莲 10g；湿重加泽泻 15g，玉米须 30g。

（四）病案举例

★ **病案 1**：刘某，男，60 岁。 2017 年 10 月 20 日初诊。

临床表现：患者既往有糖尿病病史，诉反复出现口渴多饮，多汗，伴头昏乏力 2 年余。诊断为 2 型糖尿病，予胰岛素治疗，血糖控制尚可。近有口渴多汗，消瘦，易饥，伴头昏乏力，大便干结，2 天一次，舌质红，苔黄腻，脉沉细。近期复查空腹血糖 7.8mmol/L，餐后 2h 血糖 11.2mmol/L，尿常规示 PRO（＋）。

西医诊断：2 型糖尿病。

中医诊断：消渴，肾消早期，气阴两虚型。

治法：益气养阴。

处方：参芪地黄丸合生脉饮加减。黄芪 30g，太子参 15g，山药 20g，天花粉 10g，葛根 20g，麦冬 15g，丹参 20g，五味子 10g，生地 10g，山茱萸 20g，大黄 3g。7 剂，每日一剂，水煎，分早晚两次服用。

二甲双胍 0.5g/次，每日 3 次，甘精胰岛素 10U，每日睡前注射 1 次。

二诊：2017 年 10 月 27 日，治疗 7 天后口渴多饮、多汗明显减轻，乏力改善，大便正常，舌质红，苔白腻，脉沉细。查尿常规 PRO（＋）。上方加金樱子 10g，芡实 10g 以滋肾固小便，苍术 10g 以健脾燥湿。继服 10 剂，每日一剂，水煎，分早晚两次服用。

三诊：2017 年 11 月 6 日，经前两次治疗，口渴多饮、消谷善饥、头昏乏力等症完全消失，复查空腹血糖 6.5mmol/L、餐后 2h 血糖 8.9mmol/L，尿常规 PRO（－）。原方续服 14 剂，嘱患者控制血糖，定期复诊，调整处方。

【按语】患者有糖尿病病史 10 年，近 2 年出现口渴多饮，多汗，消谷善饥，消瘦，伴头昏乏力等气阴两虚之症，遂以益气养阴之剂，方选参芪地黄丸合生脉饮加减，方中黄芪补气升阳固表，麦冬养阴生津，山茱萸、五味子敛肺生津止汗，一补一润一敛，益气养阴，生津止渴，敛阴止汗；山药、太子参益气健脾，养阴润肺；加大黄以通便；葛根、天花粉生津止渴、清热泻火，生地滋阴清热，丹参清心除烦，"三补三泻"，补中寓泻，益气养阴又清热泻火。三诊时患者气阴两虚之症已消，检查结果降至正常，药症相符，故疗效显著，加金樱子、芡实意在固肾涩精，嘱其控制血糖，定期复查。

★ **病案 2**：郑某，男，68 岁。 2016 年 11 月 8 日初诊。

临床表现：患者有糖尿病病史 12 年。双下肢水肿，伴腰酸、乏力 2 年余。两年前反复出现双下肢水肿，腰膝酸软，乏力自汗，泡沫尿，多次复查空腹血糖 10～11mmol/L，餐后 2h 血糖 13～14mmol/L，血 Cr130μmol/L，尿常规示 PRO（＋＋＋），就诊于某三甲医院，诊断为糖尿病肾病Ⅲ期，住院 2 周予以降糖、改善循环、护肾等对症治疗后好转出院。此后反复出现上述症状，近一周劳累后再次出现双下肢水肿、神疲乏力、泡沫尿，就诊于我院。刻下症：双下肢轻度水肿，腰膝酸软，下午尤甚，伴神疲乏力，口渴多饮，手足心热，耳鸣，纳可，眠差，尿频，尿中泡沫多，大便干，舌质红少苔，舌下静脉紫暗，脉细滑。当日查空腹血糖 8.9mmol/L，餐后血糖 11.2mmol/L，尿蛋白（＋＋＋）。西医诊断：2 型糖尿病。

中医诊断：消渴，肾消中期，证属湿瘀互结兼有气阴两虚。

治法：益气养阴，祛湿活血。

处方：参芪地黄汤合五苓散加减。北沙参 15g，太子参 15g，黄芪 30g，生地

10g，山药 20g，山茱萸 10g，牡丹皮 14g，泽泻 15g，白术 15g，丹参 20g，猪苓 15g，茯苓 15g，地龙 10g，苍术 10g，当归 10g，川芎 10g，桂枝 10g。10 剂，每日一剂，水煎，分早晚两次服用。

人胰岛素 30R，10U 早餐前注射，8U 晚餐前注射。

二诊：2016 年 11 月 17 日，双下肢水肿减轻，神疲乏力明显改善，大便偏干，舌质红，苔薄，脉象细数。当日查空腹血糖 8.0mmol/L，餐后 2h 血糖 10.2mmol/L。上方减当归，加大黄 5g，芡实 15g 以增加解毒通便，摄精之功。继服 10 剂，每日一剂，水煎分早晚两次服用。

三诊：2016 年 11 月 29 日乏力，口干，双下肢不肿，大便通畅，舌红苔薄白，脉细滑。查血 Cr112μmol/L，尿常规 PRO（±）。上方调整继服 3 个月，复查血 Cr97μmol/L，尿常规 PRO（－），嘱其定期复查，合理饮食，适当锻炼，防止复发。

【按语】《古今录验方》指出"消渴病有三：渴而饮水不多，小便数，阴痿弱，但腿肿，脚先瘦小，此肾消病也"。该患者消渴病十余年，近又出现神疲乏力，自汗，双下肢水肿，腰膝酸软，口渴多饮，手足心热，耳鸣，舌质红少苔，舌下静脉紫暗，脉细滑。属肾消范畴，多以气阴两虚为由，阴虚则生内热，燥热内生易耗气伤阴，终致气阴两虚加痰湿血瘀。综合该患者特点，既有气阴两虚之本虚，又有湿毒、血瘀之标实，为虚实夹杂之症，遂以益气养阴、祛湿活血之剂，方选参芪地黄汤合五苓散加减，方中黄芪补气固表，利水消肿，加太子参、北沙参益气健脾，养阴生津；生地入肾经，滋阴清热凉血；泽泻利水湿而泄肾浊，配合茯苓、猪苓之淡渗，增强其利水渗湿之力；山茱萸酸温收敛，有滋养肾精之意，牡丹皮凉血，可制山茱萸之温涩；山药补益脾阴，亦能固肾；古人云："病痰饮者当以温药和之"，桂枝温化膀胱之气以利小便，配合白术、茯苓取"苓桂术甘汤"之意，合用加强温阳健脾，利水消肿之功；川芎、当归、地龙、丹参活血通经，行气利水；苍术为燥湿健脾之要药，治疗水湿内停之痰饮、水肿，凡湿邪为病，不论表里上下皆可配伍。诸药合用标本兼治，共奏益气养阴，祛湿活血之效。患者服药 10 剂后，水肿减轻，神疲乏力明显改善。二诊时患者大便偏干，在原方之基础上去当归，加大黄既泄热通便又逐瘀通经，芡实以益肾固精，减少尿蛋白漏出。服药 30 剂后患者水肿已消，大便通畅，湿邪渐去，原方调整继服 3 月后，诸症皆消，血肌酐降至正常，尿蛋白消除，嘱其定期复查，合理饮食，适当锻炼，防止复发。

（五）临证体会

糖尿病肾病病机错综复杂，证候变化多端，往往虚实并见，故为本虚标实、寒热错杂之证。糖尿病肾病早期多气阴两虚，气虚不足以推动血液运行，阴虚燥热煎熬营血，均可致血瘀；中、后期脾失健运，水湿内停，久病及肾，肾阳不足，气化温煦功能失常，亦可导致湿浊内停。阴虚与湿热相互交结，水湿与瘀血也相互影响，水阻则气不利，血不利则为水，水湿瘀三者互结，进一步阻滞气机，损伤脏腑功能，破坏体内阴阳平衡，加重体内代谢的紊乱。故笔者认为糖尿病肾病多虚实夹杂，本虚以脾肾两虚为主，标实以瘀血痰湿为主，阴虚、燥热、气虚、血瘀、痰湿交互为患，形成恶性循环，使病情缠绵难愈，变证丛生。故治疗时要明确病因病机，辨证论治，分清虚实正邪，轻重缓急，既要补肾健脾，又要活血化湿，祛邪不忘扶正，扶正不碍祛邪，使气阴复，湿浊祛，瘀毒除，则诸症消。

第二节　甲状腺病

一、甲状腺功能亢进症的辨证治疗

甲状腺功能亢进症，是指由多种原因引起的甲状腺激素水平增多进入血液循环所致，作用于全身的组织器官，造成机体的神经、循环、消化等系统兴奋性增高和代谢亢进为主要表现的疾病总称，是内分泌系统的常见疾病。以怕热或面部烘热、多汗、心悸不宁、烦躁易怒、乏力消瘦、双手指震颤、甲状腺肿大等为主要表现。临床上以毒性弥漫性甲状腺肿伴甲亢最为常见，约占所有甲亢患者的85％。本病可发生于任何年龄，多见于中青年，尤以女性多见。

（一）病因病机

甲状腺功能亢进症属于中医学的"瘿气""瘿病"等范畴。甲亢的病因主要与情志刺激、劳累过度、饮食偏嗜、体质因素有关，病机多为肝火旺盛、痰瘀互结、心肝阴虚。笔者结合临床总结出"气""痰""瘀"是导致甲亢发生、发展的关键因素。

1. 气

与肝气不舒、肝郁化火有关，情志刺激引动肝火，耗伤阴津，肝郁气滞，壅结于颈前。《诸病源候论·瘿候》云："瘿者，由忧恚气结所生"；《医学入门·瘿瘤篇》认为："瘿气，今之所谓瘿囊者是也"，忧虑所生，忧虑伤心，心阴虚损，症见心悸失眠、多汗，七情不舒，则肝郁不达，郁久化火，症见性情急躁，眼球突出，面红脉弦，双手震颤，疲乏无力，舌质红，脉细数等。

2. 痰

痰是人体水液痰湿代谢障碍的病理产物，又是重要的致病因素，易导致各种疾病的发生、发展，也是形成本病的主要原因。《丹溪心法》曰："痰之为物，随气升降，无处不到""痰之为患，为壅塞……皆痰邪所致""凡人身上、中、下有块者，多是痰"。甲亢患者多伴有甲状腺肿大，大便次数多，黏滞不爽，舌红，苔黄腻，此为肝木旺乘脾土虚而造成，脾不健运，痰湿内生，气挟痰而上升，结于颈前形成痰阻。

3. 瘀

《济生方·瘿瘤论治》云："夫瘿病者，多由喜怒不节，忧思过度，而成斯疾焉。大抵人之气血，循环一身，常欲无滞留之患，调摄失宜，气凝血滞，为瘿为瘤"。《医林改错》指出："血管无气，必停留而瘀"。气为血之帅，血随之运行，气虚则无力推动血液，可见血液瘀滞。气虚、气滞日久，则血行涩滞，聚而生瘀，结于颈前，形成囊肿或结节。痰阻血行不畅又致痰瘀互结，形成本病。故理气化痰、软坚散结、化瘀通络为本病基本治则，去除有形之邪，颈部肿块自然向愈。

综上，本病病位虽然在颈部，病变脏腑涉及心、肝、脾胃。临证治疗当注意益气养阴以固本，清热泻火、化痰散结、活血化瘀、疏肝理气以治标。

（二）辨证分型

笔者认为本病主要分为肝火旺盛型、痰瘀互结型、心肝阴虚型三型，现分述如下。

1. 肝火旺盛型

症状：颈部轻度或中度肿大，质地柔软或质韧，光滑，烦热，容易出汗，食欲亢进，情绪易波动，烦躁易怒，眼球突出，手指颤抖，面部烘热，口渴，舌红，苔黄，脉弦数。检查甲状腺功能指标：T_3、T_4 升高，TSH 下降；甲状腺彩超示：甲状腺弥漫性病变，或有结节、囊肿。

治法：清肝泻火，养阴凉血。

方药：龙胆泻肝汤合二至丸加减。龙胆 10g，黄芩 10g，炒栀子 10g，泽泻 15g，车前草 20g，生地黄 10g，女贞子 15g，旱莲草 10，柴胡 10g，夏枯草 15g，当归 10g，甘草 6g。

加减：如见眼结膜充血、舌红绛者，常加牡丹皮，赤芍等；颈前肿大，伴有结节者，加三棱、莪术、水蛭、土鳖虫；若久病伤及气阴，气阴两虚者，加生黄芪、玄参、丹皮等；眼球突出，视物不清者，加青葙子、决明子等；出汗较多加浮小麦、碧桃干、酸枣仁等。

方解：方中龙胆大苦大寒，既能泻肝胆实火，又能利肝胆湿热，泻火除湿，为君药；黄芩、栀子苦寒泻火，燥湿清热，增君药泻火除湿之力，为臣药；泽泻、车前草渗湿泻热，导肝经湿热从水道而去；肝乃藏血之脏，若为实火所伤，阴血亦随之消灼，且方中诸药以苦燥渗利伤阴之品居多，故用当归、生地养血滋阴，使邪去而阴血不伤；肝性喜疏泄条达而恶抑郁，火邪内郁，肝胆之气不疏，且骤用大剂苦寒降泄之品，既恐肝胆之气被抑，又虑折伤肝胆升发之机，遂用柴胡疏畅肝胆之气，与生地、当归相伍以适肝体阴用阳之性，并能引药归于肝胆之经，以上皆为佐药；甘草调和诸药，护胃安中，为佐使之用；女贞子甘苦而凉，善能滋补肝肾之阴；旱莲草甘酸而寒，补养肝肾之阴，又凉血止血，二药性皆平和，补养肝肾，而不滋腻，故成平补肝肾之剂。入夏枯草意在消肝火，散郁结，合而用之，共成滋补肝肾，益阴止血之功，使火降热清，湿浊得利，循经所发诸症皆可相应而愈。

2. 痰瘀互结型

症状：颈前肿块经久不消，按之较硬或有结节，胸闷纳差，喉间有痰，吞咽不爽，食少便溏。舌质紫暗或有瘀点、瘀斑，苔白厚腻，脉沉涩。甲状腺指标多异常：TSH 下降，T_3、T_4 升高。

治法：化痰散结，活血祛瘀。

方药：用自拟参甲汤。生牡蛎 30g，鳖甲 10g，北沙参 15g，半夏 9g，黄精 20g，海藻 10g，陈皮 10g，夏枯草 20g，昆布 10g，白术 10g，龟甲 10g，丹参 15g，蜂房 20g，茯苓 10g。

加减：若胸闷不舒加柴胡、郁金、香附、陈皮；若结块较硬加三棱、莪术、橘核等以增强活血软坚，消瘿散结之作用。

方解：方中牡蛎咸，微寒，咸能软坚散结，配以鳖甲、龟甲以消瘿散结；海藻、昆布、半夏、夏枯草化痰消肿，软坚散结消瘿；陈皮配丹参以行气活血，白术健脾益气化痰，茯苓可祛湿化痰，北沙参滋阴清热生津；蜂房善攻毒散结，合而用之，共奏化痰散结，活血祛瘀之功。

3. 心肝阴虚型

症状：颈前肿大，质软，表面光滑，心悸不宁，心烦少寐，怕热易汗出，消瘦，眼干，目眩，手指颤动，倦怠乏力，舌质偏红，少苔或苔薄黄，脉细数。

治法：滋阴益精，宁心养肝。

方药：天王补心丹合逍遥散加减。生地 15g，玄参 15g，麦冬 10g，茯苓 15g，当归 6g，北沙参 15g，丹参 20g，酸枣仁 20g，五味子 10g，浙贝母 10g，柴胡 12g，白芍 10g，白术 10g，甘草 6g，党参 10g。

加减：若肝火偏旺者，加夏枯草、黄芩；肝郁偏重者，加香附、佛手片；肿块坚硬，移动性小甚或不可移动者，加山慈菇、蜂房等；如出汗多者，加浮小麦、麻黄根、牡蛎；气虚明显者，加黄芪、太子参；痰湿较甚者，加半夏、白芥子。

方解：方中用甘寒之生地黄，滋阴养血，清虚热；麦冬、北沙参滋阴清热，益胃生津；酸枣仁、五味子养心安神；当归补心血，助生地滋阴补血以安心神；党参补气，使气旺而阴血自生；茯苓健脾养心安神；玄参滋阴降火、制虚火上炎；丹参养心活血，使诸药补而不滞；入柴胡疏肝解郁，使肝郁得以条达；白芍酸苦微寒，养血敛阴，柔肝缓急；当归、白芍与柴胡同用，补肝体而助肝用，血和则肝和，血充则肝柔。木郁则土衰，肝病易传脾，加白术健脾益气，使营血生化有源；浙贝母清热化痰，散结消痈，消颈部肿块；甘草调和药性，兼使药之用。全方合用，使肝郁得疏，血虚得养，脾虚得复，气血兼顾。

（三）病案举例

★ **病案 1**：王某，男，60 岁。 2017 年 1 月 10 日初诊。

临床表现：甲亢突眼 5 年，患者于 5 年前无明显诱因，出现眼突，时有心慌，遂就诊于外院，曾查甲状腺功能异常，未正规治疗。现患者情绪易波动，烦躁易怒，眼球突出，眼部摩擦感明显，眼结膜充血，畏光、流泪，手颤抖，怕热，易出汗，大便稀溏，口渴，舌质红，苔薄黄，脉弦数。2017 年 1 月 4 日查甲状腺功能示：血清游离三碘甲状腺原氨酸（FT$_3$）4.42pmol/L，血清游离四碘甲状腺原氨酸（FT$_4$）17.6pmol/L，促甲状腺激素（TSH）0.023mIU/L；甲状腺彩超示：右侧甲状腺实性肿块，最大约 10mm×12mm（T1-RADs3 类）。

西医诊断：甲状腺功能亢进症伴眼突。

中医诊断：瘿病，肝火旺盛型。

治法：清肝泻火，消瘿散结。

处方：龙胆泻肝汤合二至丸加减。夏枯草 30g，黄芩 10g，茯苓 15g，泽泻 15g，车前草 20g，生地黄 10g，丹皮 10g，柴胡 10g，黄芪 25g，旱莲草 10g，女贞子 10g，土鳖虫 6g，蜈蚣 1 条，决明子 10g。14 剂，每日一剂，水煎煮，分早晚两次服。

甲巯咪唑 15mg/次，每日 1 次。

二诊：2017 年 1 月 24 日，患者复诊，诉服药后流泪减少，眼部摩擦感好转，仍有手颤，大便偏稀，夜寐尚可，舌质略红，苔薄黄，脉弦数。今日复查甲状腺功能示：FT$_3$ 3.81pmol/L，FT$_4$ 19.20pmol/L，TSH 0.027mIU/L；肝功能示：丙氨酸氨基转移酶（ALT）199U/L，天门冬氨酸氨基转移酶（AST）103U/L。治疗：中药原方减生地，加垂盆草 30g，败酱草 15g，五味子 10g，保肝降酶，继服 21 剂；西药：甲巯咪唑 7.5mg 每日 1 次，加甘草酸二铵肠溶胶囊 150mg 每日 3 次，多烯磷脂酰胆碱每次 3 粒，每日 3 次。

三诊：药后诸症较前明显好转，眼突减轻，双结膜轻度充血，手颤明显好转，大便成形，复查 FT$_3$、FT$_4$、TSH 下降，肝功能 ALT：60U/L，AST：40U/L。

处方：青葙子 10g，菊花 10g，决明子 10g，败酱草 20g，垂盆草 20g，五味子 10g，虎杖 15g，柴胡 10g，仙鹤草 10g，三七粉 3g，石斛 20g，女贞子 10g，旱莲草 10g，珍珠母 10g。21 剂，每日一剂，水煎，分早晚两次服。

甲巯咪唑 5mg/次，每日 1 次；甘草酸二铵肠溶胶囊 150mg/次，每日 3 次。复查肝功能恢复正常（ALT：11U/L，AST：15U/L），之后以此方加减治疗半年，随访至今病情平稳。

【按语】本病属于中医学"瘿病"范畴，该患者甲亢，病史较长，伴有"目珠突出"，笔者先予龙胆泻肝汤加减。方中龙胆为大苦大寒之品，对于素体脾胃虚弱或久病脾虚之人，恐不能耐受，故笔者用夏枯草代之，夏枯草既能清泻肝火，又能明目，散结消瘿肿，有一箭双雕之功；黄芩清热解毒；茯苓、泽泻、车前草健脾利湿，导湿热从肠道排出；黄芪益气健脾，补耗散之气，又能缓解眼肌麻痹；《本草求真》曰"决明子，除风散热。凡人目泪不收，眼痛不止，多属风热内淫，以致血不上行，治当即为驱逐；按此苦能泄热，咸能软坚，甘能补血，力薄气浮，又能升散风邪，故为治目收泪止痛要药……谓之决明，即是此意"。柴胡疏肝理气；生地黄、牡丹皮、旱莲草、女贞子滋补肝肾，以培其本，滋阴清热以防阴液耗伤太过；土鳖虫、蜈蚣活血软坚，消瘿散结，全方以清肝泻火为主，佐以滋阴明目、消瘿散结之品。二诊时，患者症状明显好转，查肝功能 ALT、AST 升高，故加垂盆草、败酱草、五味子保肝降酶，继服 21 剂后复查，患者甲状腺功能、肝功能基本恢复正常水平，症状改善明显。三诊，患者病情趋于稳定，肝火之象不显，故笔者重新调整处方用药，重在滋阴明目，保肝降酶。随诊至今，患者病情稳定。

★ **病案 2**：李某，女，21 岁。 2016 年 7 月 10 日初诊。

临床表现：甲状腺肿大半年。患者于半年前因发现甲状腺肿大在外院诊治，诊断为"甲状腺功能亢进症"，刻下患者胸闷不舒，自觉有痰，心悸多汗，运动后易疲劳、乏力，食少便溏，甲状腺肿大 II°，质韧，压痛（－）。2016 年 7 月 10 日查甲状腺功能示：FT_3 4.79pmol/L，FT_4 16.19pmol/L，TSH 0.0012mIU/L；舌质偏暗红，苔白腻，脉细数。

西医诊断：甲状腺功能亢进症。

中医诊断：瘿病，痰瘀互结型。

治法：化痰散结，活血祛瘀。

处方：自拟参甲汤。生牡蛎 30g，鳖甲 10g，北沙参 15g，法半夏 9g，黄精 20g，浙贝母 10g，陈皮 10g，夏枯草 20g，白术 10g，龟甲 10g，丹参 15g，蜂房 10g，茯苓 20g。20 剂，每日一剂，水煎早晚分服。

甲巯咪唑 10mg/次，每日 2 次，普萘洛尔 10mg/次，每日 3 次。

二诊：2016 年 8 月 28 日，患者诉胸闷、心慌较前明显好转，体力渐恢复，仍有多汗，纳食、睡眠尚可，舌质暗红，苔白腻，脉滑弦。复查 TSH 0.0474mIU/L，上方加太子参 10g，五味子 15g，浮小麦 30g 敛阴止汗，继服 21 剂。

甲巯咪唑 10mg/次，每日 2 次，普萘洛尔 5mg/次，每日 3 次。

三诊：诸症较前明显好转，TSH 降至 1.7626mIU/L，甲巯咪唑减至 10mg/次，每日 1 次，再服药 28 天。随访一年，患者病情平稳。

【按语】本病属于中医学"瘿病"范畴，辨证为"痰瘀互结型"，主要病机为气血瘀滞，炼液成痰，痰气交阻，日久则血行不畅，血脉瘀滞；气滞痰凝血瘀互结壅滞于颈前，则颈前肿大难消。或颈部出现肿块；痰阻脾胃，则胸闷不舒、纳差。笔者方选自拟参甲汤，方中生牡蛎、浙贝母、半夏、蜂房化痰软坚，消瘿散结；陈皮理气健脾；白术、茯苓健脾益气；北沙参、黄精、龟甲养阴生津；鳖甲、龟甲、丹参养阴活血，软坚散结；夏枯草开郁散结；二诊时患者诸症好转，仍有汗出，故加太子参、五味子、浮小麦收敛固涩，益气生津。

（四）临证体会

1. 瘿病的各种证型之间存在相互联系

痰结血瘀为气郁痰阻的进一步发展，痰结血瘀日久，易耗气伤阴，故甲亢中后期常出现心肝阴虚，应注意滋阴降火。通过临床观察，笔者认为内因多由忧思恼怒，心情抑郁，或五志化火，与气痰瘀凝结而成；亦有肝肾阴虚，或肝肾之火与痰浊互结者。因此笔者治疗甲亢的基本治则是清肝泻火、化痰散结、活血祛瘀、滋阴益精。

2. 局部化痰散结与整体辨证论治相结合

根据甲亢合并甲状腺肿大的程度、性质选用各种化痰散结药物，取"结者散之，留者攻之"之意。常用药物有生牡蛎、夏枯草、白僵蚕、连翘、浙贝母等。若为弥漫性肿大多为气滞痰凝，常配伍柴胡、青皮、陈皮等疏肝理气之品；若结节性肿大，多由痰瘀互结引起，常加丹参、当归、三棱、莪术等；若急躁易怒，眼球突出，手指颤抖属肝火偏亢，风阳内动，可加龙胆、牡丹皮、栀子、石决明等。久病正气耗伤，精血不足，出现消瘦乏力，经少经闭者，加黄芪、党参、当归、熟地等。

3. 治疗甲亢，少用温阳补气药

"气有余便是火"，对甲亢患者，少用大量温阳补气药物，如红参、仙茅、附片等；但对于短气、乏力明显的患者，在大量滋阴泻火药中，可适当加用益气药，如北沙参、太子参、黄芪以改善气虚症状。

4. 权衡疾病轻重选择用药

对于甲亢伴有甲状腺一侧或两侧肿大，局部突起，质地较硬，多个不光滑结节的，宜软坚散结，常选牡蛎、浙贝母；若多个结节坚硬如石，高低不平的多为肿瘤，为顽疾，瘤与瘀血相搏，凝聚不散，此时可重用虫类药物炮山甲、僵蚕、鳖甲、水蛭，取其"咸能软坚，虫能搜剔"之意，必要时可合用破血药，如三棱、莪术等。

总之，本病初期多实证，病理因素为气滞、肝火、痰凝和血瘀；久病多虚或虚实夹杂，虚者以阴虚为主，治疗过程中当注意辨证施治、随症加减。

二、甲状腺功能亢进性心脏病及其兼证的辨证治疗

甲状腺功能亢进症是指由多种原因导致的甲状腺激素增多，作用于全身的组织器官，引起机体的循环、神经、消化等多系统兴奋增高和代谢亢进为主要表现的疾病。甲亢性心脏病则是甲亢最常见的并发症之一，该病极大影响患者的日常生活，严重者可危及生命。

（一）对甲亢性心脏病的认识

甲亢性心脏病归属中医学"心悸""怔忡"等范畴。笔者认为中医中药治疗本

病有很好的疗效。一是能较迅速减轻甲亢症状，如乏力、疲倦、出汗多、纳食多等症状，缩短西药的起效时间，缓解病情；二是能够减少抗甲状腺药物的毒副反应，如白细胞减少、药疹、药物性肝损伤等。

（二）辨证分型

笔者常将甲亢性心脏病分为肝郁火旺型、心肝阴虚型、心肾阴虚型、心肾阳虚型四种证型。由于本病多错综复杂，治疗上需注意若有合并症存在时，应随症立法，灵活用药。

1. 肝郁火旺型

症状：甲状腺轻中度肿大，烦躁，心悸，失眠，易出汗，性情急躁易怒，双手颤抖，面部烘热，口干渴或口苦，舌红，苔黄，脉弦数。

治法：清肝泻火，疏肝解郁。

方药：酸枣仁汤合小柴胡汤加减。酸枣仁30g，知母10g，浮小麦30g，茯苓15g，川芎10g，甘草6g，夏枯草20g，黄芩10g，北沙参15g，柴胡10g，法半夏9g，白芍15g，丹参20，牡蛎30g。

加减：双手指颤动者加钩藤、蒺藜、鳖甲；肾阴亏虚而见耳鸣者，加龟甲、女贞子。

方解：方中酸枣仁性平味酸，可补养心肝之血；川芎性味辛散，辅酸枣仁通肝调营，以辛补之；肝急欲缓，用甘草之甘缓，防川芎之疏泄肝气；而知母崇水，茯苓通阴，壮水清火而能宁心安神；加柴胡疏肝，使半表之邪从外宣，黄芩清火，使半里之邪从内彻；半夏能化痰结、祛浊气，加入夏枯草清泻肝火，消散瘀结；浮小麦收敛止汗；牡蛎化痰软坚，消瘿散结；白芍酸苦微寒，养血敛阴，柔肝缓急，使肝郁得以条达，情绪得以舒展；丹参养心活血，使诸药补而不滞；北沙参养阴益胃生津，合用有清肝火，散郁结，收敛止汗，滋养心神之功。

2. 心肝阴虚型

症状：形体消瘦，情绪波动大，心悸、心慌，乏力，目眩，眼干，指颤，舌质偏红，脉细弦。

治法：滋阴柔肝，养心安神。

方药：逍遥散二至丸加减。白术15g，茯苓15g，白芍15g，当归10g，柴胡10g，丹参20g，女贞子10g，墨旱莲10g，生牡蛎30g，鳖甲10g，浮小麦30g，麦冬10g，五味子10g，酸枣仁30g，栀子10g。

加减：脾胃运化失调致大便稀溏，便次增加，加白术、薏苡仁、山药；病久正气耗伤酌加黄芪、太子参、熟地等。

方解：方用白术、茯苓，培土以升木；当归、丹参补营活血以养肝；鳖甲滋阴清热，软坚散结；白芍养血敛阴，柔肝止痛，平抑肝阳；浮小麦收敛止汗，益气除热；麦冬、女贞子、墨旱莲清热养肝阴；栀子清火于下；酸枣仁、五味子酸收养心；配牡蛎重镇安神；酌加柴胡，一以厥阴报使，一以升发诸阳，常为关键药物。如此配伍既补肝体，又助肝用，气血兼顾，肝脾并治，滋阴柔肝。

3. 心肾阴虚型

症状：常见心悸不宁或心动过速，少寐，怕热，盗汗，易饥饿，眼干，手指颤动，乏力消瘦，舌红苔薄，脉弦细滑。

治法：滋心肾之阴，养血安神。

方药：天王补心丹合二至丸加减。北沙参 15g，女贞子 15g，墨旱莲 10g，生地 10g，夏枯草 20g，酸枣仁 30g，五味子 10g，天门冬 10g，麦冬 10g，当归 10g，丹参 20g，玄参 15g，生牡蛎 30g，远志 10g。

加减：肾阴虚明显，遗精腰酸者，加龟甲、熟地，知母；阴虚夹瘀热，加赤芍、丹皮、郁金。

方解：生地黄为君药，滋阴生水，水盛则可伏火，补以心神。凡果核之有仁，犹心之有神也，酸枣仁取其安神之功。北沙参可补心气，五味子酸敛心气；天门冬、麦冬性寒能清气分火，心气缓和而神自归；当归养心血；女贞子、墨旱莲滋心阴，养肾阴；玄参入心补血，丹参清心祛火，心血充盈而神自藏。远志入心而安神明；生牡蛎镇静安神；夏枯草清肝火，散郁结。诸药合用，共奏滋养肾阴、养心安神之效。

4. 心肾阳虚型

症状：疲劳乏力，精神不振，心悸气短，自汗，畏寒肢冷，水肿，舌质淡，苔白滑，脉沉缓。

治法：温补肾阳，健脾利湿。

方药：真武汤加减。附片 9g，白芍 15g，生姜 10g，黄芪 30g，白术 15g，猪苓 15g，茯苓 15g，车前草 20g，泽泻 15g，红花 10g，赤芍 10g，冬瓜仁 30g。

加减：兼见恶心呕吐，加半夏、陈皮；肺气不宣或肺有水湿，咳喘胸闷，加酸枣仁、桔梗、葶苈子、防己。

方解：本方附片辛甘性热，用之温肾助阳，以化气行水，兼暖脾土，以温运水湿。茯苓利水渗湿，使水邪从小便去；白术健脾燥湿。佐以生姜之温散，既助附子温阳散寒，又配合猪苓、茯苓、白术宣散水湿。白芍其义有四：一者利小便以行水气，《本经》言其能"利小便"，《名医别录》亦谓之"去水气，利膀胱"；二者柔肝缓急以止腹痛；三者敛阴舒筋以解筋肉瞤动；四者可防止附子燥热伤阴，以利于久服缓治。此外辅以猪苓、车前草、泽泻、冬瓜仁加强利水之功；黄芪、白术补气益卫固表，红花、赤芍活血祛瘀，如此则气调血和，阴阳平衡，君相安位。

（三）随症易方

当甲亢性心脏病合并其他并发症时常需灵活加减用药。房颤是甲亢性心脏病中最常见的心律失常表现。甲亢合并房颤可用生脉散或定律汤加减，药物选择党参或太子参、北沙参、黄芪、五味子、甘草、生龙牡、麦冬、丹参、玄参、黄连、柏子仁等。合并血液病，如白细胞下降等，常予八珍汤加味，常加黄芪、当归、党参、白术、茯苓、甘草、熟地、白芍、川芎、黄精等。合并焦虑症者，多兼肝郁气滞，予柴胡疏肝散加减，常加用夏枯草、郁金、生龟甲、生鳖甲、白芍、北沙参、麦冬、五味子、柴胡、陈皮、枳壳、合欢皮等。合并自汗盗汗，多为气虚不固或阴虚火旺所致，常用当归六黄汤加减，加浮小麦、五味子、黄芩、黄连、煅龙牡、黄芪、白术、碧桃干、山茱萸、夏枯草、酸枣仁等。合并肝损害，肝酶指标升高，加用败酱草、垂盆草、五味子、乌梅、虎杖、柴胡、香附以保肝降酶。

（四）病案举隅

★ **病案：**任某，男性，58岁。2016年5月6日初诊。

临床表现："反复心慌、多汗1年"就诊。患者近1年反复出现心慌、心悸、多汗，急躁易怒，口干口苦，双手颤抖，伴甲状腺肿大，睡眠欠佳，舌红，苔薄黄，脉弦细。实验室检查：2016年3月5日，查 FT_3 13.5pmol/L，FT_4 25.96pmol/L，TT_3 3.52nmol/L，TSH 0.0004mIU/L，TPO 294.11IU/mL，TG 182.23IU/mL，ALT 80U/L；血常规示白细胞计数 3.0×10^9/L；心电图示心房纤颤，心率106次/分。

西医诊断：甲状腺功能亢进症合并心房纤颤。

中医诊断：心悸，肝郁火旺兼心肝阴虚证。

处方：柴胡10g，夏枯草20g，女贞子15g，牡蛎30g^(先煎)，墨旱莲20g，北沙参15g，黄芪30g，酸枣仁20g，浮小麦30g，丹参20g，黄精15g，三棱10g，浙贝母15g，玄参10g。14剂，早晚分服。

甲巯咪唑10mg/次，每日3次；甘草酸二铵肠溶胶囊3粒/次，每日3次；普萘洛尔 10mg/次，每日 3 次；利可君 20mg/次，每日 3 次。

二诊：2016 年 6 月 14 日患者诉服药后心慌明显好转，舌质红，苔薄黄，脉弦细。复查 FT_3、FT_4 正常，TSH 0.001mIU/L，ALT 77U/L，GGT 100U/L，心率 90 次/分，律齐。考虑肝功能异常，转氨酶较高。上方减三棱，加五味子 10g，乌梅 10g，垂盆草 30g。14 剂，早晚分服。甲巯咪唑改为 10mg，每日 2 次。

三诊：2016 年 7 月 19 日，患者服药后心慌减轻，汗出减少，体重增加 2kg，舌质红，苔薄黄，脉弦细。复查 FT_3、FT_4 正常，TSH 0.001mIU/L，ALT 72U/L，心率 70 次/分。处方：败酱草 20g，垂盆草 30g，五味子 10g，乌梅 10g，虎杖 10g，柴胡 10g，香附 20g，知母 10g，夏枯草 20g，牡蛎 30g^(先煎)，浙贝母 15g，黄芩 10g。14 剂，早晚分服。

甲巯咪唑减量为 5mg/次，每日 3 次；普萘洛尔 5mg/次，每日 3 次；利可君 20mg/次，每日 2 次；甘草酸二铵肠溶胶囊 3 粒/次，每日 3 次继服。

四诊：2016 年 8 月 22 日，患者诉心慌好转，体力改善，纳寐可，舌红，苔薄白，脉细滑。复查甲状腺功能、肝功能正常；血常规示白细胞计数 $3.69×10^9/L$。上方加黄芪 30g，当归 10g。14 剂，早晚分服。

甲巯咪唑改为 10mg/次，每日一次，停用普萘洛尔。嘱患者定期复查甲状腺功能、血常规、肝功能。后本方调整服用半年余，诸项指标正常，未再复发。

【按语】 患者素体阳盛，加之长期忧郁恼怒，气郁化火，损伤津液，致心肝之阴暗耗，发为本病。《内经》云："五志皆从火化"，虚火上扰则发为心悸，本病病位在心，属虚实夹杂，与肝肾有关，肝藏血，肾藏精，精血同源，为五脏之本。阴虚火动，故见手颤、性情急躁，心阴亏损，则见心悸、失眠；心阴虚，心液不守则多汗，盗汗，舌红，苔薄黄，脉弦细，四诊合参，辨证属肝郁火旺兼心肝阴虚证。故拟滋养心肝之阴，清火养血，补益心气。选用小柴胡汤合二至丸加减。方中柴胡疏肝解郁，夏枯草辛能散结，苦寒泄热，既清泄肝胆之火，又可化痰散结；重用牡蛎平肝潜阳，镇心安神；北沙参、黄芪补气生津；玄参、女贞子、墨旱莲滋阴液、清虚热；丹参清心活血，酸枣仁养心安神；三棱、浙贝母、牡蛎散结活血；浮小麦收敛止汗，益气除热；黄精补气养阴，健脾益肾。本方祛邪扶正，清补兼施，共奏滋阴清热平肝，养心安神之效。二诊时注意到患者转氨酶较高，肝功能受损，故加用五味子、垂盆草、乌梅保肝降酶。三诊时易方，予败酱草、虎杖清热解毒，祛瘀通经，柴胡、香附疏肝解郁，黄芩、知母清热泻火。四诊时考虑久病致虚、致瘀，故加生黄芪、当归益气养血。

本案选方用药体现出笔者的诊治思路，首先注意疾病的虚实变化，初诊时症见烦躁易怒，双手轻颤，多食易饥，属火郁伤阴，心肝阴虚，治疗上注意虚实兼顾，在清火的同时常加用北沙参、黄芪以益气养阴。其次，治疗甲亢病时，注意他脏的变化，如出现肝功能受损，转氨酶升高等情况，善用垂盆草、五味子、乌梅酸敛养阴，降酶保肝；若出现睡眠障碍，常用酸枣仁、五味子宁心安神。该患者发病时气火有余，耗气伤阴，故见神疲乏力，多汗盗汗，夜寐不安，故加用女贞子、墨旱莲滋阴清热凉血，煅牡蛎、五味子、酸枣仁收敛止汗，养心安神。

甲亢性心脏病的病机较为复杂，且证型不一、表现多样，常需借助实验室检查以明确诊断。治疗上要遵循"急则治标、缓则治本"的原则，将辨病与辨证相结合，灵活选方，不可拘泥。

（五）临证体会

（1）笔者认为甲亢性心脏病的病机特点以五脏真阴亏虚为本，阴虚火旺为标，阴虚日久，阴损及阳，阴阳失调，终致阴阳两虚。《灵枢·本神》云："阴虚则无气"，长久阴亏，其气亦虚，日久致气阴两虚。郁火亢盛，心肝火旺煎灼阴血，又致肾阴易亏，阴血同源，阴亏则血液黏滞，形成血瘀；"气行则血行"，肝气郁滞，无法推动血行，易引起血瘀；郁火炽盛，心肝火旺，易灼伤阴津，导致心肝阴虚。五脏真阴不足，则无以化血，心阴不足，不能震慑浮阳，则出现心悸，脉数，汗出；阴虚不能充盈血海，则月经不调；血虚无以柔养肝脏，则风阳内动，阴虚火旺致肝火亢盛，双手颤抖，烦躁易怒；肝木克脾土，则易腹泻，大便次数增多；阴虚火旺则致盗汗、多汗；后期阴损及阳，则见疲劳乏力、自汗、水肿。治疗上应注意益气养阴，清肝泻火；或疏肝解郁，滋阴降火；或滋阴柔肝，养血安神；或滋阴清火，行气化痰。后期注意温补肾阳，健脾化湿，利水消肿，总之依据不同的证型，不同的并发症，加减变化用药，进一步调整机体脏腑内分泌功能。

（2）笔者认为甲亢性心脏病的病机较为复杂，且证型不一、表现多样，常需借助实验室检查以明确诊断。治疗上要遵循"急则治标、缓则治本"的原则，将辨病与辨证相结合，灵活选方，不可拘泥。

（3）应注重中西医结合，中药在减轻西药的不良反应，延缓甲亢性心脏病的发生发展，减轻或消除症状方面有着卓越的优势，值得深入探讨。

三、甲状腺功能减退症的辨证治疗

（一）对甲状腺功能减退症的认识

甲状腺功能减退症（简称甲减）是由于各种原因导致的甲状腺激素缺乏而引起

的全身性代谢综合征。临床表现为乏力、畏寒、记忆功能减退、反应迟钝、大便干结、汗少、心率减缓，甚则出现黏液性水肿。有报道临床上甲减的患病率为1%左右。研究显示在各个年龄段均可发生。目前西医使用甲状腺激素替代疗法。但临床中发现本病控制病情难，症状消除难，容易出现反复。

（二）病因病机

甲减是一个西医诊断病名，考证中医古籍中没有确切的病名，此病的记载多见于"虚劳""虚损""瘿病""水肿"等病。本病病因较复杂，多因自身禀赋不足、饮食失宜、过度劳累、遗传因素所致，病机的关键是以脾肾阳虚为主，属于本虚标实之症。脾为后天之本，《灵枢·本神》云："脾，愁忧而不解则伤意，意伤则悗乱"，脾阳赖于肾阳之温养，肾阳亏于下，脾失健运，肢体肌肤失养，故出现倦怠无力，面色不华，嗜睡懒言，纳差腹胀等症状。"五脏之伤，穷必及肾"，脾虚日久伤及肾阳，肾主一身阳气生发。肾阳虚衰，易致温煦功能下降，出现畏寒肢冷；肾主水，全身水液代谢依赖于肾之蒸腾气化，气化无权，开阖失司，水液停聚，为痰为饮，发为水肿。心为阳脏，主血脉，心阳赖于肾阳鼓动，肾阳亏虚，无以温煦心阳，运血无力可致脉络瘀阻，表现为肌肤甲错，舌质暗红，脉沉迟等，若水饮凌心，还可出现心悸气短等心肾阳虚症状。肝主疏泄，调畅气机，情志不遂，肝失条达，气机郁滞，可出现心情郁闷，情绪低下等肝郁痰阻症状。久病多由瘀血存在，甲减日久，血脉不畅，又可出现胸闷，心前区不适，心悸气短，肢体水肿等瘀血阻滞症状。

（三）辨证分型

笔者将甲减辨证分为四个主要的证候类型，分别为脾肾阳虚、心肾阳虚、肝郁痰阻、瘀血阻滞，针对不同证型进行治疗。

1. 脾肾阳虚证

症状：四肢不温，肢体水肿，腹胀纳差，眼睑、下肢水肿，畏寒少汗，神疲乏力，大便秘结，男性阳痿，妇女可见月经紊乱，或合并不同程度贫血。面色萎黄，舌淡红，苔白腻，脉细弱。

治法：健脾益肾，温阳活血，清利水湿。

方药：参芪附桂汤合肾气丸加减。党参10g，黄芪30g，附片9g，桂枝10g，白芍10g，淫羊藿10g，枸杞子10g，甘草6g，茯苓15g，益母草15g，丹参20g，当归10g，白术15g，泽泻20g，生姜5g。

加减：男性遗精，加金樱子、桑螵蛸；脾虚下利清谷者加薏苡仁、山药、太子参；肾气不纳，喘促短气加补骨脂、蛤蚧、五味子。

方解：方以附子为君药，本品辛甘性热，用之温肾助阳，以化气行水，兼暖脾土，以温运水湿。入以茯苓、泽泻利水渗湿，使水邪从小便去；白术健脾燥湿。佐以生姜之温散，既助附子温阳散寒，又合苓、术宣散水湿。白芍为佐药，其义有四：一者利小便以行水气，《本经》言其能"利小便"，《名医别录》亦谓之"去水气，利膀胱"；二者柔肝缓急以止腹痛；三者敛阴舒筋以解筋肉瞤动；四者可防止附子燥热伤阴，以利于久服缓治。加党参、黄芪大补脾肾之气；桂枝、淫羊藿补肾除湿，温经通阳；益母草、丹参活血化瘀；当归补血活血；枸杞子益阴补血，益精明目；甘草调和诸药。

本方特点是补气而不滞气，温阳而不遏阳。若有舌苔腻者可另加车前草、薏苡仁、冬瓜仁以健脾祛湿。

2. 心肾阳虚证

症状：四肢不温，心悸怔忡，胸中憋闷，神疲乏力，记忆减退，反应迟钝，心率缓慢，耳鸣，嗜卧，腰膝酸软，下肢水肿，舌淡红或淡紫，脉细弱或沉细。

治法：温通心肾，补肾利水。

方药：真武汤加减。附片 9g，茯苓 15g，白术 15g，白芍 15g，生姜 6g，丹参 20g，山茱萸 10g，桂枝 10g，淫羊藿 10g，党参 10g，泽泻 20g，车前草 20g，葶苈子 10g，防己 10g。

加减：自汗多者加黄芪、五味子、太子参；脾气虚，纳食减少加砂仁、茯苓；心阳虚的心动过缓者加麻黄 6g，细辛 5g，脉结代者加炙甘草汤。

方解：方中附子辛甘性热，用之温肾助阳，以化气行水，兼暖脾土，温运水湿。入茯苓、泽泻利水渗湿，使水邪从小便去；白术健脾燥湿；党参补脾益气。佐以生姜之温散，既助附子温阳散寒，又合苓、术宣散水湿。白芍平抑肝阳，养血敛阴，柔肝止痛；桂枝、淫羊藿温阳通络；丹参活血化瘀；山茱萸补益肝肾，收敛固涩；车前草、葶苈子、防己加强利水通淋。诸药合用有温通心肾，活血化瘀，健脾利湿之功。

3. 肝郁痰阻证

症状：眼睑肢体水肿，心烦失眠，胸闷犯恶，呕吐痰涎，月经紊乱，腹部胀满不舒，便秘，舌体胖大，舌边有齿痕，苔黄腻或白腻，脉滑数。

治法：化痰利湿，开郁散结。

方药：温胆汤合疏肝散加减。陈皮 10g，茯苓 15g，法半夏 9g，炙甘草 10g，全瓜蒌 10g，淫羊藿 10g，附片 9g，薏苡仁 30g，泽泻 20g，白芥子 15g，丹参 20g，全蝎 6g，柴胡 10g，郁金 20g。

加减：性功能减退者加巴戟天、川续断；阳虚者加肉苁蓉、菟丝子。

方解：温胆汤中半夏辛温，燥湿化痰，和胃止呕，为君药；臣以陈皮理气行滞，燥湿化痰；佐以茯苓健脾渗湿；加柴胡、郁金疏肝理气；泽泻功善利水渗湿消肿，配以附片、淫羊藿温阳化气，利湿行水；薏苡仁利水渗湿，与泽泻、茯苓共用。使水邪从小便去，全瓜蒌、白芥子化痰散结；丹参活血化瘀；加虫类药全蝎搜风通络，炙甘草调和诸药，共奏疏肝行气，活血化瘀之效。

4. 瘀血阻滞证

症状：肢体水肿或颈部肿块固定不移，心悸不宁，胸闷不舒，气短，肌肉关节疼痛，舌质紫暗或暗红，苔厚腻，脉细涩或细滑。

治法：理气活血，化瘀通络。

方药：桃红四物汤加减。黄芪 30g，党参 10g，白术 15g，茯苓 15g，附子 9g，桂枝 10g，海藻 10g，陈皮 10g，当归 10g，川芎 10g，香附 20g，桃仁 10g，红花 10g，熟地 10g，白芍 15g。

加减：胸闷心痛者加失笑散；气郁日久化热，加丹皮、栀子、白芍；痰热加海浮石、海蛤壳、竹茹。

方解：方中以强劲的活血之品桃仁、红花为主，力主活血化瘀；以熟地、当归滋阴补肝、养血调经；白芍养血和营，以增补血之力；川芎活血行气、调畅气血，以助活血之功。另以黄芪、党参、白术、茯苓培补后天之本，助四物汤益气活血，畅气机，和脉络。瘀血属阴邪，辅以附子、桂枝温阳散瘀祛寒凝，以畅脉络，加海藻消散郁结；陈皮、香附疏理气机。全方配伍得当，使瘀血祛、新血生、气机畅，化瘀生新是该方的显著特点。

（四）病案举隅

★ **病案**：管某，男，35 岁，工人。 2019 年 5 月 23 日初诊。

临床表现：平素畏寒，四肢不温，神疲乏力，全身水肿，晨起眼睑水肿，颈部发紧发胀感，大便溏薄。查体：可触及甲状腺肿大Ⅱ°，质韧，舌质淡红，苔微黄，舌边有瘀点，脉滑数。FT_3 0.48ng/mL，FT_4 4.178ng/mL，TSH 25.0693μIU/mL，TPO 726.16μIU/mL。甲状腺超声显示：甲状腺弥漫性病变。

西医诊断：甲减合并桥本氏甲状腺炎。

中医诊断：瘿病，脾肾阳虚兼血瘀。

治法：理气化痰，活血化瘀。

处方：参芪桂附汤加减。附子 10g，黄芪 20g，浙贝母 15g，牡蛎 30g，党参 15g，法半夏 9g，薏苡仁 30g，红花 10g，丹参 20g，海藻 10g，柴胡 10g，白芥子 15g，蜂房 10g，陈皮 10g，桂枝 10g，泽泻 15g，茯苓 15g。14 剂，每日一剂，水煎 500mL，分两次早晚温服。

左甲状腺素钠片 50μg/次，每日 1 次。

二诊：2019 年 6 月 13 日，诉面部、下肢水肿减轻，神疲乏力好转，近二日又感冒，自觉咽部不舒。查咽充血（＋），舌脉同前。TSH 14.50μIU/mL；TPO 602μIU/mL。上方加板蓝根 15g，连翘 20g。14 剂，每日一剂。

继用左甲状腺素钠片，药量如前。

三诊：2019 年 6 月 29 日，患者诉咽部不适症状消除，体力明显增强，舌质红润，苔薄白，脉滑数。TSH 4.64μIU/mL，FT$_3$、FT$_4$ 正常。上方去板蓝根，加昆布 10g，14 剂。

四诊：2019 年 7 月 15 日，患者诉颈部不适缓解。复查 TSH 3.25μIU/mL，中药原方继服 14 剂，左甲状腺素钠片减为 25μg/次，每日一次。此后应用上方加减治疗 2 月余，每隔 3 月随访一次，至今指标正常，体力增强，甲状腺功能减退诸症状全无。

【按语】该患者体内阳气不足，温煦失司，症见畏寒肢冷，阳气不足，肾阳虚不能暖脾致脾阳虚，运化失职，最终出现脾肾阳虚兼夹血瘀。阳虚不能鼓动气血运行，气血运行不畅，夹体内宿痰。痰瘀互结于颈部，久则形成癥块。舌边有瘀点，苔微黄，脉滑数，亦为有痰瘀之症。方中党参、黄芪补气升阳；附片、桂枝、法半夏、白芥子温运脾阳，祛痰消肿；泽泻、薏苡仁、茯苓健脾利湿；浙贝母、牡蛎化痰散结；海藻消瘿散结。同时加入丹参、蜂房、红花意在活血化瘀；入柴胡、陈皮疏肝理气。二诊中因感冒咽喉部有充血，则加入板蓝根、连翘清热解毒散结，凉血利咽。三诊时咽部充血消除则减去板蓝根。全方共奏健脾益气、温煦脾肾、理气化痰、活血散瘀之功。本方通过益气健脾，补肾温阳，提高基础代谢率，调整阴阳平衡，补益精髓，从而起到改善临床症状以及恢复甲状腺功能的作用。

四、亚急性甲状腺炎的辨证治疗

（一）对亚急性甲状腺炎的认识

亚急性甲状腺炎是一种与病毒感染有关的非细菌性炎症，多见于中青年女性，临床表现以甲状腺自发性疼痛、触痛为主要特点，疼痛常向颌下、耳后或颈部等处放射，咀嚼和吞咽时加重。通常于感冒后1～2周发病，起病较急，是临床上最易误诊的疾病之一。亚急性甲状腺炎分为两期：发病期和恢复期；四大主要证型：风火热毒型、气郁痰凝型、阴虚火旺型和脾肾阳虚型，同时注重辨病与辨证相结合。

（二）病因病机

亚甲炎是最常见的甲状腺疼痛性疾病。目前认为其发病是由病毒感染所致，以局部疼痛的甲状腺组织破坏性损伤，伴全身炎症反应，如发热为特征，病原体可以是流感病毒、柯萨奇病毒、腮腺炎病毒等。其次是免疫因素、遗传因素。亚甲炎持续日久常发生甲减。目前，西医治疗以减轻炎症反应和缓解疼痛为主，糖皮质激素为常用药物，但过快减量、过早停药易使病情反复，加之疾病本身复发率高，临床疗效并不十分理想，而中医药治疗本病有标本兼顾，治愈后不易复发的特点，越来越受到患者青睐。

根据亚急性甲状腺炎的发病特点和临床表现，本病属于中医学"瘿瘤""瘿痈""瘿肿""瘿痛"范畴。陈实功《外科正宗》提出其主要病理是痰、气、瘀壅结，"夫人生瘿瘤之症，非阴阳正气结肿，乃至五脏瘀血、浊气、痰滞而成"。《济生方·瘿瘤论治》曰："夫瘿瘤者多由喜怒不节，忧思过度而成斯疾焉。大抵人之气血，循环一身，常欲无滞留之患，调摄失宜，气凝血滞，为瘿为瘤"。中医认为其病因不外乎外感与内伤两个方面。外感风寒、风热邪气，上犯颈咽；内伤可为情志不遂，肝失疏泄，气郁化火，火热炼津为痰，痰热搏结于颈部，或热毒邪气直中颈部而发病。

笔者认为亚甲炎起病多由风温邪热袭表，热毒壅盛，灼伤津液，炼液为痰，痰阻气机，血行不畅，或气郁生痰，痰随气逆，蕴结于颈前所致，后期多见气阴两虚夹瘀。本病多属本虚标实之证，病变过程中，虚实夹杂贯穿始终。当今社会，人们生活压力与日俱增，过快的生活节奏导致生活起居失常，免疫功能低下。有的因体虚感冒，认为患流感不用药抗一下就能痊愈，忽略体虚或可能因流感病毒而加重病情变生他病。二是脾虚影响气血的正常运行，气滞痰凝，壅结颈前，或有疼痛或成包块。三是生活压力的增加，情志不舒，忿郁恼怒或忧思太过，又遇外感，伤及肝脾。由于病因多变，临床表现必然具有多变性。

（三）辨证施治

本病分为发病期和恢复期。

1. 发病期

以风火热毒型和气郁痰凝型较常见。

（1）风火热毒型

症状：起病急骤，发热咽痛，心慌汗出，急躁易怒，口干唇燥，倦怠乏力，甲状腺肿痛明显，甚至多食易饥，失眠多梦，舌质红，苔薄黄，脉浮数。实验室检查血沉升高，甲状腺功能指标异常。

治法：疏风清热，泻火解毒。

方药：五味消毒饮加减。野菊花 15g，金银花 15g，蒲公英 20g，紫花地丁 20g，连翘 20g，大青叶 20g，淡竹叶 15g，牡丹皮 10g，乳香 10g，没药 10g，板蓝根 20g，夏枯草 20g。

加减：结节明显者加龙骨、牡蛎、浙贝母各 30g；咽喉肿痛者加射干、山豆根各 10g；阴虚甚者加玄参、石斛各 15g；瘀血重者加蜈蚣 1 条，全蝎 3g。

方解：方中金银花、野菊花清热解毒，金银花入肺胃，可解中上焦之热毒，野菊花入肝经，专清肝胆之火，二药相配，善清气分热结；蒲公英、大青叶、板蓝根、紫花地丁均具清热解毒之功，为痈疮疔毒之要药，蒲公英兼能利水通淋，泻下焦之湿热，与紫花地丁相配，善清血分之热结；牡丹皮凉血活血，乳香、没药活血止痛，消肿生肌；淡竹叶清热化痰；夏枯草清肝火，散郁结；诸药合用，有清热解毒，活血止痛之功效。

（2）气郁痰凝型

症状：颈部肿大，质韧，颈痛不舒，时有低热，胸胁胀痛或胸闷不舒，咽部发闷，纳差，易怒，善太息，口中多黏腻痰，舌红，苔白腻，脉弦滑。

治法：理气化痰，活血散结。

方药：消瘰丸合柴胡疏肝散加减。浙贝母 15g，牡蛎 30g，玄参 15g，夏枯草 20g，柴胡 10g，黄芩 10g，陈皮 10g，白芍 15g，枳壳 10g，川芎 10g，香附 20g，栀子 10g，竹茹 10g，茯苓 15g，蒲公英 20g。

加减：胸闷不舒加瓜蒌皮 15g；急躁易怒者，加郁金 15g，夏枯草加至 30g；疼痛甚者加乳香、没药、土鳖虫各 10g，穿山甲 5g；胁肋胀满者加川楝子 15g，郁金 15g；阴虚者加北沙参 10g，枸杞子 10g，石斛 15g。

方解：方中浙贝母苦甘微寒，清热化痰，消瘰散结，牡蛎咸微寒，软坚散结；玄参苦咸而寒，软坚散结，清热养阴，既能助贝母、牡蛎软坚散结以消瘰，又可滋水涵木。三药合用，可使阴复热除，化痰散结，则瘰疬、痰核自消。方中柴胡、陈皮、香附、枳壳疏肝理气，川芎活血行气，白芍柔肝养血，缓急止痛，栀子、黄芩、夏枯草清肝火，散郁结；竹茹清化热痰，蒲公英清热解毒，茯苓健脾祛湿。诸药配伍，共奏疏肝行气，和血止痛之效。使血脉通畅，肝气条达，营卫自和，痛止而寒热皆除。

2. 恢复期

以阴虚火旺型和脾肾阳虚型为主。

恢复期特点是正气虚弱，邪毒存在。随着病程不断进展，滤泡内甲状腺激素消耗殆尽，新合成的甲状腺激素不足，甚至出现甲状腺功能减退症状，如倦怠乏力、食欲减退，治宜健脾温阳，行气活血。

（1）阴虚火旺型

症状：颈前肿大，伴心悸，潮热多汗，腰酸乏力，烦躁不安，夜眠欠佳，舌质红，苔白少津，脉细数无力。查两侧甲状腺肿大，触摸疼痛，血沉增快。

治法：养阴清热，散结止痛。

方药：六味地黄汤合一贯煎加减。生地 20g，山药 10g，山茱萸 10g，茯苓 15g，牡丹皮 10g，北沙参 15g，麦冬 10g，川楝子 10g，枸杞子 10g，浙贝母 15g，牡蛎 30g，白芍 15g，玄参 15g，地骨皮 30g。

加减：夜寐不安者加酸枣仁 30g，五味子 10g；颈部痛加延胡索 20g，夏枯草 20g；潮热盗汗者加鳖甲 10g，浮小麦 30g；另予金黄散或芙蓉膏外用，敷于肿胀疼痛处。

方解：方中重用生地黄，滋阴补肾，填精益髓，为君药；山茱萸补养肝肾，并能涩精；山药补益脾阴，亦能固精，共为臣药。三药相配，滋养肝脾肾，称为"三补"。但生地黄的用量是山茱萸与山药两味之和，故以补肾阴为主，补其不足以治本。牡丹皮清泄相火，并制山茱萸之温涩；茯苓淡渗脾湿，助山药之健运。上药合用，有补有泻，其中补药用量重于"泻药"，是以补为主；肝脾肾三阴并补，以补肾阴为主。枸杞子养血滋阴柔肝；北沙参、麦冬、玄参滋养肺胃，养阴生津，意在佐金平木，扶土制木，佐以川楝子疏肝泄热，理气止痛，复其条达之性，该药性虽苦寒，但与大量甘寒滋阴养血药相配伍，则无苦燥伤阴之弊；加浙贝母、牡蛎化痰散结；白芍缓急止痛；地骨皮清虚热。诸药合用，使肝体得养，肝气得舒，则诸症可解。

（2）脾肾阳虚型

症状：甲状腺部位隐痛，畏寒肢冷，精神萎靡，面色少华，小便清长，大便溏薄，舌苔白腻，脉沉迟。

治法：温阳化痰，活血散结。

方药：方选肾气丸加减。熟地 10g，山茱萸 10g，茯苓 15g，山药 20g，黄芪 30g，白术 15g，桂枝 10g，附片 6g，杜仲 10g，泽泻 15g，白芥子 10g，昆布 10g，陈皮 10g。

　　加减：纳差者加炒谷麦芽各 20g，山楂 20g；腹胀者加厚朴 10g，枳实 10g，砂仁 6g；恶心呕吐者加姜半夏 10g，生姜 10g。

　　方解：方中附片大辛大热，温阳补火；桂枝辛甘而温，温通阳气，二药相合，补肾阳，助气化，共为君药。肾为水火之脏，内舍真阴真阳，阳气无阴则不化，"善补阳者，必于阴中求阳，则阳得阴助，而生化无穷"，故重用熟地黄滋阴补肾生精，配伍山茱萸、山药补肝养脾益精，阴生则阳长。方中补阳药少而滋阴药多，可见其立方之旨，并非峻补元阳，乃在于微微生火，鼓舞肾气，即取"少火生气"之义。泽泻、茯苓利水渗湿，配桂枝又善温化痰饮；桂枝辛温可调血分之滞，此二味寓泻于补，俾邪去而补药得力，并制诸滋阴药碍湿之虞；加黄芪、白术健脾益气，杜仲温补肾阳；昆布、陈皮、白芥子行气祛痰，化瘀散结。诸药合用，助阳气以化水，滋阴之虚以生气，使肾阳振奋，气化复常，则诸症自除。

（四）病案举隅

★ **病案 1**：高某，女，32 岁。于 2016 年 6 月 21 日初诊。

　　临床表现：颈前耳后部疼痛 2 周。患者 2 周前因受凉出现颈前耳后部不适，疼痛较甚，神疲乏力，伴有发热，体温在 38℃左右，无吞咽困难，自服布洛芬缓释片 0.2g，每日 2 次，效果不佳。甲状腺彩超：甲状腺弥漫性肿大，左叶实质内见多个大小不等、回声不均的结节，质地较硬，伴有颈部淋巴结肿大；血沉 89mm/h；甲状腺功能未见异常，舌红，苔黄，脉浮滑。患者拒绝服用糖皮质激素治疗。

　　西医诊断：亚急性甲状腺炎。
　　中医诊断：瘿病，风火热毒型。
　　治法：疏风清热，泻火解毒。
　　处方：五味消毒饮加减。野菊花 15g，金银花 15g，蒲公英 20g，紫花地丁 20g，连翘 20g，大青叶 20g，延胡索 20g，白芍 15g，乳香、没药各 10g，板蓝根 20g，青蒿 10g，夏枯草 20g。14 剂，每日一剂，水煎早晚分服。

　　二诊：2016 年 7 月 5 日，患者复诊，诉颈前疼痛明显减轻，无发热，纳食较差，舌稍红，苔薄黄，脉细滑。复查血沉：22mm/h。患者疼痛减轻，故原方减乳香、没药，加谷芽、麦芽各 20g 顾护脾胃；地骨皮 20g 清虚热，继服 14 剂。之后诸症消失，血沉降至 8mm/h，减紫花地丁、大青叶，加生黄芪 20g 益气固表，再服 2 周。随访 3 月，病情未再复发。

　　【按语】该患者 2 周前出现两侧甲状腺间断疼痛，发热，血沉升高。视甲状腺轻度肿大，压痛（＋）。中医诊断为瘿病，风火热毒型。考虑患者素体虚弱，外感风热之邪，循经上扰，气血阻滞，故见颈前耳后部疼痛；邪正相争，阴阳失调，故见乏力、发热。方中配伍大量解毒消炎之品。野菊花、金银花、蒲公英、紫花地丁、连翘、大青叶、板蓝根清热解毒；颈前耳后部属肝胆经循行部位，故加夏枯草、青蒿清肝胆之热；延胡索、白芍、乳香、没药活血止痛；二诊加炒谷芽、炒麦芽顾护脾胃；地骨皮意在清退虚热。全方共奏解毒泻火、化瘀散结、活血止痛之功。

★ **病案 2**：黄某，女，28 岁。 2017 年 3 月 14 日初诊。

临床表现：颈及耳后部胀痛伴咽部不舒 2 月余。2 月前因感冒咳嗽加之工作压力大，患者出现颈前及耳后肿胀疼痛，咽部不舒，低热，体温 37.5～38℃，心烦胸闷，胁肋胀满，夜寐早醒等。甲状腺彩超：甲状腺右叶见数个片状低回声区，边界不清，内部回声欠均匀，血流较丰富；当时查血沉为 63mm/h，甲状腺功能正常。考虑起病初期治疗不彻底，近 1 月病情反复发作，予激素治疗后疼痛虽有所缓解，但停药后即复发。患者就诊时，仍诉颈部右侧隐痛，伴有咽部不适，喉间如有物阻，咽之不下，吐之不出，胸闷不舒，急躁易怒，纳差，舌质红，苔薄，脉细滑。触诊：甲状腺轻度压痛，复查血沉为 43mm/h。现拒绝激素治疗。

西医诊断：亚急性甲状腺炎。

中医诊断：瘿病，气郁痰凝型。

治法：理气化痰，散结活血，清热解毒。

处方：消瘰丸合柴胡疏肝散加减。浙贝母 15g，牡蛎 30g，玄参 15g，柴胡 10g，黄芩 10g，陈皮 10g，白芍 15g，枳壳 10g，川芎 10g，竹茹 10g，甘草 6g，蒲公英 20g，瓜蒌皮 20g，夏枯草 20g，栀子 10g。14 剂，每日一剂，水煎早晚分服。

二诊：2017 年 3 月 29 日复诊，服药后患者上述症状基本消失，复查血沉：14mm/h。上方加虎杖 15g，连翘 20g，继服 14 剂，之后不适症状完全消失。为防止复发，又用二诊方治疗 1 月。随访一年无复发。

【按语】该患者近 3 个月疼痛反复发作，性格急躁，伴有低热，血沉增快。中医诊断为瘿病，气郁痰凝证。考虑风热上犯，痰瘀入经络，留而不去；其体形肥胖，属痰湿之体，湿性重浊黏腻，迁延难却，病久入络，渐变成痰浊，阻于少阳阳明经络，发为瘿病；痰郁化火，引动肝胆伏火，留于少阳气分，邪热以痰浊为依附，盘根错节，留而不去，以致低热起伏。方中柴胡、夏枯草、栀子入肝胆经，透泄少阳之邪，疏泄气机之郁；加黄芩、蒲公英、玄参清热解毒；白芍、川芎、甘草活血止痛；陈皮、枳壳、瓜蒌皮、竹茹理气散结、清热化痰；牡蛎、浙贝母软坚散结。二诊加虎杖、连翘，意在行气活血，清热散结。全方合用，共奏理气化痰、清热解毒、活血止痛之功。

（五）临证体会

（1）治疗亚甲炎注意辨病与辨证相结合。颈前疼痛当注意与桥本氏甲状腺炎相鉴别，依据患者症状、体征及辅助检查，如血沉指标要及时观察，仔细询问病情方可鉴别。治法上宜清宜疏，以疏肝清热，解毒散结为主。方中常用蒲公英、紫花地丁、黄芩清热解毒，直折火邪；菊花外透表邪，兼散风热。现代药理学研究证实，蒲公英、紫花地丁、黄芩有明显的抗病毒作用，能够抑制炎症递质的产生与释放。此外，应注意阴虚内热的变化，部分患者除有颈前肿瘤外，还表现为潮热盗汗、手足心热、咽干口燥、神疲乏力、舌红少苔、脉细数等症状，多见于发病早、中期，此类患者单用清热解毒药疗效欠佳。因此，在疏肝泄热的同时，常加用青蒿、鳖甲、地骨皮、牡丹皮等滋阴清热凉血之品，使内热清除，疾病渐愈。同时注意血沉的变化，血沉明显增快为发病期特点，而血沉正常则为药物减量的指标。B超提示甲状腺多为体积增大，低回声相，甲状腺边界模糊。病情好转后，B超可见体积减小，边界清楚，恢复正常。

（2）对于亚甲炎的治疗，强调清热解毒为要，重视化痰活血，同时注意扶正固本。现代医学认为，亚甲炎多由病毒感染所致，可致甲状腺局部疼痛及伴全身的炎症反应，如发热、心慌等。笔者认为，既然存在病毒感染，就要解毒祛毒。中医认为，亚甲炎的病因不外乎外感与内伤。外感指感受风热、风寒之邪气，内伤可因情志不舒，气郁化火，火热炼津为痰，痰热搏结于颈前，加之外感之邪，上犯颈咽，诱发本病。故在疾病的发病期，治疗上强调清热解毒祛邪为要。

亚甲炎初期多有疼痛、发热，或见颈前结节，或有咽部肿痛。有形之邪，当责之于痰。痰为有形之物，是人体水液代谢障碍的病理产物，又可作为重要的致病因素，是亚甲炎的直接病因。痰乃体内津液输布失常，痰湿内行，凝聚而成，其形成多归于脾，因脾主运化，具有输布水液，防止水液在体内停滞的作用。若脾失健运，则水液不能正常输布，停而为湿，聚而为饮，凝而为痰。痰随气而行，聚于颈前，则成结节。本病初起属于实证，痰瘀毒互结于颈前，病久易实中夹虚。瘀血阻于颈前易致疼痛，或形成包块。"结者散之，实者决之"，故治疗上重视活血通络，祛瘀止痛。

《素问·刺法论》云："正气存内，邪不可干；邪之所凑，其气必虚"。而亚甲炎正是因为正气虚弱，免疫力低下，病毒邪气乘虚而入所致。故在疾病的恢复期，治疗强调扶正固本，常加入黄芪、白术、党参，提高免疫功能，助正气恢复。

五、甲状腺结节的案例分析

（一）对甲状腺结节病因病机的认识

目前临床甲状腺结节较多见，属于中医"瘿病""瘿瘤"的范畴。是由于情志内伤，饮食及水土失宜，以致气滞痰凝血瘀结于颈前所致，尤以女性多见。

长期忿郁恼怒或忧思忧虑，使气机郁滞，肝气失于条达，而情志不畅则肝气郁结，木郁克土，脾气自虚，脾虚则水液运行失常，日久聚而为痰，痰阻气机，气滞痰凝，壅结颈前，则形成瘿病。或导致血脉瘀阻，以气、痰、瘀三者合而为患。病机特点为脾肾亏虚为本，气滞、痰浊、血瘀为标。其次，与现代社会的生活、工作、生态环境等因素有关。随着社会的进步，工作压力增大，加之使用电子产品时间过长，人与人之间沟通减少等导致机体内分泌紊乱，也容易引起此病。

（二）病案举隅

★ **病案 1**：燕某，女，29 岁。2010 年 11 月 14 日初诊。

临床表现：发现甲状腺肿块 1 个月余。甲状腺彩超示：甲状腺左叶见 10mm×20mm 结节，右叶也见多个甲状腺结节，最大者为 4mm×5mm，彩色多普勒超声未见明显血流信息。诊断为甲状腺结节（T_1-RADS3 类）。检查：三碘甲状腺原氨酸（T_3）、甲状腺素（T_4）、游离三碘甲状腺原氨酸（FT_3）、游离甲状腺素（FT_4）、促甲状腺素（TSH）、甲状腺球蛋白抗体（TG-Ab）、甲状腺过氧化物酶抗体（TPO-Ab）等相关检查指标均在正常范围内。患者不愿手术，寻求中医治疗。近 2 月自觉乏力，心情抑郁，稍怕冷，无心悸、汗出、手抖等症状，胃纳欠佳，夜寐尚安，颈部有胀感，咽喉部有黏痰，舌淡暗，苔薄白，脉濡滑。查体：颈前部可触及数个大小不等结节，左侧偏大，质地中等，表面光滑，皮色如常，可随吞咽动作上下活动，压痛（一），双手震颤试验（一）。

西医诊断：甲状腺结节。

中医诊断：肉瘿，肝郁脾虚，痰凝血瘀证。

治法：疏肝健脾，化痰活血，软坚散结。

处方：消瘰丸加减。桂枝 10g，白术 15g，柴胡 10g，白芍 10g，黄芩 10g，当归 10g，薏苡仁 10g，浙贝母 10g，生牡蛎 30g，露蜂房 10g，丹参 20g，法半夏

10g，陈皮 10g，白芥子 15g，全蝎 4g，乳香、没药各 10g。水煎，每日一剂，共14 剂。

二诊：患者诉咽喉中黏痰易咯出，怕冷感消失，纳食、睡眠可，二便正常，舌暗淡，苔薄腻，脉细滑。上方中加入红花 10g，昆布 10g，连服 14 剂。

三诊：药后肿块减小，咽部舒畅，舌淡红，苔薄，脉濡滑。二诊方中加入麦冬10g，生地黄 10g。在此方的基础上加减又治疗半年余，B 超示：双侧甲状腺内质地均匀，未见结节影。

四诊：甲状腺肿块基本消失，至今无复发。

【按语】本例患者诊断甲状腺结节明确，方中浙贝母、牡蛎软坚散结，清热化痰；柴胡、黄芩清肝泻火；白芥子、法半夏、陈皮行气健脾，化痰祛湿；白术强健脾气；丹参、桂枝、全蝎、蜂房活血化瘀，消瘿攻坚；当归、白芍养血活血；薏苡仁健脾利湿；乳香、没药活血止痛，消肿生肌。合用共奏健脾化痰，软坚散结之功效。

★ **病案 2**：王某，女，28 岁。 2018 年 3 月 20 日诊。

临床表现：3 年前因颈前肿大，身热多汗，来我院就诊。B 超提示：甲状腺结节，于当地医院检查 FT_3 16.5pmol/L，FT_4 66pmol/L，TSH 0.01 IU/L，予甲巯咪唑 10mg，每日 2 次。2 个月后病情时好时坏，颈前肿大日渐增大，平时性情急躁易怒。全身乏力，发热多汗，心悸心慌，睡眠欠佳，易惊悸，颈前Ⅱ度肿大，质韧，双目突出，夜梦多，心情焦虑、烦躁，饮食尚可，舌质嫩红，舌苔薄白，脉细数。

西医诊断：甲亢合并甲状腺结节。

中医诊断：瘿病，痰瘀互结，气阴两虚。

治法：祛痰化瘀，益气养阴，软坚散结。

处方：自拟消瘿方。北沙参 15g，生地 10g，麦冬 10g，三棱 10g，莪术 10g，浙贝母 10g，牡蛎 30g，鳖甲 10g，法半夏 9g，决明子 10g，夏枯草 20g，连翘 20g，白芥子 10g，玄参 10g，柴胡 10g，陈皮 10g，黄芩 10g。14 剂，水煎服。西药继服。

二诊：2018 年 4 月 2 日，诉服药后自觉心慌心悸症状改善，体力渐增，目胀缓解，但睡眠无明显改善，睡眠中易惊醒。原方加酸枣仁 20g，龙骨 20g，减白芥子，继服 20 剂，西药减量，甲巯咪唑 10mg，每日 1 次。

三诊：2018 年 4 月 22 日，后复查 FT_3、FT_4 正常，TSH 0.6IU/mL，又服用40 余剂，诸症基本消除，甲功正常，结节明显缩小变软，间断服药半年，至今病情稳定。

【按语】本方选用自拟消瘿方。方中用牡蛎、鳖甲滋阴潜阳，软坚散结安神；柴胡、陈皮疏肝脾之气，又可引诸药入肝脾之经；夏枯草、黄芩清心泄肝火；颈前包块肿大、质韧加三棱、莪术、半夏、浙贝母、白芥子，活血祛瘀，化痰散结；决明子清热明目；玄参清热养阴，解毒散结；北沙参、生地、麦冬养阴生津。

（三）临证体会

1. 要重视肝脾，并以软坚散结药为基础

甲状腺结节证型之间存在一定的内在联系，《诸病源候论》云："瘿者，由忧恚气结而生"，"动气增患"。《济生方·瘿瘤论治》曰："夫瘿瘤者，多由喜怒不节，忧思过度而成斯疾焉……气凝血滞，为瘿为瘤。"李东垣《内外伤辨惑论·饮食劳倦》有云："内伤脾胃，乃伤其气，伤内为不足，不足者补之。"盖因"脾胃为后天之本，气血生化之源"，"脾为生痰之源"。可见此病与肝脾有着密切的联系。情志不畅则肝气郁结，木郁克土，脾气自虚。脾虚则痰生，更影响气机的运行，气行不畅，日久形成血瘀。气滞、痰浊、血瘀凝结于颈前，发为此病。因此疏肝理气，健脾化痰在甲状腺疾病的治疗中起着重要的作用。

2. 强调内外并举，辨证论治

对于甲状腺结节性等无明显自觉症状的患者应以疏肝解郁、健脾化痰、软坚散结之剂；对于伴月经不调的甲状腺肿块应配以疏肝理气、调理冲任之品；甲状腺结节伴甲状腺功能亢进症者应以养阴清热、理气化痰，佐以软坚散结之品；伴甲状腺功能减退症者应以健脾化痰温肾、理气活血散结之品。对于亚急性甲状腺炎伴结节的患者应以清热解毒为主，佐以软坚散结之品。对于甲状腺结节伴有声音嘶哑、呼吸困难者，如单发孤立结节触诊质硬且不均匀，形态不规则，界限不清且固定，吞咽时上下活动差，无触痛，伴有局部淋巴结肿大，固定或伴有周围组织结构如气管、喉返神经等受侵的表现，应考虑为恶性结节，及时行手术治疗，以免延误病情。笔者强调要注意西为中用，西医的检查手段，如甲状腺穿刺术，甲状腺功能测定，甲状腺超声检查均是帮助我们诊断治疗的必须手段，不可忽视。

3. 用药特点

对于甲状腺结节无明显自觉症状的患者，应以郁金、柴胡、芍药等疏肝理气，抑木扶土；健脾益气法常选六君子汤，用党参、白术、茯苓、黄芪等；配合化痰软坚散结药予浙贝母、法半夏、牡蛎、白芥子、山慈菇、玄参等；诸药合用，攻补兼施，临证每收良效。如果患者兼有亚急性甲状腺炎，应加入黄芩、玄参、板蓝根、

金银花、连翘等清热解毒之品。如果兼有甲状腺功能亢进者，应加二至丸、夏枯草、生地黄、麦门冬、北沙参等养阴清热之品。如目胀者加菊花、桑叶、钩藤；如兼有甲状腺功能减退者常加二仙汤、桂枝、附片等温肾阳之品。对于结节较硬者可加丹参、当归、红花等活血化瘀之品；若为弥漫性肿大，多为气滞痰凝，常配伍柴胡、青皮、陈皮等疏肝理气之品；结节性肿大多为痰瘀之证，常加丹参、三棱、莪术；病久正气耗伤，出现消瘦乏力，常加黄芪、太子参、当归、熟地黄等。

4. 配合外用中药加强软坚散结

笔者重视甲状腺结节的外用治疗，以软坚散结药为基础，常取生半夏、生南星、乳香、没药、丹参、露蜂房，打成粉末，取适量蜂蜜调和外敷，或者用夏慈消结散（院内制剂）蜂蜜调敷，每日 1 次，内外同治，以加强软坚散结之功效。

第三节　对痛风的认识及辨证论治

一、对痛风的认识

痛风是由于嘌呤代谢中有关酶活性的先天性或者后天性缺陷，引起嘌呤代谢紊乱，从而导致尿酸生成过多，或排出过少，或二者兼备，最终使血液中尿酸盐浓度超过饱和限度。临床常发生间歇性发作的急性关节炎，或慢性痛风石性关节炎，可表现为痛风石、关节强直或者畸形，或出现痛风性肾病，肾实质损害，尿路结石等多种慢性症状。

笔者认为"浊""毒""瘀"在痛风病发生发展中具有重要作用，浊毒瘀内蕴是痛风发病的主要病机特点，治疗宜以祛湿泄浊、清热解毒、活血通络为主，且注重调补脾肾，正本清源。

二、病因病机

（一）急性发作期特点：浊、毒、瘀互结

浊邪，重浊之邪气也。可视为污浊、浑浊之物。对于浊邪的特点，古籍早有论

述，《素问·阴阳应象大论篇》曰："清阳出上窍，浊阴出下窍……清阳实四肢，浊阴归六腑。"《金匮要略·脏腑经络先后病脉证篇》曰："清邪居上，浊邪居下"。表明了浊邪归阴，趋于下行。现代《中医基础理论》指出"浊"即秽浊不清，表现为由湿邪导致机体的排泄物、分泌物浑浊、垢腻。产生"浊邪"的原因有二，外因为湿邪侵袭，阻滞中焦，脾失健运，产生浊邪；内因多为饮食不节，如过食膏粱厚味、海鲜、啤酒、白酒等物，损及脾肾，或情志不畅，肝气犯脾，或患者禀赋不足，年老体衰，脾肾亏虚。脾主升清降浊，肾可蒸腾气化，脾肾功能受损，清浊代谢失常，浊邪由此产生，随血液运行达周身，从而引起机体多系统受损。痛风的病理基础为嘌呤代谢障碍引起的高尿酸血症，尿酸为浊邪积聚，阻于脏器经络关节，长期发展引起痛风石沉积，骨关节溃破流脂，严重者可引起关节畸形、活动障碍及肾损害等。

毒邪，物之能害人者，泛指一切对人体有严重影响、损害的病理因素。清·尤在泾注《金匮要略》云："毒者，邪气蕴蓄不解之谓"。《外台秘要》曰："热毒气从脏腑中出，攻于手足，则赤热肿痛也，人五脏六腑井荥输，皆出于手足指，故此毒从内而生，攻于手足也。"指出热毒内蕴致手足红肿热痛的特点。产生毒邪的原因有两种，一是外感六淫，侵袭脏腑经脉，蓄蕴为毒，二是脏腑功能障碍，三焦气化失司，水液代谢失常，湿痰壅滞成毒。从临床观察分析，痛风病人多为过食肥甘、饮酒过度，使湿热浊毒蕴结，毒邪侵及筋骨、肌肉，引起关节肿胀、疼痛、畸形。毒邪难解，机体感受毒邪易发作，故痛风常常缠绵难愈。

瘀血，血行失畅也，指血脉阻滞不畅。《临证指南医案》有"血流之中，必有瘀滞，故致病情缠绵不去""内结成瘀"等论述，王清任在《医林改错》中提出"久病入络为瘀""痹有瘀血"。其成因包括外邪侵袭、饮食不节、情志所伤、劳逸失度以及外伤等。瘀血不仅为邪气致病产生的一种病理产物，而且能反过来作为致病因素作用于机体。《素问》所言："内舍于其合也。"人体肌肉、筋脉与脏腑功能联系紧密，如肾主骨，肝主筋，脾主肌肉。痛风日久，一方面病邪由浅入深势必影响脏器功能，脏腑受损，水液代谢失常，痰湿内生，壅滞血脉为瘀，客于肌肉筋骨，不通则痛；另一方面"久病必瘀"，气血瘀滞，筋络失养，不荣则痛，故症见骨节疼痛、僵硬。饮食不慎、外伤、劳累等外界因素诱发体内浊毒积聚，阻碍血液运行，脉中营阴运达不畅，反致血瘀更甚，故痛风发作夜半居多，疼痛难以耐受。

"浊""毒""瘀"三者并非单一存在，各致病因素之间可相互转化，常交织为患。或湿浊内蕴为毒，或痰浊聚而为毒，或久毒化瘀；病变过程中，浊瘀可互生，瘀血内阻，浊易内生，痰湿浊邪难化，阻滞血脉又致浊瘀互结；浊瘀胶着成毒，浊毒阻滞血脉为瘀，又随气血运行流注全身，侵犯脏器、肌肉、筋骨。浊、毒、瘀三者性质相似，同气相求，易互生互助，缠绵交杂，进一步加重病情，导致痛风迁延反复。

（二）间歇期特点：肝脾肾亏虚

笔者认为，痛风的形成与肝脾肾关系最紧密。脾虚生痰湿，聚而为浊，久蕴成毒，肾虚蒸腾气化无力，清浊代谢失常，肝失调达则气滞血瘀，筋脉失养，日久则浊、毒、瘀互结，阻滞脏腑、经络、关节，致使关节疼痛、畸形，甚或溃浊流脂。本病的诱因多为饮食不节，过食油腻，或大量饮酒，浊毒之邪留滞于机体，致体内高尿酸不能排出，使气血受阻，又进一步损伤脏腑经络，二者互为因果，引起恶性循环，致病情反复，经久不愈。由此看出，肝脾肾亏虚是本病产生的根本原因，浊毒瘀是肝脾肾功能失调的病理产物，同时是引起痛风急性发作的病理因素。

三、辨证分型

笔者将痛风病程分为急性期和间歇期。急性期多为久食肥甘厚腻辛热之品，脏腑积热，浊毒已生，外邪引动内伏之浊毒，阻滞经脉，浊毒瘀互结，攻于脏腑、肌肉、关节，致关节疼痛变形、尿酸盐沉积等。间歇期多为肝脾肾亏虚，清浊代谢失常，浊毒内蕴，久病入络，筋脉失养。基于痛风浊毒瘀蕴结、肝脾肾虚损的病机特点，结合临床实践，笔者认为痛风急性期应以泄浊解毒通络为治则，间歇期则需注重调补肝脾肾，从而正本清源，标本兼顾，使浊化毒解，气行血畅，阴阳调和。痛风的症状繁多，治疗上应辨证施治，随证加减。

（一）痛风急性期

1. 湿热蕴毒型

症状：关节红肿热痛，起病急，伴发热，口渴喜饮，汗出不解，躁扰不宁，小便短黄，舌质偏红，苔黄腻，脉滑数。

治法：清热利湿，解毒止痛。

方药：加味四妙散。苍术10g，黄柏10g，怀牛膝10g，薏苡仁30g，土茯苓30g，金银花20g，萆薢20g，秦艽10g，威灵仙20g，虎杖15g，白芍15g，川芎10g，蚕沙10g，当归10g。

加减：热毒明显者加牡丹皮、石膏、知母；关节疼痛加秦艽；便秘者加大黄、桃仁。

方解：苍术辛、苦、温，归脾、胃、肝经，具有燥湿健脾、祛风散寒之功效，取其苦温燥湿之功除湿邪之来源；黄柏苦、寒，归膀胱经、肾经，具有清热燥湿、泻火解毒之功效，可直入下焦除肝肾之湿热；薏苡仁甘、淡、微寒，归脾、胃、肺经，具有健脾渗湿、排脓除痹之功效，取其入阳明经，祛湿热而利筋络；牛膝苦、甘、酸、平，归肝、肾经，具有活血通经、补肝肾、强筋骨、利尿通淋的功效，可兼领诸药之力直入下焦，有利于关节功能恢复。四药合用，湿热去，痹症除，可用于治疗由于湿热下注导致的两足麻木、痿软、肿痛。土茯苓可除湿，通利关节；萆薢利湿祛浊，祛风除痹；秦艽、威灵仙、虎杖均可祛风湿；白芍、川芎、当归活血通络；晚蚕沙加强祛风除湿，和胃化浊，活血通经之效；金银花清热解毒。全方共奏清热利湿，解毒止痛之功。

2. 浊瘀痹阻型

症状：关节反复出现肿胀疼痛，甚或僵硬变形，指（趾）关节或耳轮可触及结节，严重者痛风石破溃流渣，舌质淡暗或有瘀斑，苔腻，脉弦细或细涩。

治法：健脾利湿，泄浊通络。

方药：自拟萆苓汤。萆薢 20g，土茯苓 20g，泽泻 15g，丹参 20g，虎杖 15g，苍术 10g，黄柏 10g，威灵仙 15g，桑枝 10g，山慈菇 10g，土鳖虫 10g，薏苡仁 30g，怀牛膝 15g。

加减：若瘀血重加当归、桃仁；疼痛剧烈加制乳没、全蝎、地龙；关节肿胀加金钱草、车前草。

方解：土茯苓与萆薢，两药均有淡渗利湿、利关节、祛风湿之功，土茯苓偏于解毒祛湿，萆薢长于利尿，二者同用有解毒除湿、通利关节之功效；泽泻利水渗湿，苍术，归脾、胃、肝经，具有燥湿健脾、祛风散寒之功效；黄柏苦、寒，归膀胱、肾经，具有清热燥湿、泻火解毒之功效，可直入下焦除肝肾之湿热；丹参、虎杖可活血祛瘀，通经止痛；威灵仙祛风湿，通络止痛；山慈菇清热解毒，消肿散结；桑枝祛风湿、利关节；土鳖虫活血定痛；怀牛膝补肝肾、强筋骨；薏苡仁健脾渗湿，利水除痹。全方共奏健脾利湿，泄浊通络，化瘀泄浊之功。

（二）痛风间歇期

1. 脾肾两虚型

症状：痛风日久，关节酸痛肿胀、屈伸不利，时轻时重，或肿大畸形，活动受限，怕冷，面色少华，倦怠乏力，腰膝酸软，肢体水肿，多痰，纳差，便溏，舌质淡，边有齿痕，苔薄白，脉沉细无力。

治法：补肾健脾，益气养血，解毒除湿。

方药：自拟益肾健脾方。杜仲 10g，黄芪 20g，白术 10g，独活 10g，怀牛膝 20g，桂枝 10g，土鳖虫 10g，土茯苓 20g，川萆薢 20g，白芍 15g，薏苡仁 20g，丹参 15g。

加减：关节活动受限严重者加宣木瓜、伸筋草、鸡血藤；痰瘀互结加王不留行、山慈菇；湿热重加车前子、冬葵子、瞿麦；瘀重加虎杖、桃仁、全蝎；肾阳虚加附片、淫羊藿、巴戟天；肾阴虚加生地黄、山茱萸。

方解：杜仲长于补肝肾；怀牛膝补肝肾，强筋骨；黄芪、白术健脾益气；独活"治诸风，百节痛风无久新者"；土茯苓、萆薢解毒除湿、通利关节；薏苡仁利水渗湿、除痹痛；桂枝可温通经脉；土鳖虫、丹参二药合用，增加活血化瘀之功；白芍养血敛阴，柔肝止痛。全方共奏补肾健脾、益气活血、解毒除湿之功。

2. 肝肾亏虚型

症状：痛风已久，关节肿痛畸形，屈伸不能，活动不利，五心烦热，腰膝酸软，肢体麻木，时有低热，眩晕耳鸣，舌红，苔薄白，脉沉弦。

治法：补益肝肾，除湿通络。

方药：独活寄生汤加减。独活 10g，防风 10g，川芎 10g，当归 10g，秦皮 10g，白芍 15g，杜仲 10g，川牛膝 20g，土茯苓 15g，鸡血藤 15g，甘草 6g，桑寄生 20g。

加减：湿浊重者加萆薢、泽泻、玉米须；疼痛剧烈加蜈蚣、全蝎。

方解：方中重用独活为君，辛苦微温，善治伏风，除久痹，且性善下行，以祛下焦与筋骨间的风寒湿邪。防风长于搜剔阴经之风寒湿邪，又除经络湿邪；秦皮祛风湿，舒筋络而利关节。本证多因痹证日久而见肝肾两虚，气血不足，加入桑寄生、杜仲、川牛膝以补益肝肾而强壮筋骨，且桑寄生兼可祛风湿，牛膝尚能活血以通利肢节筋脉；当归、川芎、白芍养血活血，缓解止痛；土茯苓健脾利湿；川芎、川牛膝活血祛瘀，补肝肾，通淋利尿；鸡血藤活血补血，舒筋活络；甘草调和诸药，兼使药之用。以上诸药合用，具有补益肝肾，健脾利湿，活血止痛，养血活血之功。

四、病案举隅

★ **病案：** 周某，男，48岁。2016 年 8 月 27 日初诊。

临床表现：双手、双足、双膝多关节肿痛 10 年，再发加重 1 周。患者 10 年前无明显诱因下出现右足第 1 跖趾关节红肿热痛，活动不利，自服止痛药后缓解。2007 年 3 月再次出现上述症状，就诊于当地医院查血尿酸 520μmol/L，诊断为痛风性关节炎，给予止痛药、碳酸氢钠等治疗，疼痛缓解，后患者自行停药。其后患者饮食作息不规律，症状反复发作并逐渐加重，右足跖趾关节、右踝关节、双膝、双手指关节、近端指间关节反复肿胀疼痛，自服止痛药物后缓解，自行停药。1 周前患者进食海鲜、饮酒后再次出现右足跖趾关节、右踝、双手指关节、近端指间关节肿痛，关节活动受限，伴乏力气短，腰膝酸软，纳可，睡眠欠佳，二便尚调。查体：右足第一跖趾关节、右踝关节肿胀，皮色发红，局部皮温高，压痛（＋），双手掌指关节、近端指间关节肿大畸形，耳轮及多个关节面可见数枚大小不等的痛风石，舌质红有瘀点，苔黄厚腻，脉滑数。实验室检查：血尿酸 612μmol/L，C-反应蛋白 10.7mg/dL。

西医诊断：痛风。

中医诊断：痹证，浊瘀痹阻，兼有脾肾亏虚。

治法：清热利湿，泄浊解毒，活血通络。

处方：自拟萆苓祛痛方加减。川萆薢 20g，土茯苓 30g，泽泻 15，车前草 20g，怀牛膝 20g，黄柏 6g，苍术 10g，薏苡仁 10g，威灵仙 10g，延胡索 20g，虎杖 10g，土鳖虫 10g，地龙 10g，丹参 15g，当归 10g。14 剂，每日 1 剂，2 次分服。患者拒服西药，嘱其低嘌呤饮食。

新癀片，每次 3 片，每日 3 次。

二诊：9 月 11 日，服药后诸症明显减轻，舌红，苔黄微腻，脉滑数。上方加山慈菇 10g，白术 10g。继服 14 剂。

三诊：9 月 25 日，患者关节无明显疼痛，仍有腰膝酸软。复查血尿酸 410μmol/L。二诊方减地龙、山慈菇，加杜仲 10g，白芍 10g。14 剂。之后患者病情稳定。嘱患者以此方加减治疗 6 个月，禁啤酒、海鲜类，病情未再反复。

【按语】该患者痛风病程长，初诊时属痛风急性期，浊毒瘀痹阻关节，关节肿胀疼痛明显，且痛风反复发作，迁延难治，久病耗伤气血，损伤脾肾，虚实夹杂。本着"急则治标，缓则治本"的原则，初诊以化浊解毒通络为主，方中土茯苓、泽泻、萆薢、薏苡仁、车前草利湿泄浊，通利关节；威灵仙祛风湿，通经络，与土鳖虫配伍加强活血化瘀之效；黄柏、苍术清热解毒燥湿；虎杖活血定痛，解毒利尿；怀牛膝补肝肾、强筋骨、利关节、活血通经，配伍泽泻可加强利尿通淋的作用；丹参、延胡索、当归活血止痛；地龙搜风通络止痛。全方功效在于清热解毒，除湿消浊，化瘀通络，兼以补肾健脾、引火下行。二诊时加用山慈菇、白术增强解毒散结、健脾化湿之功。三诊患者腰膝酸软明显，考虑脾肾亏虚，久病入络，治疗上加用杜仲补肾健骨，白芍滋阴活血。全方攻补兼施，虚实兼顾，标本同治。

五、临证体会

笔者指出痛风急性发作期以浊毒瘀互结为病机特点，并以此立论确立急性期的治则，间隙期兼顾调补脾肾以正本清源。

浊毒瘀是痛风发病的主要病理因素，也是其病理产物。肝脾肾亏虚乃是痛风发病的根本。痛风发作多因饮食不节、劳逸失度、起居不慎，使得浊毒内伏，痰瘀互结，留滞脏腑、关节，引起关节肿胀疼痛、畸形、痛风石产生等。痛风病程可分为急性发作期和间歇期，急性期当以祛邪为先，治疗以泄浊解毒化瘀为主；间歇期以扶正为要，需注重调补肝脾肾。笔者特别提出，应注意合理运用攻补之法，要根据"邪盛""正虚"的消长变化，把握攻邪与扶正之度。临床上应重点掌握痛风不同分期的病机特点，辨证施治，切忌拘泥于一证一方。经过多年临床实践，笔者认为中药在治疗痛风及预防复发方面有着显著的疗效，而且可避免西药的毒副作用。

第四节　妇女绝经期综合征的辨证治疗

一、对绝经期综合征的认识

绝经期综合征是指女性 50 岁左右，由于卵巢功能衰退，出现自主神经功能紊乱，伴有神经及心理症状的一组症候群。中医认为此病属于"脏躁""百合病"的范畴，常见月经紊乱，闭经，心情烦躁，易怒失眠，心悸，记忆力减退，伴有多汗，盗汗，自汗或者阵发性发热或潮热，面部潮红，头晕，体倦乏力，甚至多疑幻想，舌质红或淡红，苔腻，脉细数或弦滑数。医学对脏躁病早有记载。如张仲景在《金匮要略·妇人杂病脉证并论说》言：妇女脏躁，喜悲伤欲哭，如神灵所作，数欠神，甘麦大枣汤主之。但是临床单用甘麦大枣汤疗效甚微，需要因人辨证论治。现将笔者治疗本病的经验整理总结如下。

二、病因病机

（一）关系五脏

肾藏精，主水，为先天之本，笔者认为肾气的强弱与月经的通行密切相关。肾气旺盛，则天癸按时而至。女子七七之年，肾气衰退，阴亏血少，冲任失养，阴阳失调，易出现围绝经期诸症。而女性肾气的盛衰对心肝脾肺肾均有影响。首先要重视心与肾，心为君主之官，心主血，若肾水不足，不能上济心火，导致心火过旺，而出现心悸失眠，焦虑不安，烦躁；若肾阳虚，易致水饮凌心，出现心悸怔忡，下肢肿胀；肾阴耗伤，不能上润于肺，金水无法相生，阴液无法互滋；则可出现骨蒸潮热，盗汗，月经量减少或闭经。

肾为肝之母，肾气的盛衰对肝影响较大。肾气不足，母病及子，精病及血，易致肝肾两虚，疏泄固藏失职，出现月经失调，烦躁易怒，情绪波动，耳鸣，腰酸痛；肝藏血，主疏泄，若肾阴亏虚，不能滋养肝之阴血，导致肝血不足，血海不充盈，出现月经紊乱，经少经闭。肝阴不足又可致肝阳上亢，虚火旺盛，出现头痛，眩晕，性情急躁，胸胁胀痛，阵发性发热，盗汗等。总之围绝经期与五脏功能失调，气血失和有关。

（二）瘀血阻络

患者既往已经有糖尿病、高血压、代谢性综合征等慢性疾病，常易出现瘀血症状。如心悸、心慌、心烦、多汗或盗汗久治不愈，或兼有肢体麻木、疼痛，阵发性发热盗汗，久则影响气血运行，致瘀血阻滞。而活血化瘀药无碍津液运行，津液充足则不致阴涸瘀阻。正所谓"血汗同源"。如《医林改错·血府逐瘀汤》所言："意用补气固表滋阴降火，服已不效，反而加重者，不知血瘀亦令人自汗盗汗，方用血府逐瘀汤"。笔者常在辨证施治的前提下选用血府逐瘀汤加养阴敛汗药治疗。

（三）痰热内扰

脾主运化，脾气虚则运化水湿痰饮功能失职，易导致宿食停滞，积食生痰，痰湿化热或痰热上扰，致头晕头昏，体重增加，痰多呕恶，体倦乏力。故有"肥人多痰"之说。临床特征为形体肥胖身重，易疲劳，出汗量多，汗后身热，伴心烦不寐，泛恶，头昏目眩，舌苔黄腻，脉滑数。故临证中重视健脾祛湿，清化痰热，收敛止汗。

三、辨证施治

1. 肾阴亏虚型

症状：绝经期常由于阴虚引起，白天、夜间阵发性出汗，潮热，面部潮红，伴五心烦躁，情绪波动，甚者夜寐不安，耳鸣，舌质红，苔薄白，脉细滑。

治法：滋阴降火。

方药：当归六黄汤合牡蛎散加减。方中当归15g，熟地10g，生地10g，黄芩10g，黄柏10g，黄连10g，黄芪20g，麻黄根10g，煅牡蛎30g。

加减：此时依据汗出多少当加入浮小麦、五味子、芡实、碧桃干止虚汗，养心肾之阴；若睡眠不好，加酸枣仁、龙骨、牡蛎镇静安神。

方解：方中当归养血增液，血充则心火可制；生地、熟地入肝肾而滋肾阴。三药合用，使阴血充则水能制火，共为君药。盗汗因于水不济火，火热熏蒸，故辅以黄连清泻心火，合以黄芩、黄柏泻火以除烦，清热以坚阴。君臣相合，热清则火不内扰，阴坚则汗不外泄。汗出过多，导致卫虚不固，故倍用黄芪，一以益气实卫以固表，一以固未定之阴，且可合当归、熟地益气养血；煅牡蛎咸涩微寒，敛阴潜阳，固涩止汗，麻黄根功专收敛止汗。诸药合用，共奏滋阴泻火，固表止汗之效。

2. 肝郁血瘀型

症状：此类患者多有情志因素，易焦虑忧郁，易发怒动火，胸胁烦闷，或胸胁胀痛，而盗汗久则影响气血运行，导致瘀血阻滞。常兼有心悸心慌，盗汗，阵发性发热，或有肢体麻木，口燥咽干，舌质暗红，有瘀点瘀斑，脉弦数。

治法：疏肝理气，活血化瘀。

方药：柴胡疏肝汤与血府逐瘀汤加减。赤芍10g，桃仁10g，生地10g，红花10g，三七3g，柴胡10g，枳壳10g，郁金15g，川芎10g，怀牛膝15g，浮小麦30g，五味子10g，甘草6g，白芍15g。

加减：盗汗明显增多加麻黄根、山茱萸；瘀血明显加丹参、地龙。

方解：柴胡、枳壳、郁金疏肝理气，川芎活血止痛，桃仁破血行滞而润燥；红花、三七、赤芍活血祛瘀；牛膝入血分，性善下行，能祛瘀血，通血脉，并引瘀血下行，使血不郁于胸中，加生地、五味子养阴生津；白芍养血柔肝；浮小麦益气固表止汗，甘草调和诸药。合而用之，共奏疏肝理气、活血止痛之功。

3. 痰热内扰型

症状：平素食欲亢进，或过多食用水谷油脂之品，瘀积体内，化为膏脂，损伤脾胃，导致脾胃功能运化失常，湿浊内生，溢于肌肤阻滞经络。症见形体虚胖，胸闷心烦不寐，泛恶，头昏目眩，多汗，口苦，舌红苔黄腻，脉滑数。

治法：清化痰热，安神止汗。

方药：用温胆汤加减。半夏9g，陈皮10g，竹茹10g，枳实10g，茯苓15g，黄连10g，栀子10g，浮小麦30g，牡蛎30g，五味子10g，生姜5g，酸枣仁20g。

加减：湿浊重者加泽泻、薏苡仁；血脂高者加山楂、荷叶；瘀血重者加丹参、全蝎。

方解：方中半夏辛温，燥湿化痰，和胃止呕；辅以竹茹，取其甘而微寒，清热化痰，除烦止呕。半夏与竹茹相伍，一温一凉，化痰和胃，止呕除烦之功大增；陈皮辛苦温，理气行滞，燥湿化痰；枳实辛苦微寒，降气导滞，消痰除痞。陈皮与枳实相合，亦为一温一凉，而理气化痰之力增。入茯苓健脾渗湿，以杜生痰之源；加生姜调和脾胃，且生姜兼制半夏毒性；加酸枣仁、五味子敛汗安神；浮小麦固表止汗，牡蛎固涩止汗，重镇安神；少佐黄连、栀子清心火，解毒除烦。全方合用共奏燥湿化痰，养心安神，理气行滞之功。

4. 肝肾亏虚型

症状：头晕耳鸣，胸闷烦躁，烘热汗出，焦虑，抑郁，失眠，手心发热，舌质红，苔薄白，脉细弦。

治法：滋补肝肾，疏肝理气，滋阴养液。

方药：丹栀逍遥散合二至丸加减。牡丹皮10g，栀子10g，白术15g，白芍15g，当归10g，柴胡20g，郁金20g，女贞子15g，墨旱莲10g，酸枣仁30g，麻黄根15g，茯苓10g。

方解：方中女贞子甘苦而凉，善滋补肝肾之阴；旱莲草甘酸而寒，补养肝肾之阴，又凉血止血。二药性皆平和，补养肝肾，而不滋腻，故成平补肝肾之剂。牡丹皮、栀子凉血活血；柴胡、郁金疏肝解郁，使肝气条达；当归养血活血，与白芍相伍，养血敛阴，柔肝缓急；当归、白芍与柴胡同用补肝体，助肝用，使血充肝和；加白术、茯苓健脾益气，入酸枣仁、麻黄根收敛止汗，养心安神。合而用之，共奏滋补肝肾，益阴安神，收敛止汗之功。

四、病案举隅

★ **病案1**：汪某某，女，50岁，2019年6月9日初诊。

临床表现：月经紊乱1年，近3个月经周期15～60天不定，经量减少，伴阵发性发热，烘热，多汗或寒热往来，头晕目眩、耳鸣、心烦失眠、心悸，焦虑不安，腰膝酸软，易悲伤、情绪波动，手足心发热，舌红，苔薄黄，中间有裂纹，脉细弦。

西医诊断：围绝经期综合征。

中医诊断：绝经前后诸证，肝肾阴虚型。

治法：滋肾养心，安神解郁。

方药：丹栀逍遥散加减。牡丹皮 10g，栀子 10g，白术 15g，白芍 15g，当归 10g，薄荷 10g，柴胡 10g，百合 30g，浮小麦 30g，酸枣仁 30g，远志 10g，柏子仁 10g，合欢皮 10g，五味子 10g，郁金 15g。7 剂。

二诊：2019 年 6 月 17 日，药后悲伤感减轻，烘热汗出、心悸缓解，但难以入睡，情绪波动大，口干，舌尖红，苔薄白，脉细弦。原方加重清热养阴之力，加石斛 15g，地骨皮 30g，生龙骨 30g，生牡蛎 30g。继服 7 剂。

三诊：2019 年 6 月 29 日，药后诸症减轻，但有时又出现心烦，纳食差，舌质红，苔薄白，脉细弦，治以滋补肝肾，养心解郁。处方：熟地 10g，山茱萸 10g，山药 20g，牡丹皮 10g，碧桃干 30，百合 30g，鳖甲 15g，浮小麦 30g，夜交藤 20g，五味子 10g，合欢皮 15g，大枣 10g，生牡蛎 30g，生龙骨 20g，柴胡 10g，郁金 15g。

四诊：2019 年 7 月 13 日，药后烘热心悸消除，睡眠好转，心情舒畅，舌脉同前，又服 10 剂以巩固疗效。之后间断服用 3 月余，诸症全消。

【按语】患者七七之年，肾气渐衰，肾阴不足，冲任二脉虚弱，天癸渐竭，故月经先后不定期，周期紊乱，经量减少，渐至绝经。肾阴虚导致阴液不足，虚火上越头面部，则烘热汗出，心阴虚不能滋养心液，则心烦失眠，心悸易惊，悲伤。肝阴虚则情绪波动，急躁好怒，不能上荣头目，则眩晕耳鸣，视力模糊。治疗宜滋肾养心，安神解郁，方用丹栀逍遥散加减。方中牡丹皮、浮小麦、五味子滋阴血，养心液，收敛止汗；柴胡疏肝解郁，薄荷疏风清热，郁金行气解郁，与柴胡配伍增强疏肝功效；栀子、百合润肺清心，安神除烦；合欢皮、酸枣仁、远志、柏子仁养心安神；白术健脾益气，白芍、当归补益肝血。合用使肝肾之阴滋养，心阴充足，虚热除，盗汗止，诸症消除。

★ **病案 2**：张某某，女，49 岁。 2017 年 6 月 23 日初诊。

临床表现：近一年月经紊乱，周期 15～90 天，先后不定期，量多或量少，伴烘热汗出，寒热往来，耳鸣，烦躁，视力模糊，心烦，心悸，失眠，情绪易于激动，特别近三个月，症状更为明显，手足心热，舌质红，舌中有裂纹，苔薄白，脉细弦。

西医诊断：围绝经期综合征。

中医诊断：绝经期综合征，肝郁血瘀，心肾不交。

治法：疏肝健脾，养心活血，解郁安神。

处方：柴胡疏肝散合天王补心丹加减。酸枣仁 30g，柏子仁 10g，百合 20g，丹参 20g，郁金 20g，浮小麦 30g，远志 10g，合欢皮 15g，麦冬 10g，生地 10g，白术 10g，川芎 10g，白芍 10g，柴胡 10g，黄芩 10g，陈皮 10g。14 剂，每日一剂，水煎服。

二诊：2019 年 6 月 14 日，述服药后自觉悲伤感减轻，面部烘热、心悸缓解，但情绪易波动，易焦虑，仍从上法，原方加五味子 10g，地骨皮 30g。14 剂。

三诊：2019 年 6 月 25 日，药后诸症减轻。但停药后症状又出现，心烦，睡眠浅，舌质红，苔白腻，脉弦细，原方加茯苓 15g，竹茹 10g，生牡蛎 30g，减去郁金。10 剂。

四诊：2019 年 7 月 10 日，服药后，睡眠可，心情愉悦，心烦烘热多汗已消，续服 10 剂以巩固疗效。

【按语】患者年近 50，肾气渐衰，肾阴不足，天癸渐竭，故月经紊乱，终致绝经。肾阴虚致内脏阴液不足，故出现潮热盗汗，经量减少，心阴虚则心烦失眠，心悸易惊；肝阴虚则情绪波动，阴虚不能上荣于头目，则目眩耳鸣；虚热上扰则烘热汗出。方中百合、生地、麦冬润肺清心，养阴安神；配合酸枣仁、柏子仁、远志养心安神；柴胡、黄芩、郁金疏肝解郁；浮小麦、合欢皮安神定志，收敛止汗；白术固表止汗；丹参活血祛瘀，除烦安神；陈皮健脾理气；川芎活血化瘀；白芍养血柔肝。二诊加五味子，益气生津，补肾养心，收敛固涩；地骨皮凉血退蒸，清虚热，全方意在疏肝解郁，活血安神，使心肾相交，肝阴得养，诸症无由生也。

五、临证体会

1. 重视调畅情志

围绝经期综合征患者因受疾病的困扰，身心疲惫。治疗应善言开导，耐心说明本病的发生是生理自然衰退的病理变化，嘱患者保持精神平和，心情愉悦，切忌暴躁易怒。

2. 药食调养

饮食上注意选择滋补精血的食物，如鸡蛋、牛奶，多食蔬菜水果、小米、玉米、木耳、海带等，饮老鸭汤、百合大枣汤、黑鱼山药汤，少食温热辛辣香燥之品。

第五节　黄褐斑的辨证治疗

一、对黄褐斑的认识

黄褐斑为色素沉着于面部的皮肤疾病，属于中医学"鼾黑斑"范畴。近年黄褐斑的发病率越来越高，严重影响患者颜面部的健康及形象美观，一定程度上对患者精神心理构成压力，甚或影响到生活及社交。笔者认为黄褐斑发病内因与肝肾功能失调或瘀血阻滞有关，外因主要是感受风邪留滞于面部，临床常见肝郁气滞、肝肾亏虚、气滞血瘀、脾气亏虚型，证型之间也可能发生相互转化。治疗上通过疏肝解郁、活血化瘀、培补肝肾、补气健脾等法则，对黄褐斑进行辨证施治，并配合中药外敷，效果较佳。

二、病因病机

近年来黄褐斑发病有增多趋势，探索其病因病机及治法十分重要。中医古代书籍对该病的病因病机有较多论述，《诸病源候论》记载："或脏腑有痰饮，或皮肤受风邪，皆令血气不调，致生黑鼾……或痰饮渍脏，或腠理受风，致血气不和，或涩或浊，不能荣于皮肤，故变生黑鼾"。宋《太平圣惠方》："夫面者，由脏腑有痰饮，或皮肤受风邪，致令气血不调，则生黑斑"。《灵枢·邪气脏腑病形篇》云："十二经脉……其血气皆上于面而走空窍。"而冲任二脉起于胞中，交会于面部，故有学者提出暗斑出胞宫、冲任及络病理论。概言之，本病与脏腑失调、气血虚弱、瘀血阻络、肝气郁结、肾精亏虚、胞宫失常等有关。本病分为肝郁气滞型、气滞血瘀型、脾气亏虚型、肝肾亏虚型。病理特点为气虚肝郁血瘀。但临床往往受内外因素的影响，证型之间发生相互转化。情绪过于波动，急躁易怒，致肝气郁结，郁结日久导致血瘀，表现在面部则出现黄褐斑。气为血之帅，气虚无力推动血液运行，又致肝肾亏虚或脾气虚弱，故本病位在面部，病变涉及肝脾肾。该病以内治为主，配合中药外敷，常获显效。

三、辨证分型

1. 肝郁气滞型

症状：面部见黄褐斑。平时性格急躁，焦虑，动辄发怒，两胁胀满不舒，常伴有睡眠障碍，舌质红，苔薄黄，脉弦滑。

治法：疏肝理气活血。

方药：柴胡疏肝散合逍遥散加减。柴胡 10g，陈皮 10g，白及 10g，枳壳 10g，白术 15g，郁金 20g，黄芩 10g，白芍 10g，当归 10g，茯苓 10g，酸枣仁 30g，泽兰 20g，川芎 10g，僵蚕 10g，白芷 10g。

加减：血瘀明显加丹参、益母草；感受风邪加细辛；体内寒气重加附片、丁香。

方解：方中柴胡疏肝解郁，使肝郁得以条达；当归甘辛苦温，养血和血，且其味辛散，乃血中气药；白芍酸苦微寒，养血敛阴，柔肝缓急；归、芍与柴胡同用，补肝体而助肝用，使血和则肝和，血充则肝柔。木郁则土衰，肝病易传脾，故以白术、茯苓健脾益气，非但实土以御木乘，且使营血生化有源。加郁金、泽兰活血祛瘀，疏肝解郁；加酸枣仁养心安神；加陈皮、枳壳行气；白芷祛风解表，清除暗斑；入僵蚕化痰活血，祛风止痒；白及入肺肾二经，有止血消肿生肌之功；入黄芩清热燥湿，与柴胡相伍，解表清热作用较强；川芎活血行气、祛风邪。全方合用使肝郁得疏，血虚得养，脾虚得复，风邪祛除；气血兼顾，肝脾同调，立法周全，组方严谨，故为调肝养血健脾之名方。

2. 气滞血瘀型

症状：面部见黄褐斑，平于皮肤，色如尘垢，呈淡褐色，两颊及唇部明显，月经周期紊乱，有时提前或推迟，或经前痛经，色黑夹有瘀块，腹胀疼痛不适，大便2～3日一行，舌质暗红，边有瘀点，苔黄，脉细数。

治法：行气活血，疏肝理气。

方药：血府逐瘀汤加减。赤芍 10g，白芍 10g，白术 15g，茯苓 10g，当归 10g，熟地 10g，红花 10g，枳壳 10g，川芎 10g，怀牛膝 20g，白芷 10g，僵蚕 10g，益母草 20g，白及 10g，桃仁 10g。

加减：瘀血明显伴腹痛加土鳖虫 10g，乳香、没药各 10g；便秘加用大黄 5～10g，火麻仁 10g。

方解：方中桃仁活血行滞而润燥，红花活血祛瘀以止痛，川芎活血行气祛风。赤芍活血祛瘀；牛膝入血分，性善下行，能祛瘀血，通血脉，并引瘀血下行，使血不郁于胸中。熟地黄清热凉血，滋阴养血；配合当归养血，使祛瘀不伤正；合赤芍清热凉血，以清瘀热；陈皮、枳壳健脾行气；益母草活血化瘀；白芷祛风解表；白及收敛消肿；僵蚕息风化痰；白术、茯苓健脾益气；白芍养血柔肝。合而用之，使血活瘀化，风邪祛除，肝郁得解，则诸症可愈。

3. 肝肾亏虚型

症状：面部出现黄褐色斑，额部及两颊部明显，伴面色不华或萎黄，肌肤干燥，腰膝酸软，耳鸣，目干涩，神疲乏力，女子月经不遵期，舌红，苔干，脉沉细。

治法：滋补肝肾，活血养颜。

方药：六味地黄汤合四物汤加减。熟地黄 15g，枸杞子 10g，菟丝子 10g，女贞子 10g，山茱萸 10g，白术 15g，山药 20g，茯苓 15g，白芍 15g，白芷 10g，僵蚕 10g，丹参 20g，益母草 20g。

加减：寒气重加附片、丁香；气虚明显加黄芪、太子参；瘀血重加地龙、土鳖虫。

方解：方中重用熟地黄滋阴补肾，填精益髓；山茱萸补养肝肾，并能涩精；山药补益脾阴，亦能固精；三药相配，滋养肝脾肾，称为"三补"。女贞子、枸杞子滋补肝肾，养阴补血；菟丝子补肾益精；白术、茯苓健脾祛湿；白芷辛温祛湿；益母草、丹参活血祛瘀；僵蚕除湿化痰；白芍养血柔肝。全方共用，可滋补肝肾，活血养颜。

4. 脾气亏虚型

症状：患有糖尿病或高血压病或贫血等基础慢性病，久病不愈。神疲乏力，头晕目眩，面色萎黄，夹有暗斑，食欲不振，舌质淡，暗红，脉细弱。

治法：补气健脾，化瘀消斑。

方药：归脾汤合参苓白术散加减。白术 15g，太子参 15g，黄芪 30g，当归 10g，木香 10g，白芍 15g，茯苓 15g，白芷 10g，僵蚕 10g，白及 10g，山药 20g，甘草 6g，大枣 10g。

加减：若脾湿重者，加薏苡仁 30g，苍术 10g；夹有瘀血，加益母草 10g，丹参 15g；有睡眠障碍，加酸枣仁 20g，五味子 10g，生牡蛎 30g。

方解：方中太子参、黄芪、白术、山药、甘草甘温之品补脾益气以生血，使气旺而血生；当归补血养心；茯苓（或用茯神）、酸枣仁、远志宁心安神；木香辛香而散，理气醒脾，与大量益气健脾药配伍，复中焦运化之功，又能防大量益气补血药滋腻碍胃，使补而不滞，滋而不腻；大枣调和脾胃，以资化源。白芷祛风解表，僵蚕息风祛痰、二药活血、美白皮肤；白芍养血柔肝；白及消肿生肌；甘草健脾和中，调和药性。诸药相合，共奏益气健脾，渗湿止泻，活血祛瘀之功。

四、病案举隅

★ **病案 1**：李某某，女，35 岁，公司职员。 2017 年 7 月 7 日诊。

临床表现：2013 年 6 月剖宫产一子，2014 年冬季与家人因琐事争吵，之后遇事情绪易波动，面部渐现黄褐斑，两颊部明显，夹有痤疮，一直未予特殊治疗，伴口苦，腹胀，大便 2～3 日一行，每次经前疼痛，经量适中，夹血块，持续 10 余小时，舌质红，苔薄黄，脉弦数。

西医诊断：黄褐斑。

中医诊断：暗斑，肝郁气滞型。

治法：疏肝解郁，养血活血。

处方：柴胡疏肝散加减。柴胡 10g，陈皮 12g，白芍 15g，白术 10g，郁金 20g，黄芩 10g，蒲公英 20g，牡丹皮 10g，当归 10g，甘草 6g，茯苓 15g，生地 10g，泽兰 20g，枳壳 10g，白僵蚕 10g。7 剂。配合七白散外用，每晚一次外敷 2h。

二诊：2017 年 7 月 14 日，服药后色斑明显变淡，肤色滋润，痛经消失，情绪稳定，大便正常，舌脉同前，原方加牛膝 15g，白芷 10g。15 剂，外用方继用。

三诊：2017 年 7 月 31 日，述服药后黄褐斑基本消失，腹胀好转，又服 14 剂以巩固疗效。

【按语】本病例考虑产后胞宫受损，加之情绪波动，性格急躁，致肝失条达，疏泄失常，久郁化火，伤及经血，阻滞气机及脉络，面部气血失和，致瘀斑。治疗宜疏肝理气，活血化瘀，辅以解毒药调整。方中柴胡、白芍、郁金入肝经，疏肝解郁清热；配伍枳壳、陈皮行气理气、消胀满；白芍、甘草缓急止痛；泽兰、牡丹皮、生地、当归、白芍配伍，养血活血化瘀；白术、茯苓补气健脾；黄芩、蒲公英清热解毒；僵蚕祛风解表，散结化痰，止瘙痒，还有美白作用。诸药合用，使肝郁得解，脾虚得补，血虚得养，瘀血消除，则暗斑消退。

★ **病案 2**：张某某，女，45 岁。 2018 年 5 月 10 日初诊。

临床表现：面部渐现黄褐斑 5 年。生产一子，流产两次，之后面部黄褐斑越来越明显，皮肤干燥，性格急躁，且每次月经夹有血块，量多，色暗红，舌质暗红，苔白腻，舌下静脉紫暗，脉弦涩。

西医诊断：黄褐斑。

中医诊断：暗斑，气滞血瘀型。

治法：行气活血，化瘀淡斑。

处方：血府逐瘀汤加减。白芍 10g，当归 10g，熟地 10g，红花 10g，枳壳 10g，川芎 10g，益母草 20g，白术 15g，茯苓 15g，白芷 10g，僵蚕 10g，白及 10g，白蒺藜 10g。14 剂。

二诊：2018 年 5 月 17 日，述服药后皮肤较前滋润，暗斑减半，大便通畅，但遇事急躁，原方加柴胡 10g，郁金 15g，继服 14 剂。

三诊：2018 年 6 月 1 日，服药后，面部黄褐斑明显减退，皮肤光滑，心情舒畅，月经期血块减少，色泽红，量适中。原方有效，又服 14 剂，暗斑渐消除。

【按语】笔者认为黄褐斑的发生大多因血瘀导致，此可能与冲任受损，劳倦伤气，或痰凝气结，气滞血瘀有关。该患者生产一次，流产两次，显然有恶血在体内，血行不畅，停滞于面部则发生黄褐斑。而妇人经带胎产，任何病理变化都与瘀血密切相关。本例患者因流产后致暗斑加重，且每次月经夹有血块，色偏暗红，性情急躁焦虑，一派气滞血瘀之象。《医林改错》言"有病躁急是血瘀"，故以血府逐瘀汤加减治疗。方中当归、白芍、川芎、红花、益母草活血祛瘀；枳壳行气理气；熟地、当归养血润燥；白术、茯苓益气健脾；白芷、僵蚕、白蒺藜、白及祛风美白；白及消肿生肌。全方共奏祛瘀生新，行气活血，祛风美白之功。

五、临证体会

（1）黄褐斑的发生首先与头面部的脉络血瘀相关，故各型都要加入活血化瘀药物。肝郁气滞型在疏肝理气基础上加入活血化瘀药；肝肾亏虚型在滋补肝肾基础上加活血药物；若属脾虚型则在健脾补气基础上加用活血养血药；血瘀型则在血府逐瘀汤的基础上加祛风药如白芷、僵蚕。有研究报道血瘀型黄褐斑患者，其血清血管内皮生长因子（VEGF）下降，可能与血液淤滞，微循环障碍有关。使用活血化瘀药，能显著提高患者血清 VEGF 水平，减轻黄褐斑皮损，改善皮肤微循环。有人以柴胡桂枝龙骨牡蛎汤疏肝清热、活血祛斑，其中当归、川芎的有效成分活化体内多种自由基抑制剂，抑制体内的脂质过氧化、降低酪氨酸酶的活性，以减少黑色素生成和沉积。

（2）情志因素是造成黄褐斑的重要因素，西医认为焦虑、抑郁等负面情绪可促进肾上腺皮质激素、促黑素细胞激素的分泌，促进黑色素的生成，从而参与黄褐斑之形成过程。笔者认为肝藏血,有贮藏和调节血液的功能。若肝藏血的功能失常,会引起出血。女子月经不调,或月经量过多会出现血虚,无以上荣于头面而滋生黄褐斑。肝的另一功能主疏泄,调畅气机、调节情志,若肝气疏泄太过,易致气逆血流,久之损伤面部血络,出现黄褐斑,或头目胀痛、心烦易怒。肝气郁结,血流瘀滞,郁久化热,灼伤阴血,气血失于滋养,致颜面出现黄褐斑。故疏肝理气、活血化瘀为常用治疗原则。

（3）中药外用方七白散（丹参、白芷、白附子、白茯苓、白鲜皮、白僵蚕、白蒺藜、丁香）有很好的滋润皮肤、祛风散邪、活血通络作用,可减少黄褐斑皮损,提高皮肤角质层含水量,同时用内服药调理体质,效果突出,值得深入研究探讨。

（4）有报道中药治疗机制主要通过改善机体氧化应激,调整激素水平,修复皮肤屏障,改善血流动力学有关,并非通过单一调节机制起作用,而是多途径、多靶点共同作用的结果。有人用桃红四物汤通过降低血清中 MDA 含量,提高 SOD,CAT 活力发挥疗效。笔者选用血府逐瘀汤也是同理,改善面部血液循环,清除氧自由基等多方面共同作用,获得显著疗效。

综上,中医治疗黄褐斑与改善机体氧化失衡状态,调整激素水平,调节负面情绪,改善血流动力学相关,其疗效是多途径、多靶点共同作用的结果。

第六节　肥胖症的辨证治疗

一、对肥胖症的认识

肥胖是人体脂肪积聚过多所致,当进食热量超过消耗量,而多余的营养物质主要转化为脂肪,储存于各组织及腹部皮下,慢慢堆积形成肥胖,或因其他病理原因,增强了脂肪的储存,形成肥胖;或因食用药物而形成肥胖。肥胖人的抵抗力低下,容易导致高血压、冠心病、糖尿病、高脂血症、痛风结石、脂肪肝等疾病,各关节更容易出现退行性病变,女性容易出现内分泌失调,月经量减少甚至闭经或不孕现象。目前肥胖症的发病率较高,临床可分为两大类,即约 90% 原因不明的原发性肥胖,即单纯性肥胖,以及以某种疾病引起的症状性肥胖,亦称病理性肥胖,又称为继发性肥胖。同时伴有高血脂、高血糖、多囊卵巢综合征者较多。本病归属于中医学的痰浊证范畴。

二、病因病机

（一）病因

一是痰饮。痰饮与肺脾肾三脏功能失调有关。《石室秘录》曰：肥人多痰。肺主布津液，若肺失宣降，水津不能通调输布，则停聚而成痰饮；脾主运化水液，若脾脏受病，或脾气本虚，运化不力，亦可使水湿停聚而为痰饮；肾主蒸化水液，肾阳不足，则蒸化无力，水不得化气，即停蓄而为痰饮。痰饮既成，痰浊阻塞，充斥肢体，因痰生病，导致气机壅滞，脾不运化，故形体臃肿而显似肥胖。

其二与水湿密切相关。湿有内湿外湿之分。外湿为六淫之一。内湿多与脾虚有关。因食膏粱厚味，酒酪肥甘过多，影响体内水谷精微的输布，形成肥胖。水、饮、痰皆为湿邪，亦有轻、中、重、质的不同。稠黏者为痰，清稀者为饮，更清者为水。痰饮停积，易引起水液停积而发肥胖。水液潴留性肥胖病常由此形成。

三者为瘀血。笔者强调瘀血由气滞引起，也可由痰湿转归。或由于血中脂质增加而导致。《黄帝内经》称之为"浊脂"，瘀脂可以互相转化。妇科肥胖人不孕症，就是躯脂阻塞胞宫，影响受精而致不孕。《医宗金鉴·妇科心法要诀》云："或因体盛痰多，脂膜壅塞胞中而不孕。"

其四为气虚，笔者分析血、津液的生成和运行、输布、排泄等，无不通过气的推动、温煦及气化功能来完成。气的推动能力减弱，血、津液运行迟缓，水液输布运行停滞；气的温煦推动作用减弱，则血、津液的输布运行无以温煦，遇寒则凝；气化作用减弱，血、津液相互转化无力，精微不化，无力输布，生湿成痰，痰湿交阻或过盛，从而致肥胖。

总之，肥胖多源于不良的生活方式，能量过剩，脂肪堆积过多，进而影响心、肝、血管的健康。加之工作压力大，情志失调，运动量减少加重肥胖。病久则脏腑功能失调，脾虚湿蕴，肝郁气滞，肾虚气化失职，体能消耗明显降低，致营养过剩，使得脂肪充于肌肤而肥胖，气血运行不畅，脾胃阻滞，运化失司，精微输布运化失常，痰湿积聚致肥胖症。

（二）病机特点

本病特点多以气虚痰阻血瘀为其主要病机，治以补益脾肾、祛痰化湿、活血祛瘀为主要治则。《内经》有"诸湿肿满皆属于脾"之说，肥胖症为本虚标实之证，本以阳气虚为主，阴虚兼而有之。标以痰湿为多，郁热血瘀引发。笔者强调临床要注意观察有无本虚之征象：如腰膝酸软，身困，体重，神疲乏力。注意有无实证之象，如胁痛，胸脘痞闷，闭经等瘀阻之象。另外肥胖症涉及脾、胃、肝、肾等脏腑以及痰、湿、热等邪气，治本要补阳气、健脾气为主，治标应注意活血化痰、健脾利湿为主。辨证施治，对症用药，方能取得良效。

三、辨证分型

1. 痰湿中阻型

症状：形体肥胖，右胁部不适，倦怠乏力，嗜睡少动，胸脘痞闷，右胁胀痛，伴有脂肪肝，舌体胖大，苔浊腻，脉弦滑。

治法：化痰祛湿，疏肝涤浊。

方药：二陈汤合五苓散加减。茯苓 15g，法半夏 9g，陈皮 10g，苍术 10g，薏苡仁 30g，冬瓜仁 30g，桃仁 10g，车前子 20g，泽泻 15g，川芎 10g，煅牡蛎 30g，山楂 20g，厚朴 10g，芦根 30g，猪苓 10g。

加减：有瘀血加丹参、益母草；疼痛显著加乳香、没药。

方解：方中法半夏辛温而燥，燥湿化痰，降逆和胃，散结消痞，《本草从新》言其为"治湿痰之主药"。湿痰既成，阻滞气机，陈皮辛苦温燥，理气行滞，燥湿化痰，乃"治痰先治气，气顺则痰消"之意。茯苓甘淡，渗湿健脾以杜生痰之源，与半夏配伍，体现了朱丹溪"燥湿渗湿则不生痰"之理；重用泽泻、车前子、冬瓜仁，以其甘淡，直达肾与膀胱，利水渗湿。茯苓、猪苓、薏苡仁之淡渗，增强其利水渗湿之力。苍术、茯苓相伍，健脾燥湿以运化水湿。《素问·灵兰秘典论》谓："膀胱者，州都之官，津液藏焉，气化则能出矣"，膀胱的气化有赖于阳气的蒸腾，入芦根清热生津利尿；厚朴行气燥湿运脾；山楂消食健胃，活血化瘀；桃仁、川芎活血化瘀行气；牡蛎软坚散结。全方共奏燥湿化痰，利水渗湿，疏肝理气，活血化瘀之功。

2. 痰瘀互结型

症状：形体肥胖，痰多胸闷，失眠多梦，头目眩晕，女性经少或闭，舌暗红或有瘀斑瘀点，苔腻，脉弦涩。B超检查：多见中重度脂肪肝，血脂检查：提示甘油三酯、胆固醇高。

治法：化浊消瘀，健脾祛湿。

方药：温胆汤合血府逐瘀汤加减。法半夏 9g，陈皮 10g，竹茹 10g，茯苓 15g，甘草 6g，胆南星 10g，枳实 10g，石菖蒲 10g，赤芍 10g，川芎 10g，桃仁 10g，当归 10g，红花 10g，白芥子 10g，地龙 10g。

加减：有脂肪肝加山楂、泽泻、荷叶；头晕明显加天麻、葛根；经少经闭加三棱、莪术。

方解：方中半夏辛温，燥湿化痰，和胃止呕，为君药。臣以竹茹，取其甘而微寒，清热化痰，除烦止呕。半夏与竹茹相伍，一温一凉，化痰和胃，止呕除烦之功备；陈皮辛苦温，理气行滞，燥湿化痰；枳实辛苦微寒，降气导滞，消痰除痞。陈皮与枳实相合，亦为一温一凉，而理气化痰之力增。佐以茯苓，健脾渗湿，以杜生痰之源；桃仁活血行滞而润燥；红花、川芎活血祛瘀以止痛；赤芍凉血活血祛瘀；当归养血；祛瘀不伤正；赤芍清热凉血，以清瘀热；白芥子、胆南星、石菖蒲豁痰利湿；地龙平喘通络利湿；甘草调和诸药。合而用之，使血活瘀化气行，则诸症可愈。

3. 肝郁脾虚型

症状：肥胖，胃脘痞闷，心烦易怒，胸胁胀满，急躁焦虑，失眠多梦，口苦咽干，女性多有月经不调或闭经，舌暗红，舌苔白腻，脉细弦。

治法：疏肝健脾，行气解郁。

方药：柴胡疏肝散合越鞠丸加减。柴胡 10g，陈皮 10g，白芍 15g，川芎 10g，茯苓 10g，法半夏 9g，香附 15g，枳壳 10g，薏苡仁 30g，冬瓜仁 30g，山楂 20g，当归 10g，泽泻 15g，苍术 10g，神曲 20g，郁金 15g，栀子 10g。14 剂。

加减：兼有肝功能受损患者，多加败酱草、垂盆草、五味子、乌梅。若有包块者，加龙骨、牡蛎、浙贝母。

方解：本方中柴胡、陈皮、香附、枳壳疏肝理气；川芎活血行气；当归、白芍、甘草柔肝养血，缓急止痛。香附行气解郁善治气郁；川芎为血中之气药，功善行气活血，以解血郁；茯苓、苍术燥湿运脾，与薏苡仁、冬瓜仁、泽泻相伍以解湿郁；栀子清热泻火，以解火郁；神曲、山楂消食和胃，以解食郁；郁金行气解郁；半夏燥湿化痰。诸药合用，行气解郁，活血化瘀，湿祛热清，食化脾健，气、血、湿、火、食、痰郁自解。

四、病案举隅

★ **病案 1：**戴某，男，53 岁。2017 年 5 月 12 日初诊。

临床表现：形体肥胖，右胁部不适 1 年余，加重 2 周，周身困乏，神疲欲睡，头部昏沉，小便黄，胸脘痞闷，视形体肥胖，平素运动量少，喜食肥甘厚味，有糖尿病、高脂血症病史，身高 168m²，体重 116kg，体重指数 40.2kg/m²。舌质淡红，舌体胖，舌边有齿痕，苔白厚腻，舌下脉络增粗扭曲，脉弦滑。检查血脂：TC 5.96mmol/L，TG 2.7mmol/L，LDL-C 3.5mmol/L，B超示：重度脂肪肝，肝功能：ALT 72.4U/L，AST 56.4U/L，空腹血糖 7.51mmol/L，餐后血糖 12.01mmol/L。

西医诊断：①肥胖症；②非酒精性脂肪肝病；③高脂血症；④糖尿病。

中医诊断：痰浊证、肝癖（痰湿内阻型）。

治法：化痰祛湿，疏肝涤浊。

处方：二陈汤合五苓散加减。茯苓 15g，法半夏 9g，陈皮 10g，苍术 15g，薏苡仁 30g，冬瓜仁 30g，桃仁 10g，车前草 30g，泽泻 20g，川芎 10g，煅龙骨 30g，煅牡蛎 30g，山楂 20g，桂枝 10g。7剂，每日一剂，早晚煎服。

二甲双胍 0.5g/次，每日 2次；阿托伐他汀 10mg/次，每日 1次，嘱患者节制饮食，加强运动。

二诊：2007年6月4日，诉服药后头昏减轻，体重减轻 4kg，体力较前改善。查 TC 5.73mmol/L，TG 1.71mmol/L，LDL-C 2.8mmol/L，原方减煅龙骨、煅牡蛎，加地龙 10g，五味子 10g，垂盆草 20g，继服 21剂，嘱加强运动。

三诊：2017年6月26日，诉精神尚好，体力明显恢复，纳寐可，舌质淡红，苔白腻，脉弦滑。复查B超提示：中度脂肪肝，空腹血糖 6.2mmol/L，餐后血糖 9.0mmol/L，肝功能：ALT 49.3U/L，AST 34.5U/L。之后以原方加减治疗三个月，体重又下降 3kg，血糖、血脂基本稳定在正常范围。

【按语】本例患者属肥胖症，痰湿中阻型，平素嗜食肥甘厚味，运动量少，久坐、久卧，致脾失健运，痰浊中阻，聚湿酿痰；肝络不通，则见右胁部不适；湿浊阻滞中焦，则周身困重，倦怠乏力，胸闷脘痞；浊蒙清窍，则神疲欲寐，头部昏重；舌体胖大，苔白腻，脉弦滑均为痰浊内阻之象，故以化痰降浊，疏肝理气为目的。方中用陈皮、茯苓、法半夏、苍术燥湿化痰，加薏苡仁、泽泻、冬瓜仁、车前草利湿泄浊；加龙骨、牡蛎软坚散结，消减脂肪肝，加川芎、桃仁行气活血；山楂加强降脂之力，入桂枝温经通阳，温化水湿，与茯苓、薏苡仁、泽泻相伍，利水渗湿作用增强。治疗三个月患者诸症减轻，血糖下降平稳，体重减 7kg，脂肪肝由重度转为中度。由此可见本方有降脂减重，保护肝细胞的作用。

★ 病案2：项某某，女，25岁。2020年3月8日初诊。

临床表现：月经紊乱 6个月，停经 4个月之后又行经 2个月，经量明显减少，3天尽，夹血块，色偏暗，平素神疲乏力，头昏重，近一年体重增加 20kg，视形体肥胖，动作缓慢，纳差，大便黏腻。自测身高 160cm，体重 76kg，平素久坐少动，舌质红，苔厚腻，脉细滑，否认有高血压史，生化检查示：TG 6.5mmol/L，LDL-C 4.2mmol/L，肝脏超声示：中度脂肪肝。

西医诊断：肥胖症。

中医诊断：肥胖症，痰瘀互结型。

治法：祛湿化痰，活血化瘀。

处方：温胆汤合血府逐瘀汤加减。陈皮 12g，茯苓 15g，法半夏 9g，车前子 20g，泽泻 15g，生地 10g，当归 10g，川芎 10g，桃仁 10g，红花 10g，薏苡仁 30g，冬瓜仁 30g，瓜蒌皮 10g，山楂 20g，竹茹 10g，枳壳 10g。14 剂，每日一剂，早晚分服。

二诊：2020 年 3 月 22 日，诉数服药后头昏头重明显减轻，体重减轻 2.5 千克，但仍有口黏、大便黏腻，舌脉同前。继以利湿化痰，活血降浊为主，佐以疏肝和胃，加柴胡 10g，苍术 10g。14 剂。嘱低脂饮食，加强运动。

三诊：2020 年 4 月 5 日，诉服药后口黏消除，体重减去 7 千克，月经经量较前增多，大便呈条状，方既有效，守法继服 3 个月。

【按语】患者平时嗜食肥甘厚味，运动量较少，致痰浊内生，阻碍脾胃运化功能，则口黏，大便黏腻；痰湿阻于头部络脉，则头晕头重，随血脉循行，阻于胞络经脉，则月经量减少或闭经；阻于肝脏，则易形成脂肪肝。治则祛湿化痰，活血化瘀。方中茯苓、泽泻、薏仁、冬瓜仁、车前子健脾利湿；半夏燥湿化痰；陈皮、枳壳行气健脾，燥湿化痰。与上药合用，气行则痰湿易化；加生地、当归、川芎、桃仁、红花活血化瘀；山楂消瘕瘕，化痰滞，除内积；瓜蒌皮、竹茹清肺化痰，理气宽胸。二诊中加苍术重在健脾燥湿；柴胡重在疏肝解郁，透表泄热，诸药合用，健脾祛湿，燥湿化痰，活血化瘀，实为标本兼顾之方。

五、临证体会

湿浊瘀邪致病特点是黏滞秽浊，胶结稠厚，阻滞气机，常与痰饮瘀血相兼为病，痰湿积聚于肝，病势缠绵变化多端，治疗上除祛湿浊之邪，还需加入行气理气药，如陈皮、枳壳、香附；加软坚散结药，如浙贝母、牡蛎、龙骨；加活血药如红花、川芎、桃仁、丹参；加疏肝药，如柴胡、郁金等。服药疗程要长，一般 3~6 个月方才有效。其次要改善调整生活方式，少食油腻之品，多运动，少静坐、久坐，要调畅情志，帮助患者树立信心，战胜疾病。《医碥》言"气本清，滞而痰凝，血瘀则浊矣。"是说湿浊在体内导致气机不利，血行不畅，最终成瘀，瘀又加重浊。

此外，还要注意病机的转化，本病可以出现虚实、气血的病机转化。脾胃虚弱，脾失健运，多为饮食所伤，酿生湿热之邪，由虚转实；湿热内蕴，情志不畅，劳逸失调，损伤脾胃，则由实转虚，虚中夹实。病变初期者，以气机不畅为主，疾病多在气分；随着病情进展，脾虚则湿浊内停，湿邪日久，郁而化热出现湿热内蕴，久病及肾，气化失司，痰浊不化，阻滞气机，导致气滞血瘀，瘀血内停，痰瘀互结于肝脏，形成脂肪肝，病入血分，治疗上必须注意病情的变化，及时调整药物。

第七节　胃痛的辨证治疗

胃脘痛属临床常见病，胃乃后天之本，岂有不认真对待之理。现将治疗胃痛的经验整理如下。

一、病因病机

引起胃痛的病因主要有肝气犯胃、寒邪客胃、饮食伤胃、湿热阻胃、瘀血停滞及体虚久病，伤及脾胃。其病机特点为胃气郁滞，不通则痛。胃气宜宣通，不宜郁滞。凡诸种原因导致胃气失于和降，或气滞血瘀，或宿食停滞皆可导致胃痛。至于阳气不足，中焦虚寒，胃络失于温养；或胃阴不足，胃失于濡养，皆可引起胃络拘急；气血运行失畅，瘀血阻滞也可致胃痛。

其病变部位主要在胃，与肝、脾关系极为密切。肝属木，为刚脏，喜条达而主疏泄；胃属土，为多气多血之腑，喜润而主受纳。肝胃之间，木土相乘，故肝气郁结，易于横逆犯胃，致气机郁阻发为胃痛。脾与胃互为表里，经脉上互相络属，同居中焦，为后天之本。脾为湿土，以升为顺，胃为燥土，以降为和，燥湿相济，升降得调，则水谷得以受纳腐熟，精微得以传输运化，故两者在生理上相辅相成，病理上互相影响，治疗上要相互兼顾。

二、辨证分型

1. 肝郁气滞型

症状：胃脘胀痛，时攻两胁，随情志变化发作，嗳气频繁，吞酸嘈杂，善太息。舌苔薄黄，脉弦数有力。

治法：疏肝理气止痛。

方药：加味疏肝散。柴胡 10g，陈皮 10g，白芍 10g，枳壳 10g，川芎 10g，香附 20g，粉甘草 10g，延胡索 15g，川楝子 10g，黄芩 10g。

加减：胃酸重加海螵蛸、煅牡蛎、瓦楞子；有出血者加三七、白及。

方解：本方中柴胡、陈皮、香附、枳壳疏肝理气，川芎活血行气，芍药、甘草柔肝养血，缓急止痛，配黄芩清热燥湿，泻火消炎；延胡索活血止痛；川楝子行气止痛。全方共奏疏肝行气，和血止痛之效。血脉通畅，肝气条达，营卫自和，痛止而寒热皆除。

2. 脾胃虚弱型

症状：胃脘部缠绵隐痛，喜温喜按，纳少神疲，食欲不振，得食则减，手足不温，大便溏薄。舌质淡红，边有齿痕，苔白润，脉细弱。

治法：温中健脾渗湿。

方药：香砂六君子汤加减。木香 10g，砂仁 6g，党参 10g，白术 15g，茯苓 15g，陈皮 10g，甘草 6g，法半夏 9g，生姜 3g，黄芩 10g，白芍 15g。

加减：腹泻者加苍术、薏苡仁、山药；胃寒甚者加吴茱萸、胡椒；夹食滞加鸡内金、神曲。

方解：方中党参、白术、茯苓、甘草益气健脾利湿；半夏、陈皮、砂仁、木香理气行气化痰；黄芩清热燥湿，解毒消炎；干姜温胃止呕；白芍、甘草活血止痛。全方共奏温中健脾，活血化瘀，行气化痰之功。

3. 肝脾不和型

症状：胃脘痞闷，两胁胀满，纳差泛酸，口中黏腻，时有恶心，神倦肢软，大便稀溏。舌红苔黄腻，脉弦数。

治法：和胃降逆，开结散痞。

方药：半夏泻心汤加减。淡干姜 2g，黄连 6g，黄芩 10g，党参 10g，甘草 10g，木香 10g，法半夏 9g，川楝子 15g，枇杷叶 15g，延胡索 15g，白芍 15g，煅牡蛎 20g。

加减：气虚无力加黄芪；便血加三七、白及；胃酸增多加海螵蛸；胃胀痛加厚朴、佛手、玫瑰花。

方解：方中黄连、黄芩苦寒泻心火，清邪热，除邪以安正；尤妙在黄芩、黄连既开痞，又清热燥湿，泻火解毒。枇杷叶、半夏散结消痞，降逆止呕；生姜辛热，温中散寒；党参益气补脾；木香行气理气；川楝子行气止痛；延胡索、白芍、甘草活血止痛；煅牡蛎软坚散结，制酸止痛。

4. 肝胃郁热型

症状：胃脘灼痛，嘈杂吞酸，口苦咽燥，情志不舒。妇女常伴月经不调，脘腹作痛。舌红，苔黄厚，脉弦数。

治法：疏肝泄热和胃养血。

方药：加减逍遥散。白术15g，山药10g，当归10g，柴胡10g，川芎10g，茯苓12g，牡丹皮12g，陈皮12g，栀子12g，白芍20g，香附20g，北沙参15g，麦芽30g，甘草6g。

加减：湿偏重加苍术、藿香；热偏重加蒲公英、黄芩；恶心、呕吐加竹茹、代赭石；大便秘结加大黄、枳实；纳呆少食加神曲、谷芽。

方解：方中柴胡疏肝解郁，使肝郁得以条达；当归甘辛苦温，养血和血，且其味辛散，乃血中气药；白芍酸苦微寒，养血敛阴，柔肝缓急；归、芍与柴胡同用，补肝体而助肝用，使血和则肝和，血充则肝柔。木郁则土衰，肝病易传脾，故以山药、白术、茯苓、甘草健脾益气，使营血生化有源。香附、陈皮疏肝理气；栀子泻火除烦，清热利湿；川芎活血行气止痛；牡丹皮清热凉血活血；北沙参养阴益胃生津；麦芽消食健胃；柴胡引药入肝，甘草调和药性，二者兼使药之用。全方合用，使肝郁得疏，血虚得养，胃热消除，气血兼顾，肝脾同调，立法周全，组方严谨，故为调肝养血健脾之名方。

5. 阴虚火灼型

症状：胃脘隐隐如火灼痛，嘈杂痞胀，干呕呃逆，饥不欲食，大便干结，手足心热，舌红少津，脉细数。

治法：养阴和胃。

方药：自拟养阴调胃方。北沙参12g，麦冬10g，石斛10g，川楝子10g，玉竹10g，白芍12g，甘草6g，生地黄10g，当归10g。

加减：若兼火郁胃痛，原方加延胡索15g，黄连6g，吴茱萸10g；大便干燥难解加火麻仁、瓜蒌仁；胃胀痛加厚朴、玫瑰花、佛手；阴虚胃热加知母、黄连。

方解：方中北沙参、麦冬、石斛、玉竹、生地养阴益胃；当归养血活血；川楝子理气止痛；白芍、甘草缓急止痛；全方合用，滋阴而不腻，止痛不伤阴，共奏养阴益胃，和中止痛之功。

6. 气滞血瘀型

症状：胃脘胀痛，以痛为主，刺痛拒按，痛有定处而持久，呕恶呃逆或有黑便，面色晦暗，舌质紫暗或见瘀点瘀斑，脉涩。

治法：调血和气，和胃止痛。

方药：失笑散合丹参饮加减。川楝子 10g，延胡索 15g，生蒲黄 15g，五灵脂 10g，青皮 10g，陈皮 10g，赤芍 10g，炒枳壳 10g，焦三仙各 10g，红花 10g，丹参 20g。

加减：口干咽燥加生地黄、麦冬；气虚较重加太子参、黄芪；胃痛甚者加郁金、制乳香、制没药。

方解：方中五灵脂、蒲黄、丹参活血化瘀，与红花、赤芍相伍，则化瘀作用增强，入延胡索活血行气，川楝子理气止痛，青陈皮、枳壳疏肝理气，宽中；焦三仙消食和胃，和中健脾，与陈皮合用，疗效明显。上药合用，使气行血畅，诸疼痛自除。全方配伍得当，气血并治，刚柔相济，为祛瘀、行气、止痛良方。

三、病案举例

★ **病案 1：** 吴某某，女，40 岁。 1997 年 3 月 19 日初诊。

临床表现：曾做胃镜示慢性萎缩性胃炎。胃脘隐痛胀闷，牵掣两胁，嗳气则舒，性急易烦，善叹息。舌红，苔薄黄，脉弦数。

西医诊断：慢性胃炎。

中医诊断：胃脘痛，肝郁气滞型。

治法：疏肝解郁，理气止痛。

处方：方用柴胡疏肝散加减。柴胡 12g，黄芩 12g，栀子 12g，陈皮 12g，川芎 10g，炙甘草 10g，当归 10g，白芍 15g，香附 20g，枳壳 10g，枇杷叶 20g，玫瑰花 20g，谷芽 30g。7 剂。

二诊：1997 年 3 月 25 日，痛胀减轻，唯口干苦。原方去黄芩，加牡丹皮、北沙参各 12g，以凉血生津，10 剂投之。

三诊：1997 年 4 月 25 日，肝之郁热消除，精神转佳，胃气和降。嘱戒烟酒，禁辛辣。续服上方 10 剂，以防复发。

【按语】本例患者为肝郁气滞型，因肝主疏治而喜条达，若情志不舒，肝气郁结不得疏泄，横逆犯胃则作痛，故以柴胡疏肝散为基本方，柴胡入肝胆经，疏肝解郁，透邪外出，白芍敛阴养血，柔肝止痛，香附、陈皮、枳壳理气行气，泄热，与柴胡相伍，一升一降，加强舒畅气机之功。黄芩、栀子清肝胃之火，当归、白芍、川芎养血活血，枇杷叶和胃降逆。重用玫瑰花、谷芽，为行气解郁，和胃消食。全方共奏疏肝理气，清火止痛之功。笔者认为治胃病必须注意联系肝，即肝胃同治，往往收到事半功倍之效果。

★ **病案 2**：刘某某，女，30 岁。 1997 年 12 月 10 日初诊。

临床表现：胃脘痞闷疼痛，口中泛酸，时见呕吐，形体消瘦，神疲乏力。胃肠钡餐检查提示为慢性浅表性胃炎，舌红，苔黄腻，脉滑数。

西医诊断：慢性胃炎。

中医诊断：胃痛，辨证属肝失疏泄，脾失健运。

治法：疏肝理气，健脾止痛。

处方：加减半夏泻心汤。淡干姜 3g，黄连 6g，黄芩 10g，党参 10g，甘草 10g，木香 10g，半夏 9g，川楝子 15g，枇杷叶 15g，延胡索 15g，白芍 15g，煅牡蛎 25g，玫瑰花 20g。7 剂。

二诊：痞闷好转，泛酸减少，呕吐止，唯食欲欠佳，原方加绿梅花 15g，谷芽 30g，以宽胸理气和胃，续进 10 剂，自调而愈。

【按语】胃痛治疗不及时，或治不如法则形成寒热错杂。本方特点重在和胃消痞，辛开苦降，补泻同施。方中以辛温之半夏为君，散结除痞，降逆止呕；以干姜之辛热温中散寒为臣；黄芩、黄连之苦寒泄热开痞。以上四味相伍，具有寒热平调，辛开苦降之用。患者脾气虚，加党参益气补脾，木香、玫瑰花行气止痛；川楝子理气；枇杷叶和胃降逆；延胡索、白芍活血止痛；煅牡蛎平肝潜阳，制酸；甘草补脾和中，调和诸药。全方寒热互用，和其阴阳；苦辛并进，调其升降；补泻兼施，顾其虚实，为本方的配伍特点。

四、临证体会

1. 审证求因，辨证与辨病相结合

注意询问病情，了解病因，确定证型，选用基本治法，依据临床表现进行加减。同时要根据胃镜、胃肠道钡餐选用对症中药，以提高疗效，如合并幽门螺杆菌感染，常加用蒲公英、连翘、黄芩、白花蛇舌草。

2. 治胃要兼治脾

因脾胃同居中焦，互为表里，脾气主升，胃气主降，脾以升为健，胃以降为和。治脾病要以健脾升提为法，兼通降胃气；治胃病要和中通降，兼升脾气。处方用药时适当选用党参、白术、陈皮等健运脾气类药物。

3. 治胃应疏调肝气

肝藏血，主疏泄。脾胃主受纳，为气血生化之源。肝所藏之血全赖脾胃资生，

脾胃升降纳运功能又赖肝气之疏泄。若肝气郁结，肝失疏泄，可出现"肝木克土、木不疏土"之病。故胃痛时，常选用疏肝理气之品，如柴胡、郁金、青皮、香橼、佛手、绿梅花、香附等。

4. 治胃还需调节饮食

胃痛的发作多与饮食不节有关，如暴饮暴食、饥饱失常、过食生冷、饮酒过量均可损伤脾胃运化，使胃失通降而痛，故治疗胃痛除用药外，调节饮食十分重要。如胃痛吐血或黑便时应予禁食，使胃休息；对胃痛泛酸者，主食应以面食为主；对多数胃痛患者要求一日三餐七八分饱，细嚼慢咽，克服偏食，以清淡易消化之物为主。

5. 辨病位在胃在肝在脾

在胃，多属胃病初发，常因外感、饮食引起，症见胃脘部胀痛，嗳气，痛无休止，脉滑数等；在肝，多属反复发作，每与情志不遂有关，胃脘胀痛，连及两胁，窜走不定，脉弦等；在脾，多属久病，胃中隐痛，饥时为甚，进食可缓，劳倦则重，休息则轻，面色萎黄，疲乏无力，大便溏薄，脉缓等。

6. 久病多有瘀血

久病多有瘀血，一般疼痛部位相对固定，病史较长者加用活血化瘀药，以活血止痛，如失笑散、丹参饮或桃红四物汤。

7. 辨证与辨病结合科学选药

根据消化系统疾病的特点，注意辨证与辨病结合，在西医诊断的基础上辨寒热虚实，在中医辨证的基础上结合现代研究辨病。如经西医诊断为胃溃疡的胃痛，面色苍白，少气乏力者，常用黄芪建中汤。黄芪用至30g，白芍30g，炙甘草30g，桂枝10g。大便黑加乌贼骨30g、三七粉4～6g冲服。若症见胃脘痞闷胀痛，嘈杂泛酸，心烦易怒，同时胃镜下或病理见胃黏膜充血糜烂、溃疡、腺体萎缩伴肠化、异型增生者，多为郁滞日久，瘀结热毒之象，当重用疏肝理气、化痰、清热解毒及抗癌之品：如黄连、蒲公英、莪术、白花蛇舌草等。

第二章 经方验方应用

第一节　五味消毒饮的临床应用

　　五味消毒饮源自《医宗金鉴·外科心法要诀》卷七十二方。是治疗疔疮痈毒的重要方剂，以面胸背部皮肤部分红肿疼痛，其形如粟粒状，表面坚硬，其根部深为辨证要点。笔者在异病同治理论指导下，常用本方加减治疗痤疮、亚急性甲状腺炎、急性乳腺炎等病，疗效甚佳。

一、痤疮（粉刺）

　　又称寻常痤疮，是一种慢性炎症性皮肤病，多由于毛囊、皮脂腺堵塞所引起，好发于 15～25 岁人群，男女均有。痤疮常常出现在面部，如面颊、口鼻周围、前额等多处，也可发生于前胸后背。临床上以白色粉刺、红色炎性丘疹，脓疱或坚硬结节为特点，易反复发作。

1. 病因病机

　　寻常痤疮与中医学"肺风""粉刺"类似。《外科正宗》曰："肺风，粉刺，酒糟鼻，三名同种，属肺风；粉刺、酒糟鼻属肺，总属血热瘀滞不散所致"。根据临证经验，结合前贤论述，总结痤疮多因肺胃热甚或湿热毒邪，久之瘀血内聚所致，"热毒湿瘀"是其主要病机特点，湿热蕴毒，上攻面部，损伤肌肤，湿聚成痰，血滞成瘀，致局部皮肤表现出红色丘疹或结节脓疮。脾胃为后天之本，主运化气血，平素过食肥甘厚味、辛辣刺激之品，加之饮酒过量，湿邪内聚，易于化热，致脾胃受损，湿热毒内蕴，熏蒸于头面部，发为粉刺，同时受患者体质、情志、环境、饮食习惯、生活作息等因素影响。

本病治疗应抓住肺胃热甚或脾虚湿热，气滞血瘀的特点。本病好发于青春期，患者多由于饮食不节制，生活不规律所致，初发时体质壮实，阳气充盛，故实证、湿热证多见。注意实证宜泻、虚证宜补，痰湿宜化，结者宜散，以达到邪去为主，同时不忘扶正的目的，久发者适当予以清补。

2. 病案举例

★ **病案**：朱某，男， 24岁， 2020年3月20日初诊。

临床表现：近1年颜面部反复出现痤疮，成粟粒状脓头，坚硬根深，面部发红，皮肤油腻，口渴，便秘，心烦。追问饮食：诉往日喜食辛辣荤腥之品，饮食刺激后，面部痤疮加重，舌质红，苔黄腻，脉弦数有力。

中医诊断：粉刺，属热毒夹湿型。

治法：清热解毒祛湿，凉血化瘀散结。

处方：五味消毒饮加减。金银花15g，蒲公英20g，野菊花15g，紫花地丁20g，连翘20g，白花蛇舌草15g，茵陈20g，薏苡仁20g，牡蛎25g，浙贝母15g，牡丹皮10g，丹参20g，黄芩10g，皂角刺20g。分7剂，水煎服。

二诊：2020年3月28日，诉服药后，面部肌肤发红好转，结节脓头明显减少，但仍急躁心烦。原方加柴胡10g，郁金15g，继服7剂。

三诊：2020年4月7日，痤疮基本消除，但头油较重，面部皮肤油腻，血脂偏高，TG2.7mmol/L，原方加山楂20g，桑叶10g，又服14剂。2020年4月20日四诊诉粉刺全消，皮肤油腻改善。

【按语】本例患者既往偏好高油脂食物、辛辣刺激之品，体内易化热，故热毒上聚于头面部，致痰热毒壅。因肺主皮毛，热邪炎上，熏蒸于肺，发于面部肌表或胸背部则为痤疮。治疗宜解毒疗疮，清利湿邪，活血散瘀。方中金银花、紫花地丁、连翘、白花蛇舌草、蒲公英、野菊花、黄芩清热解毒，消散疮肿，为医治疮疖毒的常用药。凡痤疮辨为血瘀或患者常用手挤压痤疮，患处破溃可留有痕迹，加用丹参凉血活血；浙贝母、牡蛎软坚散结化痰；配以牡丹皮增强其凉血散瘀，消除结肿的作用。而湿性重浊，黏滞，易导致气机停滞，加茵陈、薏苡仁清利湿热；皂角刺拔毒消痛，祛痰散结。现代医学研究证明皂角刺可以消炎抗菌，促进脓液的排出，有利于痤疮消除。二诊患者仍急躁易怒，心情烦闷，加柴胡、郁金意在疏肝理气；加山楂以活血化瘀，化脂消食；加桑叶清除肺热。上药共奏解毒疗疮，健脾化湿，凉血散瘀之效。药证相符，故痤疮消除。

二、亚急性甲状腺炎

临床中亚甲炎最突出的症状是颈部疼痛或伴发热。实验室检查血沉增高，甲状腺功能异常。目前认为病毒感染是其发病的主要原因，临床中，亚甲炎患者发病前可能有流感病史、腮腺炎病史或上呼吸道感染等病因相关。其次是免疫因素、遗传因素。以局部疼痛的甲状腺组织破坏性损伤，伴全身炎症反应为特点，目前西医治疗以减轻炎症反应和缓解疼痛为主，糖皮质激素为常用药物，但在减少药量或停止用药时，容易使疾病出现反复，加之疾病本身复发率高，临床疗效并不十分理想。而中医药治疗本病有标本兼顾之效，优势十分明显。

1. 病因病机

根据亚急性甲状腺炎的发病部位和临床特点，本病属于中医学"瘿瘤""瘿痈""瘿痛"范畴。陈实功《外科正宗》提出其主要病理是痰、气、瘀壅结，"夫人生瘿瘤之症，非阴阳正气结肿，乃至五脏瘀血、浊气、痰滞而成"，分析病因如下。

①人们工作压力较高，过快的生活节奏导致饮食起居失常，免疫功能低下。尤其是体虚感冒，认为患流感不用药抗一下就能痊愈，忽略体虚，免疫力低下，或因流感病毒而加重病情或变生他病。②由于饮食起居失常损伤脾的运化功能，脾虚则不利于津液的正常流动，津液停则为痰，而亚甲炎病变部位在颈部，也是痰湿容易停聚的部位，痰凝瘀血影响气血运行，痰瘀相互壅结颈前，或有疼痛，或成包块。③内伤情志，长期忿郁、愤怒或忧思太过，加之外感，伤及肝脾。可见本病是多种因素所致，临床表现则必然会有多变性。笔者认为本病多由于邪热袭扰，邪毒壅盛，痰气郁结，相互搏结于颈部致病，初起属于实证，痰瘀毒搏结于颈前，日久则实中夹虚。瘀血阻于颈部易致疼痛，或形成包块。"结者散之，实者决之"，故笔者治疗过程中重视解毒活血，化痰止痛法的应用。

2. 病案举例

★ **病案：**高某，女，32岁，于2016年6月21日初诊。

临床表现：患者颈前耳后部疼痛2周。诉2周前因受凉出现颈前耳后部不适，间断疼痛，之后疼痛较甚，易疲乏无力，伴有发热，体温波动在38℃左右，无吞咽困难，自服对乙酰氨基酚片0.6g/次，每日2次，效果欠佳。查甲状腺彩超：甲状腺弥漫性肿大；左叶实质内见数个大小不等，回声不均的结节，质地较硬，伴有颈部淋巴结肿大；血沉89mm/h；甲状腺功能检查轻度异常：TSH 0.03mIU/L，FT_3、FT_4正常，舌质红，苔黄腻，脉浮滑。患者明确表明自己拒绝使用激素治疗。

西医诊断：亚急性甲状腺炎、甲状腺结节。

中医诊断：瘿病，属风火热毒型。

治法：清热解毒，活血止痛。

处方：五味消毒饮加减。野菊花15g，金银花15g，紫花地丁20g，蒲公英20g，连翘20g，大青叶20g，延胡索20g，白芍15g，乳香、没药各10g，板蓝根20g，夏枯草20g，茯苓15g。14剂，每天一剂，水煎作两次服。

二诊：2016年7月5日，患者诉药后颈中前部与耳后部疼痛缓解，未再发热，但纳食较差，舌质偏红，苔薄黄，脉细滑。复查血沉：22mm/h。原方减制乳香、没药，加谷芽、麦芽各20g顾护脾胃，加青蒿10g，地骨皮20g清退虚热，继服14剂。

三诊：2016年7月20日，服药后，诸症消失，血沉降至8mm/h，减紫花地丁、大青叶，加生黄芪20g扶正固表，再服2周，复查血沉正常。随访三月，病情无复发。

【按语】该患者2周前出现颈前部与耳后间断疼痛，发热，伴血沉升高，FT_3、FT_4正常，TSH0.03mIU/L。视甲状腺轻度肿大，压痛（＋）。中医诊断为瘿病，风热火毒型。考虑患者素体较弱，又外感风热之邪，循经上扰，气血阻滞，故见颈前耳后部疼痛；属邪正相交，阴阳失于平衡，故见乏力、发热。方中野菊花、金银花、蒲公英、紫花地丁、连翘清热泻火，解毒散结；大青叶、板蓝根凉血解毒；颈前耳后部属肝胆经循行部分，加夏枯草清肝胆之热；延胡索、白芍、乳香、没药活血止痛；茯苓健脾利湿。全方共奏泻火解毒、活血止痛、化痰消肿之功。

三、急性乳腺炎（乳痈）

1. 病因病机

急性乳腺炎为妇产科常见病，多在妇女生产之后发生，最常见原因是金黄色葡萄球菌侵入乳腺所引起的疾病，哺乳期女性最为常见，属于中医"乳痈"范畴，病名首见于《肘后备急方》。急性乳腺炎发生的原因主要有两个方面，外因多是由于感受外邪所引起的，祖国医学认为本病多由邪毒阻滞，肝胃郁热，瘀血阻于乳络所导致，毒邪侵袭阻滞乳络，可出现乳房胀痛，乳房表面红肿或有包块，畏寒、发热等表现；内因可由于产妇产后情绪不舒导致肝气郁闭，足厥阴肝经经过乳头，肝气不畅则导致乳汁不能正常排泌，加之饮食不节损伤脾胃，肝胃郁滞导致经络阻滞，气血阻滞而成乳痈。本病多由于产后正气亏损，脏腑失调，气滞痰毒，瘀血蕴结乳房所致乳房胀痛或结块而发病，选用五味消毒饮加活血通络药，不仅起效快，而且副作用少，疗效颇佳。

2. 病案举例

★ **病案**：武某，女，27岁，2019年4月21日初诊。

临床表现：产后24天，情绪波动后骤然出现右乳房肿胀疼痛，体温达到38℃，自觉怕冷，经医院检查后，诊断为急性乳腺炎。注射抗生素，发热退，仍有乳胀乳痛，遂来就诊。诉恶寒发热，恶心纳少，心情烦躁，小便黄赤，舌质红，苔黄腻，脉弦数。检查右乳内上方有7cm×6cm的肿块，观乳房皮肤颜色微红，触之疼痛拒按。血常规：WBC $12.9×10^9$/L、NE 84%。

中医诊断：乳痈，邪毒阻络证。

治法：清热解毒，消肿通乳。

处方：五味消毒饮加减。金银花20g，连翘20g，蒲公英20g，紫花地丁15g，赤芍10g，陈皮10g，枳壳10g，漏芦10g，通草6g，王不留行15g，柴胡10g，黄芩10g，皂角刺15g。7剂，水煎服。

二诊：服药后，发热退，红肿减轻，体温36.9℃，右乳肿块明显缩小至3cm×2cm，恶心止，纳差好转，血常规示：WBC $9.3×10^9$/L。原方减枳壳，加瓜蒌皮10g，继服7剂。

三诊：患者服药后乳房表面红肿消退，疼痛消失，触及不到肿块，乳汁通畅，又服7剂以巩固效果。

【按语】此病例为毒邪壅阻乳络所致，治以清热解毒消肿，理气活血通乳为主，方中金银花、连翘、蒲公英、紫花地丁、黄芩清热解毒，消肿散结；因患者乳汁不畅加通草、漏芦、枳壳、陈皮通乳散结，行气止痛；入柴胡、黄芩疏肝解郁，以调节乳汁分泌；赤芍凉血活血，畅通乳络；王不留行通经下乳，活血消肿，对于缓解乳房红肿疼痛有很好的疗效；皂角刺解毒，消肿祛脓，加快乳房脓液消退，故乳房肿块逐渐减小。二诊中加瓜蒌皮意在宽胸理气，消痈肿。上药并用，共奏解毒散瘀，理气止痛，通行乳络之效。

第二节 柴胡疏肝散的临床应用

一、柴胡疏肝散病机特点

柴胡疏肝散是由《伤寒论》中四逆散演化而来，由柴胡、陈皮、白芍、枳壳、川芎、香附、甘草组成。主治肝气郁滞证，症见：胁肋疼痛，胸闷善太息，情志抑郁易怒，或嗳气，脘腹胀满，脉弦。依据其疏肝理气的特点，笔者常用本方加减治疗胃痛、痛经、头痛及甲状腺结节等病症。肝气郁结的特点是郁滞不通，与情志不遂，气机不畅相关，故治疗上强调疏肝理气，活血止痛。唐代·孙思邈《备急千金要方》指出："怒气为病则上行不可挡，热痛上冲心，短气欲死，不能喘息"。宋代·陈志明认为："凡惊恐忧思，抑郁不舒，可致气血瘀滞而心腹疼痛"。明代·张介宾《景岳全书》："怒郁之治，若暴怒伤肝，逆气未解而为胀满或疼痛者，宜解肝煎、神香散，或解郁汤，或越鞠丸"。均强调情志不舒，气机郁滞致痛的特点。此类疼痛致病包括胃脘痛、胁肋痛、头痛、肝郁型的结节。只要出现相同的症候，就可以采用相同的治法，以柴胡疏肝散加减治疗胃痛、痛经、甲状腺结节等病疗效甚佳，下面举例论述之。

二、病案举隅

1. 胃脘痛

胃脘痛是临床常见病、多发病，肝气郁结型尤为多见。《素问·六元正纪大论》言云："木郁之发，太虚埃昏……故民病胃脘当心而痛，上支两胁，膈咽不通，食饮不下"。"木郁"可理解为肝木因情绪郁结或情绪波动，致肝木侮土出现胃脘痛。李东垣在《脾胃论》强调肝郁不仅可致胸胁痛，也可致胃脘腹痛，曰："肝木妄行，胸胁痛，口苦舌干，往来寒热，而呕，多怒"。情绪波动对肝胃不和型胃脘痛影响极大，治宜疏肝理气，活血止痛，常用柴胡疏肝散加减治疗。

★ **病案**：陈某，女，45岁，2020年6月7日初诊。

临床表现：反复出现胃脘胀痛2年，时轻时重，2周前因情绪受刺激致胃脘部胀满疼痛，反复发作，两胁部尤为胀痛，伴恶心、嗳气、反酸，复查胃镜示：慢性浅表性胃炎，十二指肠球部溃疡。视形体消瘦，面色痛苦，剑突下及右上腹压痛明显，舌红，苔薄白，脉弦细。

中医诊断：胃痛，肝郁气滞型。

治法：疏肝行气，和胃止痛。

处方：柴胡疏肝散加减。柴胡 10g，陈皮 10g，白芍 15g，枳壳 12g，川芎 10g，香附 20g，甘草 6g，延胡索 20g，川楝子 10g，黄芩 10g，海螵蛸 20g，郁金 15g。7 剂。

二诊：2020 年 6 月 20 日，诉服药后，胃脘部胀痛大减，但时有返酸，舌苔薄白，脉弦。原方加白及 9g，牡蛎 20g，又服 7 剂。

三诊：2020 年 6 月 27 日，服药后疼痛胀满，恶心感消除，以此方调整月余病情稳定，随访 3 月未再复发。

【按语】本例患者因情绪波动致胃痛再发，考虑为肝气郁结型胃脘痛，方选柴胡疏肝散加减。方中柴胡为治肝胆脾胃之要药，有疏肝解郁之功；白芍补血养肝，缓急止痛，白芍与甘草相伍缓急止痛功效增强；枳壳行气宽中，消胀除满；川楝子、香附疏肝理气止痛；川芎为血中之气药，能上行头目，下达血海，旁通四肢，外达皮毛，是活血行气，祛风止痛之要药；陈皮健脾和胃，理气化痰；炙甘草调和诸药；延胡索加强活血止痛之效；海螵蛸制酸止痛，与牡蛎相伍，加强制酸之功；白及可修复受损的胃黏膜；入郁金活血理气；黄芩清热解毒，消除炎症。全方合用共奏疏肝理气，透解郁热，活血止痛之功效。

2. 痛经

本病为妇科的常见病，临床以行经前后或经期小腹及腰部疼痛为主，古人早已察知痛经与情绪有关，宋代·严用和《济生方》曰："喜怒忧思悲恐惊，七气也……气之为病，男子妇人皆有之，惟妇人血气为患尤甚，盖人身血随气行，气一壅滞则血与气并，或月事不调，心腹作痛；或月事将行，预先作痛"。清代·罗美在《古今名医荟萃》曰："大抵经痛，内因忧思愤怒，外因饮食形寒，愤怒所触，则郁结不行"，均强调了痛经与情志的关系。肝气郁结，失于疏泄，则滞而痛经也，治疗上应重视疏肝理气，活血止痛药的运用。

★ **病案**：王某，女，28 岁，2019 年 3 月 8 日初诊。

临床表现：有痛经病史 2 年，每于经行前小腹疼痛，持续 8～10h，有时呈阵发性加剧，伴乳房胀痛，不能触碰，行经时月经色暗红，夹有血块，平素性情急躁，易发怒，舌红，苔薄白，脉细弦。

中医诊断：痛经，瘀血闭阻型。

治法：疏肝理气，活血止痛。

处方：柴胡疏肝散加减。柴胡 10g，陈皮 12g，白芍 15g，枳壳 10g，川芎 10g，香附 20g，甘草 6g，郁金 20g，丹参 20g，益母草 20g，王不留行 12g，延胡索 20g，乳香 10g，没药 10g。7 剂。

二诊：2019 年 3 月 15 日，诉服药后腹部疼痛明显缓解，乳房胀痛消除，经行通畅。嘱患者每于经行前 7 天服上药，连服 3 个月。

三诊：2019 年 5 月 10 日，诉服药后痛经消除，经行前乳房无胀痛，随访 2 年未复发。

【按语】朱丹溪指出："气血冲和，万病不生，一有怫郁，百病生焉"。该患者平素性情急躁，易动肝火，证属肝气郁结，肝郁化火，冲任不调，致气血不畅，不通则痛。故每次月经前小腹痛且伴乳房胀痛，方选柴胡疏肝散取其"木郁达之"之意，方中郁金、柴胡、白芍入肝经，疏肝解郁清热为主，配伍香附、枳壳疏泄肝经壅滞之气，恢复中焦脾胃之运化功能。柴胡与枳壳同用，加强了疏肝理气之功；白芍与甘草配伍，缓急止痛。川芎行气活血，丹参活血化瘀，益母草活血调经，通络则疼痛必然缓解，与乳香及没药配伍加强化瘀通络止痛的疗效；若月经量偏少，夹暗红色血块，加全蝎、土鳖虫意在走窜经络，通经止痛。入王不留行活血通络，可上通乳腺，下通经闭。全方合用使肝木条达，郁结消除，疼痛缓解，共奏疏肝理脾、透热解郁、缓急止痛之功效。

3. 甲状腺结节

甲状腺结节归属于中医"瘿气""瘿瘤"范畴。此病好发于中青年女性，病初始多因七情失调，肝气郁结，久则郁而化火，灼伤阴液，后期气阴两虚，肝肾受损。

长期焦虑抑郁，所思不遂，易致气郁痰阻，流窜经络而生瘿瘤，或伴颈部堵胀，心烦易怒。强调要疏肝理气，化痰消瘿。

★ **病案**：林某，女，45 岁，2020 年 4 月 10 日初诊。

临床表现：发现甲状腺结节 2 年，伴有甲亢，平素性情急躁，又值孩子高中毕业之时，情绪易波动，怕热，多汗，稍活动则心慌心悸，查体：心率 90 次/分，易疲劳，视甲状腺肿大，双手轻度颤抖。检查：FT_4 7.845pmol/L，TSH 0.001uIU/L，TPOAb＞1000IU/mL，TGAb＞510IU/mL，B 超示：双侧甲状腺结节，右侧最大为 10mm×8mm，左侧 6mm×7mm。

西医诊断：甲状腺结节，甲状腺功能亢进症，桥本甲状腺炎。

中医诊断：瘿病，气郁痰阻型。

治法：疏肝理气化痰。

处方：柴胡疏肝散合消瘰丸加减。柴胡 10g，陈皮 12g，白芍 15，枳壳 10g，香附 15，甘草 6g，太子参 15g，浙贝母 15g，牡蛎 30g，玄参 10g，夏枯草 20g，鳖甲 10g，郁金 15g。7 剂。

予甲巯咪唑 10mg/次，每日 2 次，普萘洛尔 10mg/次，每日 2 次。

二诊：2020 年 4 月 17 日，诉服药后心慌减轻，手颤好转，情绪稳定，仍有多汗，睡眠欠佳，原方加浮小麦 30g，五味子 10g，酸枣仁 30g，又服 10 剂。

三诊：2020 年 4 月 27 日，诉服药后体力增强，多汗减轻，睡眠好转，复查 FT_4 正常，TSH 0.35uIU/L，甲状腺结节缩小至 6mm×4mm，4mm×5mm，病情好转。

西药甲巯咪唑减量，每日 10mg，每日 1 次。停服普萘洛尔，原中药方又服 14 剂，以资巩固。之后以此方加减调整 6 月余，病情稳定。

【按语】该患者属于中年，工作繁忙，竞争压力大，易出现情绪变化，急躁易怒；且又合并有甲亢。治疗宜清肝火，疏肝理气，化痰消瘿。方中柴胡、陈皮、枳壳、郁金、香附既能疏肝理气，又能引诸药入肝经；甘草、太子参益气健脾，生津润肺；玄参清热养阴，解毒散结；入浙贝母、牡蛎化痰散结；鳖甲潜阳息风，散结安神；二诊中加浮小麦、五味子、酸枣仁既能收敛止汗，又能养心安神；白芍入肝经养心神；夏枯草清泻肝火。全方合用，共奏疏肝理气，化痰散结，清肝火，养心神之功效。

第三节　温胆汤的临床应用

一、温胆汤的渊源

温胆汤最早被记载于南北朝名医姚僧坦所撰的《集验方》。其后被《备急千金要方·胆虚实》收录。方中生姜四两、半夏二两、橘皮三两、竹茹二两、枳实二枚（二两）、炙甘草一两半。此方也被载入《外台秘要》。南宋陈无择在《三因极一病证方论》中对原来的温胆汤进行了修改，减少了生姜的用量，增加了茯苓一两半、大枣一枚，主治为"心虚胆怯，气郁生涎，涎与气搏，变生诸证，或短气心悸乏力或复自汗，四肢水肿，饮食无味，心虚烦闷，坐卧不安"。如今温胆汤适应证更加广泛，且疗效显著，被众多医者所用。现将运用温胆汤治疗多种疾病的经验总结如下。

二、病案举隅

1. 肥胖症

目前肥胖症的发病率有增高趋势，随之带来的并发症也越来越多，故防治肥胖症是内分泌科医生重要的研究工作之一。《素问·阴阳应象大论》中曰："中央生湿，湿生土，土生甘，甘生脾，脾生肉"。《素问释义》中说："食肥则气滞而不达，故内热；食甘则中气缓而善留，故中满"。笔者在临床上发现不少患者因过食肥甘厚腻之品，运动量过少导致中焦脾胃负担过重，营养物质堆积，最终形成肥胖，这和中医中满的病机基本相一致。笔者认为过食肥甘导致脾气运行缓慢留滞，阻塞气机，损伤脾胃；脾为生痰之器，故痰湿浊得生。"百病皆由痰作祟"，气滞易生痰涎，而痰涎又可作为病邪阻塞经络，加重气滞不通。在古代医学的文献整理中我们发现肥胖证候中最多的就是脾虚湿阻型。而温胆汤以化痰为主，以理气降气为辅，通降胃气，疏解肝胆之郁，从而调畅全身气机，使气机得畅，痰湿则消，体重减轻。

★ **病案**：高某，女，43岁，2021年5月4日初诊。

临床表现：月经半年未行，6个月体重增加10千克，喜食油腻肉食，形体肥胖，懒于活动，平素性情急躁，易怒，头昏身体沉重，大便微溏，舌质红，苔白厚腻，脉细滑。

中医诊断：肥胖症，脾虚湿阻型。

治法：健脾益气，化湿祛痰。

处方：温胆汤加减。陈皮12g，茯苓15g，法半夏9g，枳实10g，胆南星10g，竹茹10g，泽泻20g，车前草20g，薏苡仁30g，泽兰15g，丹参20g，益母草20g，三棱10g，莪术10g，郁金20g，土鳖虫10g，菟丝子10g。14剂，每日一剂，水煎服。嘱加大运动量，减少油腻之品。

二诊：2021年5月17日，患者诉服药后身体沉重好转，体重减轻2千克，余同前，检查总胆固醇6.62mmol/L，中药原方加山楂20g，荷叶10g，继服14剂。

三诊：2021年5月31日，患者诉服药后头昏消除，大便正常，每日一行，月经已行，经量少，色暗红，苔腻减轻，体重又减 1 千克。原方继服 14 剂。

四诊：2021 年 6 月 14 日。患者诉服药后血脂降至正常值，体重再减 2 千克，月经量较之前增多，予上方加白芥子 10g，继服 14 剂。之后以此方加减治疗 3 个月，体重减轻 8 千克。

【按语】本例患者平素喜食油腻，运动量少，体重增加，中医诊为"中满""肥人"，西医病名为肥胖症。该患者 6 个月体重增加 10 千克，为痰湿之证，形体肥胖，又喜食油腻损伤脾胃，脾气虚弱，则生痰湿，痰阻气机易致血瘀，故选用温胆汤来化痰降气，健脾活血，化痰以利胆气，胆清故气转。方中半夏为燥湿化痰之圣药，且可降逆止呕，消瘀散结；陈皮理气化痰，使气顺而痰渐消；茯苓健脾利湿，使脾湿无所聚，痰无所生，宁心安神；竹茹清热化痰，是少阳腑热的要药；胆南星清热化痰；泽泻、车前草、薏苡仁、泽兰健脾消肿，利水渗湿，泽兰还有活血化瘀之功；枳实理气化痰，消积除痞；三棱、莪术破血祛瘀；郁金行气解郁；入丹参、益母草、土鳖虫，意在加强其活血通络之功；加入菟丝子，补肾固精，防止化痰祛湿，精失太过。全方共奏化痰降气活血化瘀之功。二诊时检查示总胆固醇高，故加入山楂、荷叶化浊降脂。以此方治疗半年，体重减轻，月经通行。

2. 甲状腺结节

甲状腺结节在中医并没有相应的病名，根据颈部的肿大和咽喉梗阻感等临床特点，将其归于"瘿病"或"瘿瘤"。《外科正宗》中描述"夫人生瘿瘤之症，非阴阳正气结肿，乃五脏瘀血、浊气、痰滞而成。"甲状腺结节的病因病机，常与忧思郁怒，肝气郁结，脾失健运，气滞痰凝，血瘀阻络有关，其基本病机为气滞、血瘀、痰凝，故常用理气化痰，健脾祛湿，化痰软坚，活血化瘀之法，方选温胆汤加减。

★ **病案**：张某，女，39 岁，2021 年 5 月 9 日初诊。

临床表现：患者有甲状腺结节合并甲状腺功能减退症 5 年，2021 年 5 月 8 日查甲状腺超声，显示甲状腺左叶有 4mm×5mm×3mm 的实性结节，血 T_3、T_4 正常，TSH 9.43μIU/mL，形体偏胖，月经经期延长，神疲乏力，胃纳欠佳，平素性情急躁易怒，舌质淡红，苔白，脉细弦。

中医诊断：瘿瘤，痰湿困阻型。

治法：祛湿化痰。

处方：温胆汤加减。黄芪 20g，白术 15g，茯苓 15g，法半夏 9g，陈皮 10g，枳壳 12g，胆南星 10g，白芥子 15g，蜂房 10g，三棱 10g，莪术 10g，丹参 20g，泽泻 20g。14 剂，每日一剂，水煎服。

二诊：2021 年 5 月 24 日，患者服药后颈部结节未见明显减小，仍性情急躁易怒，月经经期延长，舌脉同前。处方：原方加薏苡仁 30g，柴胡 10g，三七粉 3g。14 剂，每日一剂，水煎服。配合西药左甲状腺素片 25μg/次，每日 1 次。

三诊：2021 年 6 月 10 日，患者诉体力稍有增强，复查甲功正常，舌质淡红，苔白腻，脉细滑，二诊方加冬瓜仁 30g，车前草 20g，继服 14 剂。

四诊：2021 年 6 月 24 日，复查甲状腺超声显示甲状腺结节缩小至 2mm×3mm×3mm。后以本方加减治疗 6 月余而结节消除。

【按语】本例患者有甲状腺结节合并甲减病史，诊断为痰湿困阻型。方中黄芪、白术健脾补气，扶助正气；半夏辛温而燥，最善燥湿化痰，与白芥子、胆南星配伍，燥湿化痰，消散结节之力增强；陈皮理气燥湿；枳壳行气消痰，宽中除胀，使气顺而痰消；蜂房攻毒散结，祛风止痛；茯苓、泽泻健脾渗湿，使湿无所聚，痰无由生，为兼顾治本之法。笔者认为甲状腺结节多有瘀血存在，且该患者月经经期延长，加丹参、三棱、莪术意在破瘀散结。三棱长于破血中之气；莪术善破气中之血；丹参活血化瘀，为治疗癥瘕积聚之主药，全方共奏理气化痰，健脾燥湿，化瘀散结之功。

3. 眩晕

古籍中对于眩晕的描述较多，《内经》云"诸风掉眩，皆属于肝"，指出眩晕与肝的关系密切；《灵枢·海论》言"髓海不足"，认为因虚致眩；汉代张仲景认为痰饮是眩晕发病的原因之一；元代朱丹溪认为"无痰不作眩"……这些都为眩晕提供了理论基础。眩晕病虽在头部，但病机与痰湿有关，湿在上部为风痰；痰停中部则使清阳不升，浊阴不降，其根本病机是本虚标实，本虚为气血不足，肝肾亏损，标实是风、火、痰、瘀为标。治疗中应遵循"急则治其标，缓则治其本"的原则。若痰郁引起的眩晕时可用温胆汤理气化痰。还可适当加入活血化瘀药，使痰热清除，瘀血消去，则眩晕好转。

★ **病案**：何某，女，47 岁，2020 年 9 月 20 日初诊。

临床表现：反复眩晕 5 年，加重一周。自诉发作时眩晕呕吐，头重如蒙，时时思睡，胸闷，食少，胃胀频发，形体肥胖，平素活动量少，喜看手机，每次持续 2h，舌质淡红，舌苔白腻，脉象濡缓。

中医诊断：眩晕，痰湿郁阻型。

治法：理气健脾，化痰祛湿。

处方：温胆汤加减。半夏 9g，天麻 10g，川芎 10g，葛根 20g，枳壳 9g，竹茹 10g，百合 30g，远志 10g，茯苓 10g，茯神 10g，陈皮 10g，地龙 10g。7 剂，每日一剂，水煎服。

二诊：2020 年 9 月 28 日，患者诉眩晕好转，头重减轻，昏睡时间较之前缩短，胃胀消除。舌脉同前。原方加胆南星 10g 继服 14 剂，每日一剂，水煎服。

三诊：2020 年 10 月 13 日，患者眩晕明显好转，未再昏睡，胃胀消失，纳食香，舌苔转淡薄腻，脉象好转。继服原方 14 剂以巩固疗效。

【按语】该患者反复出现头晕目眩，头重如蒙，形体肥胖，常思睡，食少，舌淡红，苔白腻，脉濡缓。中医诊断为眩晕，为痰湿郁阻证，方选温胆汤加减。方中半夏、枳壳、竹茹、茯苓、茯神、陈皮化痰理气，宁心安神；天麻甘平，息风平肝，通脑络，为治肝风内动之眩晕要药；川芎辛温，活血行气，祛风止痛；葛根辛凉，消除头晕头痛，改善脑部供血；百合疏肝行气，缓解患者情绪波动；远志交通心肾，祛痰开窍，宁心安神；地龙通络利尿。诸药合用，共奏通络化痰，理气止痛，健脾宁心之功。

4. 失眠

中医称为"不寐"，临床引起不寐的病因很多，而"痰、湿、热"引发不寐被古今众多医家所认可。明代徐春甫在《古今医统大全》言"痰火扰乱，心神不宁，思虑过伤，火炽痰郁而致不眠者多矣"。张景岳认为机体脏腑气血衰弱，津液不得运化，痰湿内生，郁而化热，痰热内扰，导致心神不安，阳不入阴而失眠；张锡纯在《医学六要》中提出"不寐，皆是胆涎沃心"，枳实、半夏乃治痰火不眠之药。胆为甲木，胆郁不能生发，所以土不得木而达，土不达则易生痰涎。思虑过伤、痰火扰乱、火炽痰郁而引发不寐。痰郁阻滞影响气运行，气机阻滞，影响脾胃的升降，功能受损，则脾又生湿，加重痰湿，治疗上需要理气化痰，养心安神，活血解郁，清胆和胃。

★ **病案**：鲍某，女，32 岁，2020 年 10 月 14 日初诊。

临床表现：平素思虑过多，近出现心神不宁，入睡困难，甚则彻夜难眠，头昏乏力，纳差，腹胀，大便黏滞，视其体型偏胖，虚汗较多，舌质红，苔白腻，脉濡滑。

中医诊断：不寐，痰热内扰型。

治法：化痰清热，安神解郁。

处方：温胆汤加减。黄芪 30g，苍术 15g，茯苓 15g，法半夏 9g，陈皮 10g，枳实 10g，胆南星 10g，白芥子 15g，丹参 20g，泽泻 20g，车前草 20g，益母草 20g，薏苡仁 20g，酸枣仁 25g。14 剂，每日一剂，水煎服。

二诊：2020 年 10 月 29 日，患者诉服药后睡眠好转，头昏乏力减轻，唯醒后不能较快入睡。舌脉同前。原方加茯神 10g，菖蒲 10g，远志 10g，减益母草。继服 14 剂。

三诊：2020 年 11 月 13 日，诉睡眠改善，头昏乏力消失，纳香，大便正常，舌质红，苔薄白。原方继服 14 剂以巩固疗效。

【按语】患者形体肥胖，爱思虑，故心神不宁，入睡困难，纳差，大便黏滞，舌红苔白腻，均为脾虚痰湿，痰热重征象。中医诊断为不寐，辨证为痰热内扰。患者忧郁思虑，"思则气结"，阻滞气机，气机不畅，久之痰湿停滞，痰浊扰心，心神不宁，故入睡困难；中则影响脾胃运化的功能，导致纳差、腹胀；下则影响大肠传导，小肠泌别清浊故见大便黏滞。方选温胆汤加减。方中黄芪补气固表，利水消肿；法半夏、陈皮、枳实、胆南星、白芥子行气化痰，健脾燥湿；茯苓、泽泻、车前草利水渗湿；苍术燥湿健脾；与薏苡仁相配利水渗湿作用增强，使痰热消除，小便顺畅；入丹参活血养心，除烦安神；益母草活血祛瘀，利尿祛湿；加酸枣仁养心安神，收敛止汗。诸药共用，使痰湿得消，瘀阻清除，心神得宁，共奏化痰行气，清热利水，养心安神之功。

三、心得体会

1. 异病同治

温胆汤本身功效是理气化痰，利胆和胃，主治痰湿内扰的诸症。尽管是不同的疾病，只要疾病的病因病机是相同的，即可用相同的辨证思路、相同的方药治疗。

2. 对于虫类药的认识

虫类药走窜，长于通经活络，适用于各种原因导致的经络闭阻，血脉不通，在使用温胆汤的同时可适当加入虫类药物，意在化痰的同时，疏通脉络，使血络通畅，加速了瘀血痰湿的清除。

3. 随证加减

虽然不同疾病主要的病因病机是相同的，但因个体的差异，所表现出的主症和伴随症状有所不同，故在治疗的同时仍要针对患者自身症状，适时加减药物。如失眠加牡蛎、酸枣仁、柏子仁；虚汗多加浮小麦、麻黄根、碧桃干；头晕头痛明显加天麻、川芎、三七、葛根。

4. 标本同治

疾病的治疗过程中，还要分清标本，急则治标，缓则治本。治疗标症同时加强对于疾病本源的调整，以求能够较快地缓解患者不适，使患者信服，有利于疾病的治疗。

第四节　血府逐瘀汤的临床应用

一、血府逐瘀汤的渊源

血府逐瘀汤出自清代王清任的《医林改错》。王清任指出"血府"是膈膜低处，且如池，满腔存血，故名曰"血府"。根据"血府"产生"血瘀"之理论，王氏创立"血府逐瘀汤"。笔者运用血府逐瘀汤治疗多种疾病，如糖尿病血管病变、不寐、闭经、郁证，体现了中医"异病同治"的特点，下面举例论证。

二、病案举例

1. 糖尿病血管病变

糖尿病血管病变是糖尿病并发症之一，并且降低病人的生存质量，严重的甚至危及病人生命。病因病机中，其本为气阴两虚，其标为痰瘀阻络。一者气虚致运血无力，运血无力致血流缓慢，进而逐渐形成瘀血；二者阴液亏乏，血液黏稠，不能载血畅行于血脉之中，而致血液瘀滞。瘀久又可生热，热灼津液，津凝成痰；抑或是脾虚失于健运，导致水湿内生，凝聚而成痰。脾气虚弱，脾不能健运，无力输布水谷精微于五脏六腑、形体官窍，聚积而为浊。痰与浊混溶为痰浊。在此基础上，痰、浊、瘀血互结与脉络壁形成固定不移、有形可征的脉络癥瘕，致使管壁增厚，管腔狭窄，动脉斑块形成。显而易见，糖尿病血管病变多有瘀血的致病特点，而瘀血是在气阴两虚或痰湿的基础上产生的病理产物，同时瘀血又阻碍气血运行，使气血不得生，加重气阴两虚的程度，进一步使瘀血程度加重。

★ **病案**：陈某某，男，55岁，2021年1月5日初诊。

临床表现：发现糖尿病3年，现行走时双下肢麻木疼痛，不能走远路，口干，舌质偏暗红，苔薄，脉细滑。2020年11月体检显示：FBG 7.12mmol/L，PBG 12.1mmo/L，HbA1c 7.20%，TC 7.02mmo/L，TG 1.90mmo/L，LDL-C 4.08mmo/L，B超显示下肢血管重度硬化。

中医诊断：消渴病，气阴两虚夹瘀型。

治法：益气养阴，活血化瘀。

处方：血府逐瘀汤加减。黄芪 30g，赤芍 10g，川芎 10g，当归 10g，地龙 10g，桃仁 10g，生地 10g，牛膝 15g，丹参 20g，女贞子 15g，墨旱莲 10g，红花 10g，山楂 20g。14 剂，水煎服，每日 1 剂。

西药予以甘精胰岛素 12U，每晚皮下注射 1 次，口服二甲双胍 0.5mg/次，每日 3 次；格列齐特 60mg/次，每日 1 次，早晨空腹服用。

二诊：2021 年 1 月 20 日，诉服药后下肢麻木疼痛减轻，口干好转，但走远路下肢疼痛加重，在原方基础上加制乳香、没药各 10g，全蝎 3g。又服 14 剂。

三诊：2021 年 2 月 3 日，诉服药后麻木疼痛感基本消除，检查 FBG 7.1mmol/L，PBG 9.2mmol/L。二诊方再服 14 剂，以巩固疗效。之后以此方加减治疗 3 月，双下肢麻木疼痛消除。

【按语】糖尿病血管病变临床表现为下肢局部沉重麻木疼痛，尤以走远路双下肢麻木疼痛加重，伴消瘦或倦怠乏力、失眠等。本病多由血瘀引起，治疗宜活血化瘀配合西药降糖药物。方选血府逐瘀汤加减，方中桃仁、红花、丹参、赤芍、川芎活血祛瘀，通络止痛；牛膝入血分，性善下行，能祛瘀血，通血脉；生地、当归凉血清热，滋阴养血；黄芪补气升阳；地龙清热活血通络；女贞子、墨旱莲滋补肝肾；山楂消食化滞，行气散瘀；诸药合用，共奏益气养阴，活血通络止痛之效，药症相符，则诸证渐愈。

2. 失眠

古代文献中失眠又称"不得卧""不寐"。失眠是一种复杂的疾病，在临床上很常见，因其用西药易产生依赖性，往往不容易治愈，很多患者深受其折磨。其发病与患者的情绪、心理、生理等多种因素相关。医家对失眠病机研究角度各有不同，但大多数医者承认其病理变化总属阴盛阳衰，阴阳失交。中医治疗失眠中，诸多医者从肝郁化火，痰热内扰，心肾阴虚，心脾两虚立论。但笔者更强调瘀血是导致失眠的重要原因。正如《医林改错·血府逐瘀汤所治症目》中说道：夜睡梦多由血瘀造成，血府逐瘀汤一两副后病可痊愈；不眠、夜不能安睡，用安神养血药治疗之，无明显效果者，用血府逐瘀汤安神，失眠渐愈也。指出了失眠的重要病因之一是瘀血。笔者运用用血府逐瘀汤治疗失眠，取得良好的效果。

★ **病案**：徐某某，女，46 岁，2020 年 6 月 20 日初诊。

临床表现：患者因母亲去世，操劳忧虑，心神疲惫，近 2 周每日只能睡 2～4h，醒后不能再入睡，白天常有疲惫感。今年入夏以来，失眠愈加严重，历经医治仍然无效。自本周开始，已 3 夜没有入睡，整日头脑昏馈，食不知味，视其双目隐隐发红，唇发暗红，舌质紫暗，舌下静脉增粗扭曲，脉细数。

中医诊断：不寐，瘀血阻滞型。

治法：活血化瘀，养心安神。

处方：血府逐瘀汤加减。桃仁 10g，红花 10g，当归 10g，川芎 10g，牡蛎 10g，生地 10g，柴胡 10g，赤芍 10，郁金 15g，枳壳 10g，酸枣仁 30g，五味子 10g。7 剂。

二诊：2020 年 6 月 27 日，诉服药后能安卧 5～6h，但醒后难入睡，仍有烦躁焦虑，原方加百合 30g，合欢皮 10g，又服 14 剂。

三诊：2020 年 7 月 12 日，服药后夜能安卧，心情舒畅。原方加龙骨 30g，又服 14 剂。之后以此方加减治疗 1 月余，病渐愈。

【按语】笔者认为该患者失眠由瘀血引起，其双目有血丝，唇色发暗红，舌质紫暗，皆为瘀血之象，治当活血化瘀，滋阴养血。故予以血府逐瘀汤加减。方中牛膝活血祛瘀，引瘀血下行；柴胡疏肝解郁，升达清扬；枳壳理气宽中，使气行则血行；生地清热凉血，配当归又能养血润燥，使祛瘀不伤血；加桃仁、红花、赤芍、川芎活血行气，祛瘀止痛，入郁金行气解郁，活血止痛，四药合用疗效增强；牡蛎镇静安神；酸枣仁、五味子宁心安神。全方合用不仅行血散瘀滞，又能解气分之郁结，安神定志，合而用之，使瘀祛气行，神志安定。

3. 郁证

郁证是一种情志病，属于中医"百合病""脏躁"范畴。中医认为本病主要原因乃属七情过度，或刺激持久，超出机体调节能力，导致情志失调，尤以悲、忧、恼、怒最易致病。正如《古今医统大全·郁证方》中说：郁证为七情不得舒畅，遂成郁结，郁滞久之，致病变化多端。

★ **病案**：陈某某，女，49 岁，2020 年 10 月 7 日初诊。

临床表现：焦虑抑郁 2 年。患者近 1 年月经紊乱，出现焦虑不安，失眠，曾口服抗焦虑药，治疗一年后再次出现烦躁失眠，伴胸闷心悸，乳房胀痛，入睡困难，夜寐多梦，有时晚上只能睡 2～3h，晨起疲乏无力，纳差，食欲不振，视其面色暗黄，舌质偏暗红，苔白腻，脉细弦。

中医诊断：郁证，肝气郁滞型。

治法：疏肝解郁，活血化瘀。

处方：血府逐瘀汤加减。柴胡 10g，枳壳 10g，郁金 15g，牡蛎 30g，桃仁 10g，红花 10g，赤芍 10g，川芎 10g，当归 10g，熟地 10g，桔梗 10g，丹参 20g。水煎分早晚 2 次服。14 剂。

二诊：2020 年 10 月 25 日，服药后焦虑明显减轻，夜能安卧 4～5h，视舌苔白腻，脉细弦，仍有情绪波动，入睡困难，原方加百合 20g，法半夏 9g，夏枯草 15g，酸枣仁 20g，继服 14 剂。

三诊：2020 年 11 月 10 日，焦虑抑郁症状消除，睡眠改善，为巩固疗效，又服 10 剂。

【按语】郁证常见于中年女性，平素性情急躁，思虑过度，夜寐差，多梦，健忘，忧郁。笔者认为本例郁证由瘀血引起，故选血府逐瘀汤加减。方中柴胡疏肝解郁，枳壳理气宽中，行滞消胀；郁金活血化瘀，行气解郁；牡蛎平肝潜阳，重镇安神；桃仁、红花、川芎活血散瘀，行气通经；赤芍清热凉血，散瘀血；当归、熟地补血活血，滋阴调经；丹参活血化瘀，通经止痛，桔梗载药上行，消痰瘀。全方共奏疏肝解郁，活血化瘀，养心安神之效。

4. 闭经

众所周知，闭经常与情绪波动、肝火旺盛或多次流产及肥胖症有关。笔者认为首先找其病因，再根据病人具体情况调整，但总不离疏肝理气，活血化瘀。

★ **病案**：吴某某，女，29 岁，2021 年 3 月 2 日初诊。

临床表现：半年前流产一次，之后月经量减少，2～3 天尽，夹有血块。近 3 月又闭经，平素腰酸腰痛，情绪易波动，常因琐事与人争吵，舌质偏红，苔薄，脉细弦。

中医诊断：闭经，瘀血阻滞型。

治法：疏肝解郁，活血化瘀。

处方：血府逐瘀汤加减。熟地 10g，当归 10g，白芍 15g，女贞子 10g，川芎 10g，益母草 20g，桃仁 10g，红花 10g，菟丝子 10g，续断 10g，杜仲 10g，覆盆子 10g，全蝎 6g，赤芍 10g。14 剂。

二诊：2021 年 3 月 12 日，服药后一周，月经已行，但经量少，2～3 天尽，仍有腰痛，情绪急躁，易疲劳，舌脉同前，原方加郁金 15g，柴胡 10g，黄芪 30g，又服 14 剂。

三诊：2021 年 3 月 28 日，服药后，腰痛减轻，情绪稳定，为巩固疗效，原方加地龙 10g，再服 14 剂。

四诊：2021 年 4 月 12 日，药后月经通行，经量增多，心情舒畅，为巩固疗效。续服 7 剂。

【按语】妇人以血为本，肝郁气滞，日久可致瘀血停留胞宫脉络之中，瘀血不去，新血不得于生，经血乏源，故闭经。笔者认为，闭经除与情志因素有关，还与气虚、肾虚血瘀相关，要注意辨虚实，辨体质，辨病证。本例患者显然与肾虚血瘀有关，流产后胞宫受损，伴腰酸腰痛，且情绪波动，故治疗上要益气补肾，疏肝解郁，活血通络化瘀。方中配伍多种活血药，桃仁、益母草、赤芍、红花、川芎活血化瘀，加熟地、当归、女贞子滋阴养血；白芍养血调经，柔肝止痛，平抑肝阳；覆盆子滋补肝肾；菟丝子、续断、杜仲温阳补肾；入全蝎通络止痛。全方合用疏肝行气，活血祛瘀，补肾通络，使气血条畅，瘀血祛除，月经自然通畅。

三、临证体会

临床中笔者善用血府逐瘀汤治疗各种疾病，本方源于经典，却又不局限于某一病证，加减之后运用广泛。

1. 活血药与行气药相伍

如郁证可由血瘀引起，同时郁证又必兼气机郁滞，因此治疗时同时给予活血药与行气解郁药。根据中医基础理论，气为血之帅，气行则血行。配合行气理气药，一方面疏肝解郁，另一方面推动血行，使瘀血消散，诸症自愈。在治疗糖尿病血管病变时，糖尿病的病机根本在于气阴两虚，患者血管病变由血瘀引起，须在活血祛瘀的同时，配合滋阴养血补气药物。

2. 随证加减，变化用药

在应用血府逐瘀汤治疗诸证时，主要病机是一致的，但临证表现出来的症状不完全相同，故须结合伴随症状、体质、年龄、性别等因素，适当加减药物，以达到医者对疾病的诊疗预期，如失眠中加养心镇静安神药如牡蛎、酸枣仁、五味子、百合；郁证中加疏肝理气药，如柴胡、郁金、香附。

3. 异病同治

指对于不同的疾病，在疾病发展过程中出现大致相同的病机症状，因而可采用大致相同的治法和方药来治疗。例如上述疾病都有相同的病机特点瘀血阻滞，治法均可用活血化瘀的代表方血府逐瘀汤加减治疗，本方应用充分体现异病同治的中医特点。

第五节　四妙散的临床应用

一、四妙散的渊源

四妙散源于《成方便读》。本方由黄柏、苍术、牛膝、薏苡仁组成。主治湿热下注证。现代药理研究认为，本方参与了体内炎症因子的调控，参与了氧化应激反应，可以促进尿酸排泄，促进湿浊之邪排出，笔者常用本方加味治疗多种疾病。

二、病案举隅

1. 痛风

★ **病案**：冯某，男，30岁，2021年6月30日初诊。

临床表现：有高尿酸血症、痛风病史3年，近1月痛风发作2次。6月28日查 UA：660μmol/L，TG：3.0mmol/L，TC：6.1mmol/L，LDL-C：3.4mmol/L，足踝部疼痛，发热肿胀5h，诉平素喜饮酒，喜油腻厚味，当晚自服布洛芬，3h后疼痛稍缓解，但肿胀隐痛存在，耳轮边有结石，舌质偏暗红，苔厚腻，脉滑数。

中医诊断：痹证，湿热蕴结型。

治法：清热利湿，宣痹止痛。

处方：加味四妙散。黄柏10g，怀牛膝15g，苍术10g，薏苡仁30g，虎杖15g，萆薢20g，土茯苓30g，丹参20g，泽泻20g，当归10g，威灵仙15g，土鳖虫10g，山楂20g，金钱草15g。10剂。

外用处方：予本院制剂芙蓉膏，每日一次外用。

二诊：2021年7月20日，病史同前，服药后足踝部发热肿胀消失，周身无不适，复查血尿酸450μmol/L，原方加秦艽10g，嘱其注意饮食，勿食海鲜，禁动物内脏，禁饮啤酒，原方继服14剂。

三诊：2021年8月14日，药后病情平稳，痛风未发作，复查血尿酸401μmol/L，继用本方1月，随访3个月未发作。

【按语】本例患者其病机特点为中焦脾虚湿重，发病之表为湿浊痰瘀为患，病之本属正气亏虚，脾运失司，加之饮酒，食油腻厚味之品，损伤脾胃，化生湿热，湿热之邪阻滞经脉，故出现局部红肿热痛，关节功能受限，湿性重着黏腻，故常发于下焦足部，反复发作，缠绵难愈。方中苍术、薏苡仁健脾祛湿；黄柏、丹参凉血燥湿清热；土鳖虫通血脉，化瘀滞，祛瘀生新，通经活络；泽泻、土茯苓健脾利湿，促进湿浊排泄；威灵仙祛湿邪，通经络，止痹痛；当归、牛膝、虎杖活血止痛；萆薢利湿泄浊，祛风除痹；山楂行气散瘀，化浊降脂；金钱草利湿通淋，清热消肿。全方合用，共奏泄浊解毒，健脾利湿，活血止痛之功效。

2. 湿疹

★ **病案**：谢某某，男，82岁，2021年7月14日初诊。

临床表现：反复出现皮肤湿疹半年，颈部、肩部、双手臂均见大片皮肤瘙痒，红色疹点，水肿，皮肤暗红，难以忍受，影响心情。视舌质偏红，苔腻，脉弦滑。既往有糖尿病病史，冠心病史10年，目前血糖控制良好。

中医诊断：湿疮，湿热蕴结型。

治法：清热利湿。

处方：加味四妙散加减。苍术10g，黄柏10g，怀牛膝15g，薏苡仁20g，地肤子20g，紫草10g，苍耳子10g，黄芩10g，丹参20g，白芍15g，柴胡10g，白鲜皮10g，徐长卿20g，苦参15g。10剂。

二诊：2021年6月20日，诉服药后皮肤瘙痒明显减轻，水肿消除，舌脉同前，原方加黄芪30g，土茯苓25g，继服14剂。

三诊：2021年7月10日，服药后皮肤瘙痒，红色疹点及水肿消除，为巩固疗效，又服14剂。

【按语】本例患者为脾虚湿热导致的皮肤瘙痒。方中黄柏、黄芩苦寒清热解毒；苍术苦温燥湿；薏苡仁、牛膝健脾利湿，引湿热下行。配紫草、丹参凉血活血；入地肤子、苍耳子、白鲜皮、徐长卿、苦参清热燥湿，祛风湿止痒；柴胡解表退热，疏肝解郁；白芍养血敛阴。二诊中加黄芪健脾补气，提高免疫力；土茯苓利湿解毒。全方合用，标本兼顾，既健脾补气，活血凉血，又清热燥湿，祛风止痒，故疗效显著。

3. 尿路感染

★ **病案**：李某，女，28岁，2021年6月7日初诊。

临床表现：患者反复出现泌尿道感染，刻下尿频尿急尿隐痛，伴腰酸，舌质淡红，苔白腻，脉细滑。查尿常规，RBC（＋＋），尿蛋白（＋），隐血（＋＋）。

中医诊断：淋证，热淋。

治法：清热利湿，通淋止痛。

处方：四妙散加减。黄柏10g，苍术15g，怀牛膝15g，薏苡仁30g，栀子10g，土茯苓30g，当归10g，白芍15g，黄芩10g，生地10g，泽泻15g，车前草20g，滑石20g，仙鹤草15g。7剂。

二诊：2021年6月17日，服药后尿频尿急尿痛症状消除，为巩固疗效，原方加杜仲 10g，甘草 6g。14 剂。

三诊：2021 年 7 月 2 日，诉服药后症状全消，复查尿常规，均为阴性。

【按语】该患者西医诊断为尿路感染，中医诊断为淋证。而反复发作的尿路感染属中医"劳淋"范围。正如朱丹溪所言"诸淋所发，皆肾虚而膀胱生热也"。本方以健脾利湿，活血解毒药为主。方中苍术健脾利湿；薏苡仁、牛膝、黄柏、土茯苓、泽泻、滑石、车前草清热解毒，利湿通淋；白芍、生地滋补肾阴，以防利湿过重而耗伤肾阴；白芍与当归相伍养血活血；栀子、黄芩清热利湿，凉血解毒；仙鹤草收敛止血，解毒消炎。诸药合用，不仅有清热止痛，利尿通淋，还有提高免疫功能的作用。

4. 风湿性关节炎

★ **病案**：卫某，女，40 岁，2020 年 5 月 4 日初诊。

临床表现：诉双手指关节疼痛肿胀 1 年，晨起关节肿胀，僵硬加重，屈伸不利，触之发凉，中指关节变形，腰部疼痛，舌体淡胖，舌质淡红，苔白腻，脉弦紧。查 ESR 30mm/h，ASO：＞500u，类风湿因子（＋）。

西医诊断：风湿性关节炎。

中医诊断：痹证，寒湿内蕴，闭阻经络。

治法：健脾温经，活血通络。

处方：四妙散合五苓散加减。黄柏 10g，怀牛膝 20g，薏苡仁 30g，苍术 15g，白术 15g，桂枝 10g，茯苓 15g，泽泻 20g，猪苓 10g，香附 20g，木瓜 20g，延胡索 20g，全蝎 6g，制川乌 5g，甘草 6g。7 剂。

二诊：2020 年 5 月 10 日，服药后，关节疼痛、肿胀减轻，舌脉同前，上方加桑枝 10g，续服 14 剂。

三诊：2020 年 5 月 25 日，关节疼痛肿胀消除，指关节未再发凉。原方减黄柏、猪苓，加杜仲 10g，菟丝子 10g，鸡血藤 20g。后电话随访病情稳定。

【按语】痹证的发病多因感受风寒湿邪，加之体质虚弱，久之风寒湿邪流注经络关节，气血运行不畅，致病情加重。湿、寒、瘀是该患者的基本病机，治则温经散寒，健脾除湿，活血通络。方中黄柏、牛膝、薏苡仁、苍术健脾除湿；加泽泻、茯苓、猪苓利水渗湿作用增强；白术健脾益气，桂枝温阳化气以利水；香附疏肝理气；木瓜舒筋活络，和胃化湿；制川乌温经止痛，祛风除湿；入桑枝祛风通络；全蝎活血通络，散结止痛；甘草调和诸药。全方合用共奏健脾除湿，温经通络，活血止痛之功。

第六节 止嗽散的临床应用

一、止嗽散的渊源

止嗽散是临床常用方，出自清代程钟龄的《医学心悟》。书中云止嗽散治诸般咳嗽，由桔梗、紫菀、百部、白前、陈皮、甘草、荆芥组成。笔者用此方加减治疗慢性支气管炎、慢性咽炎、发热咳嗽等病颇有疗效，现介绍如下。

二、病案举隅

1. 慢性支气管炎

★ **病案**：许某，男，80岁，干部，2021年5月14日初诊。

临床表现：有慢性支气管炎病史10年，伴气喘4年，近日感冒受凉，之后出现咳嗽，咯吐较多黄痰，遇冷风加重，时有胸闷，纳寐一般，舌质红，苔薄黄，脉细滑。

西医诊断：慢性支气管炎。

中医诊断：喘证，痰热郁肺型。

治法：清热化痰，疏表宣肺。

处方：止嗽散加减。荆芥10g，防风10g，桔梗10g，紫菀10g，百部10g，白前10g，陈皮10g，甘草6g，桑白皮10g，浙贝母10g，杏仁6g，瓜蒌皮10g，法半夏9g，茯苓15g，芦根30g，薏苡仁30g。10剂，早晚分服。

二诊：2021年5月24日，诉服药后咳嗽咳痰减轻，仍有气喘，原方加地龙10g，丹参20g，又服14剂。

三诊：2021年6月8日，诉气喘减轻，二便通畅，胸部闷胀缓解，原方加黄芪20g，再服14剂，之后以本方加减治疗半年，病情稳定。

【按语】患者有慢性支气管炎病史，近因外感受凉，诱发病情加重，咳嗽咳痰频发。久病正虚，肺气受损，肺卫不固，外邪袭肺，致肺之宣肃气化功能失司，加之宿有旧疾，痰热瘀毒内扰，致伏邪犯肺，气逆为咳，则见较多黄痰；气机受阻，络脉不畅；肺宗气化生不足，又见胸闷胀。方中用紫菀、陈皮、白前、百部理气化痰止咳；防风、荆芥、桔梗疏风宣肺；瓜蒌皮、浙贝母润燥化痰，利气宽胸；法半夏、茯苓燥湿化痰；杏仁止咳润肺；芦根滋阴生津；桑白皮泻热平喘，利尿消肿；薏苡仁利水渗湿，清热排痰；甘草止咳，调和诸药。全方配伍，止咳化痰，清热解毒，宣肺平喘，故病情好转。

2. 慢性咽炎

★ **病案**：张某，女，40岁，2020年3月5日初诊。

临床表现：有慢性咽炎病史，间断服用清咽利喉中成药，疗效欠佳。反复出现咽干、咳嗽，痰量少，难以咳出，舌质红，苔薄白，脉细滑。

西医诊断：慢性咽炎。

中医诊断：咳嗽，肺阴虚型。

治法：止咳化痰，养阴润肺。

处方：止嗽散加减。桔梗10g，白前10g，紫菀10g，陈皮12g，甘草6g，百部10，荆芥10g，法半夏9g，杏仁10g，枇杷叶10g，浙贝母10g，玄参10g。10剂。

二诊：2020年3月15日，服药后，咽干、咳嗽症状明显减轻，但讲话多则咽痒，痰难以咳出，原方加牛蒡子10g，射干10g，芦根30g，又服14剂。

三诊：2020年3月30日，药后诸症消除，再服14剂，以巩固疗效。

【按语】咽喉乃肺之门户，虚火上炎，熏灼咽喉，导致不利，故反复出现咽部干燥；而肺阴受损，肺宣降功能失职，气逆上行则发为咳嗽。本病的根本原因是肺阴受损，其标在痰浊上扰，而清咽利咽为治标之法。方中紫菀、百部入肺经，其性温而不热，润而不腻，皆可止咳化痰；桔梗善于开宣肺气，利咽止咳，白前长于降气化痰；荆芥疏风解表，陈皮理气化痰；加玄参清热滋阴；杏仁、枇杷叶、半夏、浙贝母润肺降气，化痰止咳，甘草调和诸药。二诊时加牛蒡子、射干、芦根清咽利喉，散结消痰，清润相合，疏散有度，标本兼顾，故疗效甚佳。

3. 外感发热咳嗽

★ **病案**：刘某某，女，4岁，2021年5月20日初诊。

临床表现：近2天受凉，出现发热咳嗽，体温最高达38.5℃，伴喘息呕逆，不思饮食，小便量少，色偏黄，舌红，苔薄白，脉细数。

中医诊断：咳嗽，风热犯肺型。

治法：宣肺平喘，化痰止咳。

处方：止嗽散加减。杏仁5g，甘草3g，麻黄3g，桔梗5g，紫菀5g，陈皮5g，百部6g，白前6g，荆芥5g，石膏10g，法半夏5g，连翘10g，金银花10g，川贝母3g。5剂，水煎服。

二诊：2021年5月26日，诉服药后咳嗽止，热消退，喘息平，本方有效，又服7剂。随访2周，病情稳定，未再发作。

【按语】患儿有明显的外感病史，外邪入侵，交争于体内，故发热，邪蕴于肺，致肺气失于宣降，卫气上逆发为咳嗽气喘，牵连胃气则呕逆，不思饮食，治宜宣肺解表，止咳化痰。方中紫菀、百部苦温下气，化痰理肺为君；辅以桔梗、白前宣降肺气，化痰止咳；佐以陈皮、荆芥理气化痰，疏风解表；麻黄、杏仁、甘草、石膏治表邪未解，肺热咳嗽；金银花、连翘清热解毒；半夏燥湿化痰；川贝母润肺消痰。诸药合用，使肺热清，咳嗽止，故病痊愈也。

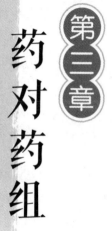

第二章 药对药组

第一节　糖尿病的药对药组

1. 黄芪、山药、生地黄

山药补脾固肾，润肺生津，其药性平和，补而不滞，上能养肺，中能补脾，下则益肾，涩精缩尿；黄芪大补元气；生地黄滋补真阴；三药合用，肺脾肾兼调，气阴双补。主治糖尿病，气阴两虚型。

2. 生地黄、知母、黄连

生地黄入血分，乃补肾家之要药，益阴血之上品；知母入气分，下则润肾燥而滋阴，上则清肺金泻火；黄连泻心胃之火，除烦。三药合用，相得益彰，共奏滋阴润燥，清热泻火之功效。治糖尿病阴虚火旺型最佳。可配伍人参补五脏，丹参养血活血，五味子敛耗散之气，滋肾固小便。

3. 芡实、五味子、桑螵蛸

三药均有补肾固肾涩精作用。五味子益气生津，补肾养心，收敛固涩；芡实健脾止泻，固肾涩精；桑螵蛸补肾助阳，固精缩尿。三药合用，主治尿蛋白漏出，2 型糖尿病肾病 2 期、3 期的患者。

4. 大黄、生地黄

生地黄清热凉血，养阴生津，大黄攻积导滞，泻火凉血；二药合用泄热止血，凉血养阴。常用于糖尿病阴虚内热夹瘀血者。治疗大便干结、尿血或血淋、吐血等。

5. 生地黄、北沙参、山药

生地黄、北沙参味甘苦，性寒，归心、肺、肝、肾经，可清热凉血，养阴生津，清肺益胃。用于治疗肺热燥咳、劳嗽痰血、热病津伤口渴；山药味甘性平，归肺、脾、肾经，具有补脾胃，益肺肾的功效，作用缓和，不寒不热，既能补气又能养阴，滋而不腻，为平补脾胃常用之品，糖尿病阴虚型皆可应用。

6. 知母、玄参、白芍

知母、玄参味苦性寒，归肺、脾、胃、肾经，功效清热泻火，滋阴润燥凉血，解毒散结；白芍苦酸，性微寒，归心、肺、肝、脾、胃经，有养阴生津，润肺止咳，敛阴止汗，平抑肝阳，柔肝止痛之功效。常用于治疗糖尿病口渴、肺胃阴虚津少、干咳咯血等阴虚内热之证。

7. 黄芪、赤芍、川芎

黄芪味甘，性微温，归脾、肺经，益气固表；赤芍味苦性微寒，归肝经，清热凉血，散瘀止痛；川芎味辛，性温，活血祛瘀，行气开郁，祛风止痛。三药合用，主治糖尿病气虚血瘀型，如糖尿病腔隙性脑梗死，卒中或肢体麻木疼痛者。

8. 太子参、玉竹、山药

太子参味甘性平，归脾、胃、肺经，补中益气，养血生津；玉竹味甘性平，养阴润燥，生津止渴，用于治疗肺胃阴伤，燥热咳嗽，咽干口渴，内热消渴；山药味甘性平，归肺、脾、肾经，具有补脾胃，益肺肾的功效，作用缓和，不寒不热，既能补气又能养阴，滋而不腻，为平补脾胃常用之品，不论脾阳虚、胃阴虚皆可应用。三药有益气养阴，补脾肾之功，用于糖尿病气阴两虚或脾虚型的治疗。

9. 附片、茯苓、白术

附片味辛甘，性大热，归心、肾、脾经，回阳救逆，补火助阳，散寒止痛；茯苓味甘淡，性平，归心、肺、脾、肾经，利水渗湿，健脾宁心；白术味甘苦，性温，归脾、胃经，健脾益气，燥湿利水。三药合用，温阳化气行水，主治糖尿病脾肾阳虚型水肿，小便不利等。

10. 山茱萸、山药

山茱萸补肝敛肾，封固肾关，收敛肝气；山药善补真阴，补脾固肾，又能温固下焦气化。二药伍用，敛补建功，相得益彰，滋阴补虚，补脾固肾作用增强，主要用于阳欲上脱，阴欲下脱，糖尿病脾胃气虚之证，如吐泻之病。

11. 黄芪、白术、薏苡仁

黄芪、白术归脾、肺、胃经，补气升阳，固表止汗，利水消肿，健脾燥湿；薏苡仁味甘淡，性凉，利水渗湿，健脾止泻，除痹排脓，解毒散结。二药合用，主治糖尿病肺脾气虚型水肿，小便不利等。

12. 白芍、白薇

二药合用有养阴血，清虚热的功效。白芍养血敛阴，柔肝止痛；白薇清热凉血，利尿通淋。二药既能清实热，又能清虚热，以清虚热见长，主治糖尿病阴虚内热型，或血虚、月经不调、自汗盗汗、热淋、血淋等病。

13. 黄芪、当归、白芍、桂枝

黄芪味甘性温，归脾、肺经，补气升阳，固表止汗，利水消肿；当归味甘辛温，活血补血，调经止痛，润肠通便；白芍味苦酸，性微寒，归肝、脾经，养血调经，敛阴止汗，柔肝止痛，平抑肝阳；桂枝味辛甘，性温，归肺、心、膀胱经，发汗解表，散寒止痛，通阳化气。诸药合用益气化瘀，通络止痛，主治糖尿病神经病变、血管病变。

14. 苍术、玄参

苍术辛苦温，辛温升散，苦温燥湿，芳香化浊，醒脾开胃，升阳散邪，健脾祛湿，止漏浊；玄参咸寒，质润多液，色黑走肾，泻浮游之火，既能滋阴降火，泻火解毒，又能软坚散结，清利咽喉。苍术突出一个"燥"字，玄参则突出一个"润"字，二药合用既能健脾燥湿，又能滋养阴液，适用于糖尿病脾气虚，阴液不足者。

15. 丹参、葛根

丹参苦寒，色赤入走血分，既能活血化瘀，祛瘀生新，又能凉血消痈，镇静安神，降低血糖；葛根甘平，轻扬升散，既能发表散寒，解肌退热，疏通足太阳膀胱经经气，改善气血循环，亦能扩张心、脑血管循环，降低血糖。二药配伍，相互促进，活血化瘀，祛瘀生新，降低血糖之力益彰。

16. 熟地黄、山茱萸

熟地黄甘，味厚气薄，补气生津，滋阴补肾；山茱萸酸温而燥，补益肝肾，收敛元气，振奋精神，固涩防脱。熟地以补肾填精为主，山茱萸以敛精为要，二药参合，一补一敛，强阴益精，固摄下元，主治糖尿病肾病。

17. 黄芪、防己

黄芪入脾肺二经，善走肌表，是治疗虚性水肿的要药，《本草正文》言："其能直达人之肤表肌肉，固护卫阳，充实表里，是其专长，所以表虚诸病最为神剂"；

防己味苦性寒，入肺、脾胃、膀胱经，苦寒降泄，利水消肿，使水湿下行。二药配伍，消补兼施，共奏益气利水祛风之功，主治糖尿病正虚卫表不固、外受风邪所致风水、水湿证。

18. 黄芪、葛根

黄芪通过补脾肺之气而升清阳，扩张血管，降低血压，利尿；葛根甘辛，性凉，有升清阳，生津之效，增加脑及冠状动脉血流量，缓解心肌缺血。二药配伍增加益气升清，通脉止眩之功效。用于治疗气阴两虚型糖尿病及高血压、卒中等。

19. 黄柏、黄芩、黄连

三药均有泻火解毒之效。黄连泻心火兼泻中焦之火；黄芩泻上焦之火；黄柏泻下焦之火。三药合用使火邪去而热毒清，主治糖尿病热毒较盛，而津液未伤者，还可用于脓毒血症、痢疾、肺炎、肠炎者。

20. 炙黄芪、桂枝

炙黄芪鼓舞卫气以畅血行，桂枝辛温通阳，相辅相成，寓通于补，益气固表，疏通经脉，标本兼顾，祛邪而不伤正。黄芪补三焦，实卫气，与桂同功，比桂甘平，不辛热为异而，但桂枝则通血脉，能破血而实力气，黄芪则益气也，临床多用此药对治疗糖尿病气虚不足，感受外邪所致的气血运行不利的痹证，症见肌肤麻木不仁，脉微紧而涩。

21. 黄芪、丹参

丹参味苦性微寒，归心肝经，有活血祛瘀之效；黄芪补气升阳，生津养血，二药相伍，通脉活血，益气化瘀，治疗胸痹心悸，缓解胸闷呼吸欠畅。二药相伍，益气活血化瘀，通畅血管，减少血栓，降低血脂，常用于糖尿病合并冠心病的治疗。

22. 芡实、金樱子

芡实性味甘、涩，平，归脾、肾经，可补脾去湿，益肾固精，用于脾虚泄泻，日久不止，涩能收敛，还可用于肾虚遗精、小便不禁、白带过多；金樱子性味酸、涩，平，归肾、膀胱、大肠经，可固精，缩尿，涩肠止泻，用于糖尿病、遗精滑精、遗尿、尿频、白带过多，久泻久痢，此外，还可用于脱肛、子宫下垂、崩漏等，皆取其收涩作用。二药皆入足少阴经，甘能益精，润能滋阴，涩能止脱。二药一生于水，一生于山，故名水陆二仙丹，用于治疗遗精、尿频、白浊、白带过多等症。

23. 太子参、山药

一补助气分，一补助真阴。山药滋脏腑之阴以溉周身之液，其性收涩，能助太子参补气，又能固下焦气化，兼有收摄之功；太子参补气回阳，山药滋阴，又能温固下焦，滋补真阴，有补气生津，补肾敛津之功。用于治疗糖尿病阴分之损，肺虚有痰，咳嗽劳喘，虚劳发热，糖尿病脾气虚弱，喘逆迫促，脾虚不能健运，五更泄泻或久泻不愈。

24. 黄芪、地龙、川芎

黄芪味甘，性温，归肺、脾经，补气升阳，益卫固表，利水退肿，为重要的补气药，善升举阳气；地龙味咸，性寒，归肝、胃、肺、膀胱经，具有清热息风，通经活络，清肺平喘的作用；川芎味辛、性温，归肝、胆经，具有行气开郁，祛风燥湿，活血止痛之功。主要用于治疗糖尿病血管病变如脑梗死、下肢血管病变、颈椎病。

25. 红花、桃仁、川芎

红花味辛，性温，归心、肝经，具有活血通经，散瘀止痛的功效；桃仁味辛、苦，性平，归肝、肺、大肠经，具有活血化瘀和润肠通便的作用；川芎味辛，性温，归肝、心包经，具有行气开郁，祛风燥湿，活血止痛之功。常用于治疗糖尿病合并胸痹心痛、腹痛、头痛、痛经等瘀血之病。

26. 黄芪、白术、防风

黄芪益气固表，辅以白术健脾，使气充血旺，则卫外固而汗可止，佐以防风走表而祛风邪，合用益气散邪，且黄芪、防风固表而不致留邪，祛邪不伤正。三药补中有疏，散中有补，功能益气固表止汗，主治糖尿病气虚卫阳不固，症见恶风、自汗、面色㿠白、舌质淡红、脉浮虚软。

27. 生地、麦冬、枸杞子

生地可滋阴养血，补益肝肾；枸杞子养阴补血，滋阴柔肝，益精明目，养肝体以和肝用；麦冬甘寒，滋补肺胃之阴液，滋水之土。三药合用，具有补益肾阴，滋养肝血，疏泄肝气之功，主治糖尿病肝阴虚证。

28. 瓜蒌皮、半夏、黄连

瓜蒌皮清热化痰，下气宽胸；黄连清热降火；半夏降逆消痰散结，合用辛开苦降，既能消痰热之结，又开气郁之痛，诚乃清热涤痰，宽胸散结之药组，主治痰热互结，胸脘痞闷，按之则痛，吐痰黄稠的急性（慢性）支气管炎、胸膜炎、肺心病、冠心病、糖尿病性肾病及湿热内阻之呃逆、胃炎、淋证。

29. 泽泻、山楂

山楂消食健胃，活血化瘀，消胀散结，消肉食力尤强；泽泻健脾利湿，泻湿热力强，二者合用利湿消脂，祛除胀满，主治糖尿病合并脂代谢紊乱、脂肪肝。

30. 芦根、白茅根、玉竹、石斛

白茅根清热凉血止血，清胃热；石斛、芦根、玉竹养阴生津，清热泻火，生津止渴，除烦止呕。四药合用，主要治疗糖尿病阴虚燥热型或尿血、癌症晚期发热、甲型肝炎、干燥综合征等病。

31. 山茱萸、党参

山茱萸味酸性温，收敛元气，固涩滑脱，凡人身阴阳气血将散者，皆能敛之；党参益气补虚，二药并用，补脾胃肾气虚，且收敛脾胃之气，常用于糖尿病气阴两虚或气虚将脱之证。

32. 当归、白芍、桂枝

当归补血调经，活血止痛，滋润肠道；白芍苦酸养血敛阴，柔肝止痛；桂枝辛甘温，温经通阳，三药合用温经散寒，通络止痛，常用于阳虚寒凝，脉络不通的糖尿病神经病变，血管病变或风湿痹痛。

33. 肉桂、白芥子

肉桂辛甘大热，散寒止痛，温中补阳；白芥子辛温，温肺祛痰，利气散结，二药合用温阳通滞，消痰散结。为防二药之燥热可加地黄滋阴，常用于糖尿病阳虚型或湿邪阻滞经络的肢体关节疼痛。

34. 白芥子、没药、桂枝

白芥子温肺祛痰，利气散结；没药活血止痛，消肿生肌；桂枝发汗解表，温经通阳。三药合用温通经络，祛痰散结，活血止痛作用增强，常用于痰瘀阻络的糖尿病血管病变，关节疼痛。

35. 猪苓、泽泻、茵陈

泽泻、猪苓性味甘淡平，利水渗湿；茵陈清利湿热，退黄疸。三药合用清除湿热，通利小便，常用于糖尿病湿热型或水肿小便不利或高尿酸血症等。

36. 薏苡仁、泽泻、萆薢

薏苡仁利水渗湿，健脾止泻；泽泻利水渗湿，消除湿热；萆薢利湿浊，祛风湿。三药合用健脾利湿，清除湿热，常用于糖尿病合并高尿酸血症，淋证，关节肿胀，风湿性关节炎，肥胖症。

37. 白芍、女贞子、旱莲草

旱莲草、女贞子益肝肾，补阴血，明目；白芍平抑肝阳，养血敛阴，柔肝止

痛。三药合用养肝益肾，凉血明目，常用于糖尿病阴虚型，兼头昏目眩，耳鸣眼花等症。

第二节　甲状腺病的药对药组

一、甲状腺功能亢进症的药对药组

1. 夏枯草、蒲公英

夏枯草善清肝火，疏通郁滞，散结消肿；蒲公英清热解毒消痈散结，二者合用清火解毒更强。常用于肝经实火，热毒内蕴所致的咽喉肿痛，目赤肿胀，疔疮痈肿，如甲状腺功能亢进、肝炎、乳痈、淋巴结肿大。

2. 银柴胡、地骨皮、青蒿

柴胡味甘苦微寒，清热凉血，善退虚热而无苦燥之性；地骨皮降肺中伏火，去下焦肝肾虚热；青蒿芳香，清虚热而善透伏热。三药均能清退虚热，临床常用于治疗甲亢、妇女绝经期综合征、结核病、骨蒸潮热等。

3. 柴胡、陈皮、郁金

柴胡味苦，性微寒，归肝、胆、肺经，具有解表退热，疏肝解郁，升举阳气等功效；陈皮味苦、辛，归肺、脾经，具有理气健脾，燥湿化痰的功效；郁金味辛、苦，寒，归肝、心、肺经，具有活血止痛，行气解郁，清心凉血等功效。三药合用，常用于治疗甲状腺功能亢进或肝气郁结之慢性胃炎等。

4. 夏枯草、黄芩、连翘

夏枯草清肝泻火，散结消肿；黄芩清热燥湿，泻火解毒；连翘清热解毒，消痈散结。三药相须为用，共奏清肝泻火，解毒清热，消肿散结之功。常用于甲状腺功能亢进，甲状腺结节，乳痈，咽喉肿痛等。

5. 夏枯草、白芍、生地

夏枯草清肝火，散郁结；白芍养肝血，抑肝阳；生地清热凉血，养阴生津。三药合用清肝泻火，养阴凉血，主要用于甲亢阴虚型。

6. 柴胡、枳实、丹参

柴胡苦辛微寒，透表泄热，疏肝解郁；枳实行气消痰，散结消痞；丹参活血化瘀，凉血消痈。合用有疏肝行气，消痰散结，活血化瘀之功。

7. 山慈菇、郁金

山慈菇苦温，有毒，入肝肺经，清肺散结，化痰解毒，抗肿瘤；郁金祛瘀止痛，行气解郁，疏理肝气。二药相伍疏肝散结，祛瘀止痛，常用于气滞血瘀型甲亢，或甲状腺结节，甲状腺瘤。

8. 浙贝母、牡蛎、夏枯草

浙贝母化痰止咳，清热散结；牡蛎平肝潜阳，软坚散结；夏枯草清泻肝火，消散瘀结。三药合用平泻肝火，滋阴潜阳。常用于甲亢合并结节，或甲状腺瘤。

9. 太子参、麦冬、五味子

太子参补肺气，生津液；麦冬养阴清热生津；五味子敛肺止汗，生津液。三药合用一补一清一敛，共奏益气养阴，生津固表，收敛止汗之功。常用于甲亢气阴两虚或自汗多汗者。

10. 白芍、木瓜、乌梅

白芍味酸苦性寒，有养血柔肝，缓中止痛，敛阴收汗之功；乌梅味酸涩平，有敛肺涩肠生津之效；木瓜味酸性偏温，有平肝舒筋，和胃化湿之功。三药取其味酸之性，入肝养筋，走血，为治疗阴虚型甲亢的最佳药组。

11. 柴胡、莪术

柴胡味苦，性微寒，归肝、胆经，有疏肝利胆，理气解郁，散肝火之效；莪术味辛，归肝、脾经，功能行气破血，消积止痛。二药相伍，共奏疏肝理气，破血化瘀之功，对甲亢、甲状腺肿大效果明显。

12. 栀子、夏枯草

栀子味苦性寒，功擅泻火除烦，清热利湿，凉血解毒；夏枯草味苦性寒，具有清肝散结，解热利尿之功。二药相伍，不仅有清肝泻郁火的作用，更有软坚散结之功。主要治疗甲亢心烦多怒，口苦而大便不溏泄者。要注意：二药苦寒，应中病即止。

13. 钩藤、桑叶

钩藤味甘苦，性微寒，入肝心经，功擅清热平肝，息风止痉；桑叶味苦甘，性寒，归肺、肝经，有疏散风热，清肺润燥，平肝明目，凉血止血之功。二药合用取其平肝息风、明目之功。对甲亢双手颤抖疗效较佳。

14. 蒺藜、海浮石

蒺藜：有平肝解郁，祛风明目之功；海浮石，可清肺火，化顽痰，利水通淋，软坚散结。二药合用，有清肝明目，软坚散结祛痰之功。主要用于治疗甲亢突眼症。可酌情加牡蛎、青葙子、决明子疗效更佳。

二、甲状腺功能减退症的药对药组

1. 仙茅、淫羊藿、桂枝

仙茅、淫羊藿味辛性温热，补肾阳，强筋骨；桂枝味辛甘性温，温通经脉，助阳化气。合用可治疗阳气不足的甲减，痛经，月经过少，痹证等。

2. 人参、熟地、菟丝子

人参大补元气，补脾益肺，生津安神，治猝然气脱，大失血后，气随血脱之危证；熟地补血滋阴，二者相伍，用于血脱亡阳之证；菟丝子补肾益精，养肝明目。三药合用，益气温阳，补脾益肺，常用于甲状腺功能减退症，肾虚阳痿，遗精早泄，血虚，耳鸣头晕，肾虚腰痛。

3. 淫羊藿、仙茅、附片

淫羊藿、仙茅辛温无毒，温阳补命门之火，壮肾阳，暖腰膝，除寒湿；附片纯阳，其性走而不守，通行十二经脉，上助心阳以通脉，下温命火以助肾阳。三药合用，有温里回阳救逆之效，主治甲减，心衰诸症。

4. 党参、附片、干姜

党参补中益气，适用于脾肺肾气虚所致病证；附片回阳救逆，温肾助阳，祛寒止痛；干姜回阳救逆，温肺化痰。三药合用益气温阳，温肺健脾，回阳救逆，主治甲减，心衰，心动过缓，早泄，遗精，脘腹冷痛，呕吐泄泻，四肢寒冷，阳痿、尿频。

5. 附子、干姜

功能温阳祛寒，温补脾肾。干姜辛热回阳温中，温肺化饮；附片辛大热，有回阳救逆，温肾助阳，祛寒止痛之功效。常用于阳气虚衰，阴寒内盛之甲减里虚寒证，脾肾阳虚之慢性胃肠炎。

6. 附子、肉桂

附子回阳救逆，温肾助阳，祛寒邪；肉桂辛甘大热，温中补阳，散寒止痛。二药相伍治疗甲减脾肾阳虚型。

7. 麻黄、桂枝

麻黄辛温发汗，通阳散寒，祛营血中寒邪；桂枝辛温解肌，祛卫分之风邪，温阳活血，为血中之气药，能引血中之寒邪外达，增强散寒发汗，温经宣痹的作用。

三、甲状腺结节的药对药组

1. 三棱、莪术

三棱长于破血中之气，行气止痛；莪术善于破气中之血，化积止痛。合用破瘀散结之力更强，主治气滞血瘀所致的癥瘕积聚，甲状腺结节，甲状腺瘤，心腹诸痛，腹部肿块、妇女痛经等。

2. 橘核、荔枝核

橘核行气散结；荔枝核行气散寒，止痛散结。二药合用，可治甲状腺结节，乳腺结节，妇人气滞血瘀，疼痛及瘿瘤，瘰疬等病。

3. 丹参、三棱、莪术

三棱长于破血中之气；莪术善破气中之血；丹参活血化瘀，治癥瘕积聚，心腹痛。三药功善破瘀散结。主治甲状腺结节、乳腺结节、糖尿病血管病变、妇女月经不调，瘀血阻滞型闭经或经量过少。

4. 山慈菇、夏枯草、黄芩

山慈菇清热解毒，消肿散结；夏枯草清热泻火，清散结节；黄芩清热燥湿，泻火解毒。三药功善清热解毒，散结消肿，常用于治疗痰气二核，瘰疬初期或甲状腺结节、甲状腺肿、甲状腺瘤。

5. 浙贝母、牡蛎、陈皮

浙贝母味苦性寒，能解毒散结消痈；牡蛎味咸性微寒，软坚散结；陈皮理气调中燥湿化痰。三药合用软坚散结，行气化痰。主治甲状腺结节、甲状腺瘤、乳腺增生等。

6. 半夏、制南星、白芥子

半夏燥湿化痰，消痰散结；制南星辛温燥湿，化痰祛风；白芥子温肺化痰，理气散结。三药合用有祛痰湿，散结节之效。常用于甲状腺结节，甲状腺囊肿，肥胖症，淋巴结节等病。

7. 海藻、昆布、夏枯草

海藻、昆布咸寒，均有消痰软坚散结，利水之效；夏枯草祛痰止咳，清热凉血。三药合用，功效增强，可用于瘿病瘰疬诸症；加连翘、玄参又治内消瘰疬。常用于治疗甲状腺结节，淋巴结节，乳腺结节等病。

8. 制胆星、白芥子

制胆星苦辛温，《本草求真》：胆星专走经络……绝无有余之性，其性烈于半夏也；白芥子辛散温通，豁痰利气，行滞散结，《本草经疏》谓"能搜剔内外痰结及胸膈寒痰，冷涎壅塞者殊效"。二药相配伍祛痰之功倍增，且能利气行滞，通络散结，常用于痰湿壅滞之肥胖症，月经过少，闭经，癥瘕，甲状腺结节。

9. 龙骨、牡蛎

两药均性平，入肝肾经，善能平肝潜阳，收敛固涩。龙骨甘平益阴，潜敛浮阳；牡蛎咸以软坚，微寒清热，治虚劳烦热。二药配伍，敛虚阳，止虚汗，退虚热，安虚烦，且能软坚散结，主治甲状腺结节，乳腺结节及虚热盗汗，夜不成寐，虚烦不宁。

10. 白芥子、半夏

白芥子可搜剔内外痰结；半夏长于化痰散结，为治疗痰核之要药。两药合用治皮下结节效果可靠，主治甲状腺结节、淋巴结节等痰湿为病，但阴虚火旺或无痰饮者忌用。

11. 地龙、蜂房

地龙功能清热平喘，通络止痛，可用于慢性咳喘者，或顽痹肿痛，关节畸形者；蜂房可消肿散结，通络止痛。二药合用可化痰消肿，通络止痛，常用于风湿性骨关节炎、痛风。

12. 牡蛎、鳖甲

牡蛎味咸性平，敛阴潜阳，止汗涩精，化痰软坚，常用于惊悸、癫痫、眩晕、自汗盗汗、遗精，崩漏带下，瘰疬，瘿瘤；鳖甲味咸性平，养阴清热，平肝息风，软坚散结，治疗骨蒸劳热，阴虚风动，劳疟，疟母，癥瘕积聚，甲状腺结节，小儿惊悸，癫痫。研究发现，对于慢性神经衰弱者，牡蛎配鳖甲，不仅能软坚散结，治疗微小癥瘕，还能减缓肾组织纤维化进程。两药合用含有大量钙剂，有利于肾性骨病及老年骨质疏松的治疗。

13. 山慈菇、夏枯草

山慈菇味甘微苦，性温，有解毒消痈，抗肿瘤之功。夏枯草苦辛寒，功能清肝火，散郁结，降血压，常用于肝火上炎所致的目赤肿痛，头痛，眩晕，或肝阳上亢的高血压、痰火郁结所致的瘰疬、瘿瘤。夏枯草与山慈菇合用，软坚散结之力增强。

14. 山慈菇、僵蚕

僵蚕辛平，归肝、肺经，功能息风止痉，祛风止痛，化痰散结，常用于瘰疬、痰核，头痛，咽喉肿痛，慢性抽搐；山慈菇苦温，有解毒散结之功，多用于乳腺癌、鼻咽癌、肺癌。二药相须为用，可治疗多种癌症及甲状腺结节，乳腺结节，瘰疬痰核之病。

15. 僵蚕、浙贝母、全蝎

僵蚕善祛风止痛，化痰散结；浙贝母化痰清热散结；全蝎解毒散结，通络止痛。三药合用可化痰通络，散结消核，主治瘰疬，甲状腺结节，如有阴虚者加玄参、夏枯草养阴清火。

16. 太子参、麦冬、浙贝、牡蛎

太子参补气生津，麦冬养阴益胃，润肺生津，二药有益气生津，润肺清心的作用；浙贝母化痰止咳，清热散结，牡蛎平肝潜阳，软坚散结，合用有益气养阴，化痰散结之功效。四药合用，常用于治疗甲状腺结节，淋巴结节，肺结节，甲状腺癌，食管癌等。

17. 红花、桃仁、川芎

红花味辛，性温，归心、肝经，具有活血通经，散瘀止痛的功效；桃仁味辛、苦，性平，归肝、肺、大肠经，有活血化瘀和润肠通便的作用；川芎味辛，性温，归肝、胆经，善行气开郁，祛风湿，活血止痛。三药合用有祛风活血，行气止痛之功，常用于治疗甲状腺结节、胸痹心痛、糖尿病血管病变、腹痛、痛经等瘀血之病。

18. 海藻、浙贝、莪术

海藻苦咸寒，归肝、胃经，有消痰软坚散结之效；浙贝母苦寒，归心、肺经，清散结节作用强；莪术苦温，破血消癥，行气止痛。三药合用，消痰散结之力增强，常用于甲状腺结节、颈部淋巴结等。

第三节　痛风、高尿酸血症的药对药组

一、活血止痛药对药组

1. 乳香、没药

二药功能散瘀止痛，主治气滞血瘀之胸痛，胁痛，胃脘痛，痛风及风湿关节痛，两者均辛香走窜而入血分，乳香侧重行气，没药功善行瘀，两者相伍，散瘀止

痛力强，可用于各种气滞血瘀之痛证。

2. 全蝎、地龙

全蝎辛平，息风止痉，解毒散结，通络止痛，可治疗卒中面瘫，小儿急惊，瘰疬结节；地龙咸寒，清热息风，平喘利尿，用于壮热惊悸，抽搐及热痹导致的关节红肿热痛，并有良好的平喘疗效。二药合用清热解毒，化瘀散结，通络止痛作用增强，主治甲状腺结节，痛风、关节红肿热痛，卒中面瘫。

3. 全蝎、蜈蚣

二药均有息风止痉，解毒散结，通络止痛之功效，主治关节肿痛、头痛、痉挛抽搐，有搜剔，活血止痛的功能，常用于高热惊搐，痛风性关节炎，类风湿关节炎，顽固性头痛，疮疡肿毒，瘰疬结核等。

4. 地龙、土鳖虫

地龙化痰平喘，通络利尿；土鳖虫化痰活血，且能通利经络。二药合用，主治咳喘日久，顽固不愈，顽痹日久，关节畸形，常用于痰瘀交阻痛风，类风湿关节炎，肺心病等病。

5. 延胡索、五灵脂、没药

延胡索活血行气止痛，其止痛作用广泛持久；五灵脂咸温，散瘀止痛，常用于血滞经闭、痛经，产后恶露不下，腹部疼痛，胃痛及一切血瘀疼痛；没药活血止痛，消肿生肌，与五灵脂配合治脘腹疼痛，跌打损伤，疼痛，痈毒肿痛。三药配伍止痛作用增强，可治一切血瘀疼痛，如冠心病、心绞痛、痛风、妇女痛经及糖尿病引起的足部疼痛。

6. 白芍、甘草

功能缓急止痛，白芍可用至 20g，甘草 6～8g。白芍养血敛阴，柔肝止痛，与甘草同用增强止痛疗效，还可治疗手足筋挛所致疼痛，痛风，关节炎。

二、健脾利湿泄浊药药对药组

1. 茯苓、土茯苓

茯苓味甘淡，性平，健脾补中，利水渗湿，常用于治疗小便不利，水肿胀满，痰饮咳逆、泄泻、惊悸健忘等，此外茯苓还有补肾作用；土茯苓味甘性平，偏于解毒除湿，利关节，常用于治疗湿热淋浊、带下、痈肿、瘰疬及肢体痉挛，筋骨肿痛等。药理证实土茯苓能减轻炎症反应，是代表性的解毒药。两药配伍，既能减轻容量负荷，排解毒素，还可以减轻肾脏损伤，延缓肾衰竭，主治痛风、高尿酸血症、风湿性关节炎。

2. 泽泻、茵陈、荷叶

泽泻利水渗湿、泄热、化浊降脂；茵陈清热利湿，利胆退黄；荷叶清暑化湿，升发清阳。现代药理学发现荷叶中的芳香族化合物能有效溶解脂肪，化浊去腻，防止脂肪积滞体内。三药合用清利湿热，使湿热从小便而下，又能化浊降脂，体现利湿与泄热并进，化浊与降脂并行，故气机调畅，肝脾调和，常用于治疗高尿酸血症、脂代谢紊乱、脂肪肝。

3. 泽泻、车前草、薏苡仁

三药均有利水渗湿、清热除痹之功效，性味均甘淡寒，常用于水湿停滞，小便短赤，下肢水肿之症，车前草还有清热解毒止血作用，常用于热毒较甚之痛风、高尿酸血症、风湿性关节炎。

4. 土茯苓、萆薢

两药均有泄浊祛毒之功效，对痛风湿热壅结型有效。土茯苓祛湿毒，利关节；萆薢利湿浊，舒筋络。两药合用，可快速消除症状，降低血尿酸，是治疗痛风的关键药物。土茯苓、萆薢与威灵仙合用疗效更佳，威灵仙通经络，尤擅改善关节肿痛症状。

5. 桃仁、红花

二药均有活血祛瘀，通经止痛之功效。红花辛微温，可用于痛经，血滞经闭，产后瘀阻，腹痛，痛风，关节酸痛；桃仁有养血润肠之功。二药合用活血消肿止痛功效增强。

6. 苍术、秦艽、虎杖

苍术健脾燥湿，祛风除湿，秦艽祛风湿，退虚热，二药配伍常用于风湿关节疼痛者；虎杖清热解毒，利湿活血，与秦艽、苍术为伍，共奏祛湿止痛，活血化瘀功效，主治痛风、高尿酸血症或风湿性关节炎。

7. 泽泻、泽兰

二药均有活血利水消肿之功效。泽兰活血利水，泽泻渗利水湿。二药配伍既利水消肿，又能使筋脉通畅，常用于痛风关节肿胀，关节腔有积液等。

8. 丹参、当归

丹参活血祛瘀，凉血消痈；当归活血养血，调经止痛。二药相伍活血止痛作用加强，常用于血栓闭塞性脉管炎、痛风、风湿痹痛，疮痈肿痛等。

9. 冬瓜仁、薏苡仁、玉米须

三药均有利湿消肿作用。玉米须甘平消肿；冬瓜仁、薏苡仁利水渗湿，清热排脓。三药合用健脾利湿，消除肿胀，常用于痛风湿热聚积，关节肿胀者或不明原因之水肿。

10. 黄柏、怀牛膝、苍术（三妙散）

三药均能健脾利湿，通利经脉。苍术苦温燥湿，黄柏苦寒清热，二药合用具有清热燥湿之效；怀牛膝通利筋脉，引药下行。上药合用，共奏清利湿热，通利筋脉之功，适用于湿热下注之痛风，高尿酸血症，下肢感染，慢性泌尿系统感染，风湿性腰膝关节肿痛等症。

第四节　其他药对药组

1. 金银花、连翘

二药均能清热解毒，合用协同增效。主治风湿病，表里俱热，且可凉血解毒，治疗疮痈，热毒型感冒。

2. 黄芩、桑白皮

黄芩泻肺中实火，桑白皮泻肺中郁热，可佐黄芩清肺，泻肺平喘、止咳，用于肺热盛，气逆咳喘，咳痰黄稠。

3. 桑叶、菊花

二药疏风散热，轻宣肺气，相须增效，主要用于外感风热或温病初起，发热，头痛，咳嗽，咽痛。

4. 胡黄连、银柴胡

胡黄连入血，清阴分伏热；银柴胡凉血，清肝胆虚热。二药合用，主治内伤骨蒸劳热，午后潮热，夜热早凉，手足心热，盗汗，小儿疳热。

5. 桑白皮、地骨皮

桑白皮、地骨皮二者皆可入肺清热，润而不燥。桑白皮偏入气分，泻肺中邪热；地骨皮能入血分，清肺中伏火，主治肺热阴伤，喘咳气逆。

6. 大黄、黄连

大黄、黄连均苦寒清胃肠之热，并有泻火止血之功效。主治胃火内燔，迫血妄行，以及肺胃热盛，消渴、吐血、咯血、口舌生疮等病。

7. 青蒿、白薇

青蒿、白薇功擅清透气营伏热。主治温病后期，高热已退，低热不清，午后为甚，热郁气营，或内伤劳热，兼有阴伤者配鳖甲、地骨皮、女贞子。

8. 全瓜蒌、薤白

全瓜蒌、薤白可豁痰散结，通阳宣痹，主治胸痹，临床以胸闷胸痛，舌苔浊腻为主症，如肺气肿、冠心病具有以上特点者均可应用。

9. 石膏、知母

石膏辛寒泄热，知母苦寒降火，二者合用，泄热清胃除烦，主治胃火内盛，阳明气分实热，壮热、汗多、烦渴、面赤、脉大。

10. 川芎、白芷

川芎上行头目，为祛风活血之要药；白芷祛风止痛，引药入阳明。二药合用祛风活血止痛，主治偏头痛、头痛反复迁延不愈。

11. 天麻、川芎

天麻入肝息风，治肝虚风动之眩晕；川芎入血行气，血行则风息而头痛平，二者共奏平肝息风，定眩止痛之功。主治肝风上扰所致眩晕头痛，肢体麻木。

12. 知母、黄柏

二药可清利下焦湿热，主治热淋，尿频尿急疼痛；若肾阴不足、水亏火旺，配生地、龟甲滋阴降火。

13. 人参、蛤蚧

人参、蛤蚧功能补肺益肾、纳气平喘。主治肺肾两虚，咳嗽气喘，动则尤甚，多汗、语言无力。

14. 紫花地丁、蒲公英、马齿苋

三药为治疗疗疮要药，均苦寒，能清热解毒，凉血。紫花地丁能泻火，散肿消毒，治痈疽，瘰疬，疔毒恶疮。蒲公英亦能消恶疮，散滞气；马齿苋凉血散肿。只要辨证为火热毒盛所致痈肿疔疮，皆可应用。

15. 砂仁、豆蔻

砂仁辛温，归脾、胃经，功专中焦；豆蔻味辛性温，芳香气清，入肺、脾、胃

经，主行上中二焦之气滞，二药配伍，芳香化浊，宣通气机，醒脾和中，主治脾胃病之胃胀、胃痛，常用于慢性肠炎、痛经、高尿酸血症等。

16. 白僵蚕、地龙

二药皆功擅搜风化痰通络，合用治风痰入络之头痛、三叉神经痛，口眼㖞斜等。

17. 当归、白芍

二药功能养血和血，以养为主，主治肝病、胁痛、风痹、月经不调等病。

18. 藿香、佩兰

藿香清香微温，善理中焦湿浊痰涎，醒脾快胃，振动清扬；佩兰味辛性平，能宣化湿浊，二药相伍，香而不烈，温而不燥，醒脾快胃，主要用于湿邪或暑湿较重的感冒头痛、脾胃不和的泄泻。

19. 当归、肉苁蓉

二药均有润肠通便之功，主治虚人、老人肠燥，津枯便秘者。

20. 大黄、川牛膝

大黄通便降火，泻下攻积，清热泻火，凉血解毒，逐瘀通经；牛膝活血通经，补益肝肾，引火下行。两者合用增强通经活络通便之功，治腰部疼痛，大便干燥，或肠梗阻等。

21. 茯苓、土茯苓、白术

茯苓、土茯苓，均可健脾祛湿解毒；白术健脾燥湿，益气力强，茯苓渗湿力著。上药合用，有益气健脾，渗湿解毒之效，常用于脾失健运之慢性肠炎、痛经、高尿酸血症等。

22. 天麻、川芎、葛根

天麻入肝息风，川芎入血行气，血行则风息，头晕头痛缓解；葛根活血通脑络。三药合用有活血清脑的作用，主治头痛、眩晕症。

23. 薏苡仁、冬瓜仁、桃仁

薏苡仁、冬瓜仁甘淡微寒，上清肺热而排脓，下利肠胃而渗湿；桃仁活血逐瘀，可助消痈。三药合用，常用于大叶性肺炎、支气管炎、百日咳或水肿、小便不利等属肺热痰瘀互结者。

24. 陈皮、法半夏、茯苓

半夏辛温性燥，善能燥湿化痰，和胃降逆。陈皮理气行滞，燥湿化痰。二者等量合用，相辅相成，增强燥湿化痰之力，体现治痰先理气，气顺则痰消之意。半夏、陈皮皆以陈久者良，无过燥之弊，佐以茯苓健脾渗湿，以助化痰之力，健脾以杜绝生痰之源。三药合用，常用于肥胖、眩晕、咳嗽、喘证、支气管炎、哮喘等。

25. 瓜蒌、薤白、法半夏

瓜蒌味甘，性寒，归肺、胃、大肠经，有清热化痰，宽胸散结，润肠通便的作用；薤白味辛、苦，性温，归心、肺、胃、大肠经，具有通阳散结，行气导滞的功效；法半夏味辛性温，燥湿化痰。三药合用，常用于痰多咳嗽，痰饮眩悸，风痰眩晕，痰厥头痛。

26. 菟丝子、女贞子、覆盆子

上药均有益肾明目功效。菟丝子、女贞子补肾益精，养肝明目，滋阴补血；覆盆子补肾固精。三药合用主治肝肾虚损，经血不足的腰膝酸软，头昏耳鸣，遗精阳痿，月经不调，双眼昏花，视力减退，或妇女不孕，卵巢早衰等。

27. 蒲公英、连翘、紫花地丁、皂角刺

蒲公英、连翘清热解毒，消肿散结；紫花地丁清热解毒，消肿排毒；皂角刺搜风拔毒，消肿排脓。四药合用，清热解毒，消肿散结，主治痤疮、流感、腮腺炎、扁桃体炎、疔疮及其他化脓性感染。

28. 谷芽、麦芽、神曲

谷芽、麦芽行气消食、健脾开胃、退乳消胀；神曲消食健脾，化酒食陈腐之积。三药合用主治食积不消、脘腹胀痛、脾虚食少、乳汁郁积、乳房胀痛。大剂量谷芽、麦芽还可治疗妇女断乳。

29. 五味子、碧桃干、浮小麦

五味子温涩止泻，碧桃干益肾固涩，止虚汗，浮小麦除虚热止汗；五味子、碧桃干益肾固涩，助浮小麦止汗之功。三药功能收敛止汗，常用于盗汗，自汗不止，骨蒸劳热，梦遗滑精等。

30. 黄芪、地龙

黄芪补气利尿；地龙化瘀通络。肾病水肿是表，肾虚是本，益气即见利水消肿，化瘀即可推陈致新。气病及水，益气补肾则有利尿之功效。二药合用能益气化瘀，利尿消肿，主治慢性肾炎，肾病综合征，卒中，证属气虚血瘀者。

31. 女贞子、旱莲草、生地

地黄清热生津，凉血，止血；女贞子甘苦凉，滋肾养肝、益精血、乌须发；墨旱莲甘酸寒，滋补肝肾之阴、凉血止血。三药合用，功能凉血，滋阴清热，补益肝

肾，常用于肝肾阴虚型的眩晕耳鸣，口苦咽干，鼻燥，腰膝酸软，月经量多，失眠多梦，遗精体倦。

32. 白鲜皮、僵蚕、苦参

白鲜皮苦寒性降，清热解毒，除湿祛风；僵蚕祛风止痉；苦参清热解毒，燥湿祛风。三药合用，常用于湿疹、皮肤瘙痒、颌下淋巴结炎。

33. 牡丹皮、丹参、女贞子

丹参活血化瘀，祛瘀生新，消肿止痛，养血安神；牡丹皮清热凉血，活血散瘀，清肝降压，二药合用，凉血活血，祛瘀生新，清透邪热之力增强。女贞子补益肝肾、清热明目、乌须黑发。三药合用，功能凉血活血，祛瘀生新，主治血分有热所致的吐血、衄血、下血，风疹，月经不调、经闭、痛经，腹中包块，产后瘀滞，小腹疼痛，低热不退，关节红肿热痛等病症。

34. 黄连、吴茱萸（左金丸）

二药伍用，功能清肝和胃，主治慢性胃炎，属肝经火郁证，症见恶心、呕吐、吞酸嘈杂嗳气者。两药用量为 6：1。若热重者，轻用吴茱萸；胃寒者重用吴茱萸。

35. 菟丝子、山药

山药滋阴益肾，养肝补脾；菟丝子补阳益阴，固精缩尿。二药功擅补肾滋阴，临床主要用于治疗围绝经期综合征、多囊卵巢综合征、阴茎勃起功能障碍、骨质疏松等病，以及再生障碍性贫血、慢性支气管炎、冠心病等证属肾阳不足者。

36. 陈皮、甘草

陈皮功能理气和胃，《长沙药解》谓其"降浊阴而止呕哕，行滞气而泻郁满"；甘草甘缓和中，调和诸药，二者配伍功能和胃，又防止药后格拒呕吐，助胃气更好地消化吸收。常用陈皮 12g，甘草 5g，主治慢性胃炎、食管炎。

37. 火麻仁、肉苁蓉

火麻仁润肠通便，肉苁蓉补肾、益精、润燥、滑肠。二者合用，润肠功能显著，主要用于肠燥、便秘。

38. 黄芩、黄连、五味子

黄芩、黄连苦寒降泄，清泻里热；五味子收敛固涩，益气生津。合用功能清热养阴，收敛健脾，主要用于治疗急慢性肠胃炎、慢性结肠炎、神经性呕吐、慢性肝炎、早期肝硬化等病属寒热互结，虚实夹杂者。

39. 桑叶、枇杷叶

桑叶轻宣肺燥，清肺胃燥热；枇杷叶泻肺降气。二药合用，功擅清肝肺之热，降气通络止咳，临床治疗肺热喘促，咳嗽咳痰，扁桃体炎等。

40. 苦参、黄柏

苦参清热燥湿，利尿；黄柏清热燥湿，泻火解毒。二者合用，功能清利湿热，通利下焦，常用于湿热泻痢，黄疸，带下，热淋等。

41. 大黄、芒硝

大黄苦寒，归脾、胃、大肠、肝、心包经，有攻积导滞，泻火凉血，活血化瘀，利胆退黄的作用，单用即可治疗便秘腹痛。芒硝味苦咸寒，有软坚泻下，清热泻火之功效。二药合用泻火凉血，泻下通便，治疗习惯性便秘，高热神昏、谵语、湿热下痢之腹痛。近年来还可治疗单纯性肠梗阻，急性胆囊炎，火热亢盛之吐血。

42. 藿香、佩兰、茯苓

藿香、佩兰和中祛湿，芳香化湿，醒脾开胃；茯苓利水渗湿。三药合用功能芳香化湿，淡渗利湿，主治暑湿寒热，头痛，胸脘痞闷，呕吐、泄泻，疟疾，口臭。

43. 苍术、厚朴

苍术苦温性燥，除湿健脾，升运脾气；厚朴苦温性散，化湿除满，和降胃气。二药合用健脾除湿功能增强，主治慢性胃炎、慢性肠炎湿浊中阻型。

44. 石菖蒲、甘草

《神农本草经》谓石菖蒲"开心孔，补五脏，通九窍，明耳目"；甘草清热解毒，调和药性。二药相伍，开窍于耳，主治耳鸣耳闭。

45. 香附、乌药

两药均可疏肝行气，调畅气血。《本草纲目》曰：香附辛香微苦甘，通行十二经八脉气分，调一切气，引血分至气分而生血，解六郁利三焦，消积调经。若兼有气滞胸闷者，加香附可宽胸理气，散寒止痛。乌药行气散寒止痛。二药合用，行气散寒，活血止痛，常用于寒郁气滞之胃痛，小腹胀痛，虚寒性小便频急痛。

46. 栀子、牡丹皮、桑叶

栀子苦寒消肝火，牡丹皮凉血泄热，为清肝泻火常用药物；桑叶可清肝肺经气分之热，轻清宣泄，上走头目。三者合用，清肝泻火，凉血清肺热，主治肝肺火甚之咳嗽咳痰，目赤涩痛。若血热妄行之吐血、咯血，则加白茅根、生地黄。

47. 生地、大黄

生地凉血清热，滋阴生津；大黄泻下热结，降火凉血。二者合用，增强清热凉血通便之功，主治心胃火热，阴伤火炎之症，如大便干结，痔疮出血，口干渴，牙龈出血等病。

48. 枳实、白术、荷叶

白术甘温，健脾益气；枳实破气消积散满；荷叶利湿升阳，三药相合能健脾气，消积除满。常用枳实 10g，白术 12g，荷叶 10g，临床用于脾胃气虚所致腹胀满，大便秘结。

49. 瓜蒌、枳实

瓜蒌甘寒滑润，能上清肺胃之热，涤痰导滞，又能宽胸下气，开胸散结，还能下消大肠，润肠通便。枳实苦温降气，善破气滞，祛痰湿，消积滞，除痞塞，为中焦脾胃之要药。二药合用宽胸散结，润肠通便消积滞，主治便秘，腹胀满，肥胖症。

50. 半夏、白术、天麻、葛根

半夏燥湿祛痰，对太阴痰湿头痛有较好的疗效；天麻息风平肝，为肝风内动之要药；白术健脾益气以固表；葛根对发热头痛，项背僵痛有很好疗效。上药合用，功擅健脾祛痰，祛风止痛，常用于眼黑眩晕，脑供血不足者。

51. 石菖蒲、郁金

石菖蒲辛苦微温，豁痰开窍；郁金行气解郁，清心开窍。两药合用开窍醒神，主治痰湿上蒙或热郁所致的失眠，健忘，耳鸣多梦。

52. 远志、珍珠母

远志开窍化痰，交通心肾；珍珠母镇静安神。二药合用，开窍化痰安神，常用于失眠症，焦虑症。

53. 磁石、珍珠母

磁石补肾之精，下交于肾；珍珠母平肝潜阳，宁心安神。两者合用，补肾精，平肝阳，安心神，主治失眠、高血压、肝风内动者。

54. 龟甲、磁石

磁石镇肝潜阳，镇静安神，聪耳明目；龟甲滋阴潜阳。两者合用，加强补肾滋阴，重镇安神潜阳之功，主治失眠，心悸，耳鸣，耳聋。

55. 酸枣仁、柏子仁

酸枣仁味甘、酸，性平，能养心益肝，宁心安神；柏子仁味甘性平，养心安神，润肠通便。两者合用养心安神之功增强，主治失眠症。

56. 黄精、当归

黄精味甘性平，补气养阴，健脾益肾，润肺；当归味甘辛，性温，补血活血，调经止痛。二药为补气补血，活血调经的常用药，常用于治疗贫血、血小板减少症。

57. 升麻、葛根

升麻辛甘微寒，发表透疹，清热解毒，有升阳之功；葛根也有发表解肌，升阳透疹，清热生津之效。二药功能升散解毒，主治外感发热，头痛，项背痛，慢性鼻炎，鼻窦炎，阳明经所致牙龈肿痛。葛根还可用于糖尿病的口渴证，二药对改善头痛、三叉神经痛、颈椎病、肢体麻木有较好的疗效。

58. 黄芪、当归

黄芪大补脾肺肾之气，以滋生血之源，配当归养血和营，则阳生阴长，气旺血生，虚热自退，此乃李东垣当归补血汤之意。二药合用，功擅补气养血生血，主治贫血或疮疡溃破，久不愈合者。

59. 川续断、杜仲

川续断苦坚温行，疏通血脉；杜仲甘缓补中，微辛润滑，温补肾气。两药相伍，补肝肾，壮筋骨，强腰脊，固胎元，通脉理血，常用于肝肾不足之腰痛，胎漏，胎动不安，不孕症，月经过多，经期延长，腰肌劳损等。

60. 王不留行、急性子

王不留行苦泄入血，功专通利，有行血调经通脉之功。急性子辛润温行，祛风胜湿，活血止痛。二药配伍，通利经脉，活血化瘀，祛风止痛，常用于气滞血瘀，经血闭阻之闭经、痛经，乳腺增生，子宫肌瘤。

61. 血余炭、棕榈炭

两药均苦平，入肝经，有止血之功。血余炭有散瘀补阴利尿之功；棕榈炭长于收涩。两药相须配对，固冲止血，散瘀和血，常用于气阴两虚所致出血，色淡或暗如水，虚烦倦怠，面目虚浮者均可用之，如功能性子宫出血，月经持续时间过长，血尿等。

62. 白芥子、莪术

两药功能辛散温通，利气散结。白芥子善能利气豁痰，除寒暖中，消肿止痛；莪术苦泄，入肝，治气中之血，能行气活血，消积止痛，治一切气滞，开胃消食，通经络，消瘀血。二药相配伍，温通利气，豁痰消肿，活血化瘀，兼有暖中助运之功效，常用于肥胖之人痰湿壅阻，血脉瘀滞，或月经过少，闭经，不孕症等症。

63. 乌贼骨、蒲黄

乌贼骨属血肉有情之品，味咸软坚，微温散寒，入肝肾，通血益精，功专收敛止血。蒲黄兼有行血止血，消瘀之功效。二药相须配伍，适用于各种血症之迁延不愈，阴伤血耗者。

64. 黄芪、益母草

黄芪味甘气温，补益中土，温养脾胃，升阳固表，凡中气不振，脾土虚弱，清气下陷最宜。益母草辛而能行，微苦能泻，善行瘀滞，清血热，消水湿。与黄芪配伍补气升阳而无助热耗阴滞血之弊，功能益气活血，对于气虚夹瘀诸证均可使用。如气虚所致的胃出血，跌打损伤作痛，妇女产后不规则阴道出血或产后血瘀腹痛。

65. 大蓟、小蓟

二药甘凉，入肝脾两经，能凉血化瘀止血，用于热证出血。两药相比较，大蓟兼疗痈肿，小蓟偏专主血。二药相须配伍，功擅凉血止血，主治血热瘀阻之各种血症，尤适用于吐衄或经间期出血症。

66. 茵陈、薏苡仁

茵陈苦泄下降，性平微苦，为清利湿热，除湿退黄之要药；薏苡仁甘淡微寒，入脾肾肺经，利水渗湿，清热排脓，健脾止泻。二药相伍，对于下焦湿热疗效显著，主治黄疸，产后黄汗，瘙痒，痤疮。

67. 蒲黄、五灵脂（失笑散）

蒲黄甘平，归心经，止血活血利尿，广泛用于衄血，咯血，吐血，便血，尿血，崩漏等。止血多炒用，单用煎服或为散剂吞服，可随症配合其他止血药。蒲黄不仅止血作用良好，而且还具有利尿通淋的作用，故治血淋。五灵脂咸温，归肝经，有散瘀止痛之功效，常用于经闭，痛经，腰部疼痛，胃痛。二药配伍，止血活血，化瘀止痛，疗效更佳，主治心腹刺痛及心绞痛，腹痛、痛经等。

68. 牡丹皮、地骨皮

两药均味寒，入肾，牡丹皮味辛，入心肝，入血分能行，可通血中壅滞，偏除烦热，且能治无汗骨蒸；地骨皮味甘淡寒，归肺肾经，可泻骨蒸火，除肺中伏火，退虚热。两药相伍，能清伏火，除烦热，退骨蒸。牡丹皮入血分，清血分之热，地骨皮入阴分，清阳伤之热，使气血两清，阴血静安，血凉热退，除烦清蒸。常用于虚热内扰之发热虚烦，产后经行紊乱，围绝经期综合征等。

69. 益母草、蒲黄

益母草苦降寒清，入肝，凉血行血止血；蒲黄甘缓平和，化瘀止血，止中兼补。益母草得蒲黄之甘平，则苦寒之性得以缓和，使苦泄而不伤阴液，寒清而不致凝滞。蒲黄辅以益母草，则化瘀之力更强。二药配伍，功擅清热而不凝滞，活血而不克伐，止血而不留瘀。常用于癥瘕积聚，月经持续时间长或不明原因出血。

70. 麻黄、杏仁、石膏

石膏辛甘寒，清泄肺胃之热；麻黄辛苦温，宣肺解表而平喘，二药相制为用，既能宣肺又能泄热；杏仁苦降，协助麻黄止咳平喘。三药合用，功擅辛凉宣泄，清肺平喘，主治外感风邪感冒，咳嗽气喘或急性支气管炎。

71. 苍术、牛膝、黄柏、薏苡仁

苍术苦温燥湿，黄柏苦寒清热，二药合用具有清热燥湿之效；怀牛膝通利筋脉，引药下行，薏苡仁加强渗利之功。四药合用，共奏清利湿热，通利筋脉之功，适用于湿热下注之痛风，高尿酸血症，下肢感染，慢性泌尿系统感染，阴道炎及风湿性腰膝关节肿痛等症。

72. 麻黄、五味子

麻黄辛微苦温，归肾、膀胱经，有发汗解表，宣肺平喘利水之功；五味子酸甘温，归心、肺、肾经，有益气生津，补肾养心，收敛固涩之功效。两药合用，一发散一收敛，功擅宣肺平喘，收敛止咳，常用于风寒外束，肺气壅闭或肺肾不足之咳嗽气喘或风寒感冒等病。

73. 柴胡、白芍

柴胡辛散、舒调，入气分，疏肝气，和肝用；白芍酸敛入血，滋养肝血，补肝体，合用"木郁达之"。二药合用，功擅疏肝理气，滋养肝血，主治肝气不和胃痛、胁痛。

74. 徐长卿、白鲜皮、蛇床子

徐长卿、白鲜皮有止痛祛风解毒，清热除湿之功，蛇床子燥湿杀虫，能祛风止痒。三药合用主治荨麻疹，过敏性皮炎，白带阴痒，阴道滴虫，可内服也可外用。

75. 仙鹤草、蒲黄、地锦草

仙鹤草收敛止血，止痢，解毒补虚；蒲黄止血化瘀通淋，可用于血淋涩痛；地锦草凉血止血，散瘀解毒消痈，利湿退黄。三药合用止血之中兼以化瘀，使血止而不留瘀，通淋清利中兼以补虚，使利尿而不伤正，主治不明原因血尿、血淋、月经周期过长及尿路感染、便血、崩漏等。

76. 石菖蒲、郁金

石菖蒲豁痰开窍，郁金性平，行气解郁，清心开窍，两者配合，功擅祛痰开窍，清心解郁，主治痰浊上泛的失眠、健忘、耳鸣、多梦等。

77. 土茯苓、萆薢、威灵仙

土茯苓祛湿毒利关节，萆薢利湿浊舒经络，两药合用，可快速消除症状，降低血尿酸，与威灵仙合用通十二经络，改善关节肿痛，对痛风、膏淋、尿浊、蛋白尿等湿热壅盛者有较好疗效。

78. 杜仲、川续断、菟丝子

三药合用，功能补益肝肾，固养冲任，主治肝肾不足，冲任不固之胎动不安、腹痛而坠者，还可治腰膝酸软的老年性骨关节炎。

79. 菊花、天麻、川芎

菊花味辛、甘、苦，性微寒，归肝、肺经，散风清热，平肝明目，清热解毒；天麻味甘性平，入肝经，具有平肝息风、定风止痉的功效；川芎味辛性温，入肝经，活血行气、祛风止痛。三药合用主治头晕头昏，脑供血不足，颈椎病。

80. 苍术、白术、茯苓、泽泻

苍术味辛苦性温，入脾、胃经，具有燥湿健脾，祛风散寒之功；白术味甘，微辛苦温，入脾、胃经，具有健脾燥湿，利水消肿，固表止汗的功效；茯苓味甘淡，性平，归心、肺、脾、肾经，利水渗湿，健脾宁心；泽泻味甘性寒，归肾、膀胱经，具有渗湿利水，消肿泄热的功效。四药合用功能健脾化湿，主治肥胖症、多囊卵巢综合征。

81. 三七、丹参

三七味苦温，能入血分化其血瘀；《本草正义》载丹参专入血分，其功能在活血行血，内达脏腑而化瘀滞，外利关节而通脉络，现代研究丹参有扩张冠状动脉的作用，可减慢心率，缩短心肌缺血的持续时间。两者合用，化瘀通脉作用更强，主治冠心病、心绞痛，还可用于甲亢引起的心悸不舒。

82. 大黄、三七

大黄味苦，性寒，泄热通肠，凉血解毒，逐瘀通经，用于实热便秘，积滞腹痛，下痢赤白，湿热黄疸或血热吐衄，痈肿疮疡等，生用后下，通便效果明显，酒大黄通便解毒活血；三七味甘微苦，性温，散瘀止血，消肿止痛，用于咯血、吐血、外伤出血、跌打肿痛、胸腹刺痛，还可用于妇科崩漏，月经持续时间过长。现代研究证实三七除了止血作用，还可明显改善肾脏组织的血液循环，保护肾功能。两药相伍，主要用于便秘，慢性胃炎，胸腹刺痛，妇科病等。

83. 黄芪、党参

黄芪味甘性温，补气固卫，利尿托毒，固表止汗，排脓敛疮生肌，常用于气虚乏力，中气下陷，久泻脱肛，便血崩漏，内热消渴等，此外黄芪还有保护心脏、强心降压的作用，对慢性肾衰也有较好的疗效；党参味甘性平，补中益气生津，治疗脾胃虚弱，气血两亏，体倦无力，食少久泻脱肛。施今墨老中医认为党参偏于阴而补中，黄芪偏于阳而实表，一里一表，一阴一阳，相互作用，共奏扶正补气之功，主要用于气虚导致的感冒，脱肛、久泻体虚者。

84. 麻黄、地龙、蝉蜕

麻黄性温味辛微苦，归肺、膀胱经，辛散苦泄，温通宣畅，外开皮毛之郁闭，内降上逆之肺气，以复肺司肃降之常；地龙性寒味咸，归肝、脾、膀胱经，长于清肺平喘，善于通行经络，两者肝肺同调，可治脏腑气机升降之乱；蝉蜕甘寒质轻既能疏散肺经风热而利咽，又善于凉肝息风止痉，缓解气道慢性炎症，具有抗炎、抗变态反应的作用。三药合用，主治喘证、过敏性哮喘、慢性支气管炎。

85. 麻黄、甘草、杏仁

麻黄辛散苦泄，温通宣肺；甘草润肺止咳，缓和药性；杏仁微温，止咳平喘，润肠通便。三药合用，功能宣降肺气，息风止痉，化痰止咳，主治肺热咳喘，常与麻黄、石膏配伍；燥热咳嗽多与桑叶、贝母、沙参同用；小儿哮喘、支气管炎，可加鱼腥草、地龙。

86. 苦参、黄柏

"小肠火腑，非苦不通。"风湿热下注，引起小便刺痛，淋沥不断，常选用苦参配黄柏。苦参有良好的清热除湿效果，黄柏坚阴而清理下焦湿热，二药配伍，为清利湿热之佳对，主治尿路感染、膀胱炎、慢性肠炎。

87. 火麻仁、郁李仁

火麻仁滑利下行，走而不守，润燥滑肠，通便泻下；郁李仁体润滑降，下气利水，行气通便，滑肠泻下。火麻仁偏走大肠血分；郁李仁偏入大肠气分；二药合用，一气一血，相互为用，气血双调，通便泻下的力量增强，便秘、痔疮后常用此药对。

88. 桃仁、杏仁

桃仁滑肠润燥，活血化瘀；杏仁质润多脂，行气散结，止咳平喘，润肠通便；桃仁入血分，偏于活血化瘀，杏仁走气分，偏于降气平喘。二药相伍，一气一血，其功益彰，有行气活血，消肿止痛，润肠通便，止咳平喘之效，主治便秘、咳喘证。

89. 砂仁、豆蔻

砂仁辛温，归脾、胃经，专入中焦。豆蔻味辛性温，芳香气清，入肺、脾、胃经，偏行上中二焦之气滞。二药配伍，功能芳香化浊，宣通气机，醒脾和中，主治慢性胃炎的胃胀，胃痛，纳呆等症状。

90. 鱼腥草、蒲公英

二药为清热解毒要药，特别是对肺部感染之高热，气急，鼻煽者，用鱼腥草、蒲公英各20g，以清化痰热，肃清肺气。常用于支气管肺炎、急性肠炎等。

91. 补骨脂、胡桃肉

补骨脂温肾暖脾，壮阳止泻，纳气平喘；胡桃肉养血益气，补肾填精，敛气平喘。两者刚柔相济，功能补肾壮阳，纳气平喘，强健筋骨，主治脾肾两亏之虚咳，糖尿病肾病，腰膝酸软，阳痿早泄等症。

92. 补骨脂、杜仲、菟丝子

补骨脂、杜仲均性温，归肾经，功能补肾助阳，强壮筋骨。补骨脂还有温脾止泻之效，杜仲有降压安胎之功。菟丝子辛甘平，补肾益精，养肝明目。菟丝子与杜仲合用，治疗遗精尿频，早泄，腰痛，耳鸣头昏，久不生育者。菟丝子与补骨脂还可用于治疗脾肾阳虚之久泻，便溏，五更泻。

93. 旋覆花、代赭石

二药合用可降逆止呕，消痰下气，大凡胃气上逆之胃病，肝气上逆之妇科病，痰气上逆之眩晕病均可用之。气顺则痰消，二药为痰气交阻上逆之证要药。主治胆汁反流性食管炎，膈肌痉挛，呕逆，嗳气频繁；气血上逆之吐血、呕血，高血压，脑动脉硬化之眩晕，痉挛呕吐。

94. 木香、半夏、决明子、荷叶

木香味辛、苦，性温，归脾、胃、大肠、胆、三焦经，具有行气止痛，健脾消食的功效；半夏味辛、性温，有毒，归于肺、脾、胃三经，具有燥湿化痰、和胃止呕的功效；决明子味甘咸、性微寒、归肝、大肠经，具有清热明目，润肠通便的功效；荷叶味苦平、微涩，具有清热解暑、升发清阳、凉血止血的功效。四药合用，功能消痰湿，祛脂浊，主治痰郁气滞的慢性胃炎、便秘、高脂血症。

95. 垂盆草、五味子、虎杖

垂盆草甘淡微酸凉，清热解毒，利水消肿，可用于湿热黄疸，小便不利，对降低转氨酶有良好的疗效；五味子酸甘微温，益气生津，补肾养心，收敛固涩，既可用于气虚津伤体倦、汗多、短气、心悸，又可用于心悸怔忡、健忘失眠，有养心安神之功，还可补肺肾，敛肺气，降低谷丙转氨酶，对肝细胞有保护的作用；虎杖清热解毒，祛痰利湿，活血行瘀，常用于湿热黄疸，小便不利，或湿热带下，阴痒，

热淋、转氨酶升高或肝功能受损者。三药合用清热解毒，利湿，补肝肾，滋养心肝，收敛固涩，尤其适用于肝功能指标异常的患者。

96. 薏苡仁、半夏

薏苡仁健脾利湿，使湿出有路；半夏祛痰燥湿散结，理气导滞；合用可治因脾虚湿重，水湿痰浊停留体内导致的肥胖、脂肪肝等，但阴虚火旺或无痰饮者忌用。

97. 白茅根、石韦、小蓟

白茅根凉血止血，清热利尿；石韦利尿通淋，清肺止咳，凉血止血；小蓟凉血止血，散瘀解毒消痈。三药合用，利尿通淋，凉血止血，使蕴结于下焦膀胱的湿热从小便分消，从而使诸症自除，主治淋证之热淋、血淋、石淋或不明原因的尿血。

98. 川贝母、枇杷叶、桔梗

三药均有止咳化痰、清热宣肺的疗效，还有不同的抑菌消炎作用，主要用于感冒，支气管炎，肺炎等引起的咳嗽、咳痰、哮喘病。

99. 板蓝根、大青叶、蒲公英

三药苦寒，归心、肺经，有清热解毒，凉血利咽的作用，常用于治疗丹毒、口疮、痤疮、咽痛、斑疹或痈肿淫毒。若火毒热证咽喉不利，可配伍连翘、马勃等。蒲公英还有消痈散结之功效，可用于湿热黄疸，小便涩痛，淋沥不尽等。

100. 黄芪、金银花

黄芪借补气之力可托毒排脓生肌。金银花甘寒，长于清热解毒，清热之中又具补益之力，为疮家要药。二药合用既清除疮痈，又能生肌而加速疮疡愈合，主要用于气虚导致的热毒证，如疮疡、溃疡久不愈合者。

101. 生地、甘草、竹叶

生地清热凉血滋阴，降火利水；竹叶清心利尿，引热从小便出；生甘草清热导火，通淋止痛，调和诸药。上药合用解毒泻火，利水而不伤阴，主要用于心火上炎所致口舌生疮，小便短赤刺痛，泌尿系感染。

102. 金银花、玄参、当归

金银花甘寒入心，善于清热解毒；当归活血散瘀；玄参泻火解毒，与金银花相配，加强清热解毒之力。三药配伍既能清热解毒，又能活血散瘀，主要用于糖尿病之烦热口渴、肢体痛甚、皮肤感染、闭塞性脉管炎等。

103. 桂枝、白芍

功能调和营卫，主治表虚外感风寒，症见恶风汗出，或风邪滞表，肌肤络阻，如过敏性鼻炎、荨麻疹、冻疮，对营卫不和之自汗盗汗、局部汗出也有良效。

104. 龟甲、龙骨、石菖蒲

龟甲滋阴潜阳，补肾健骨；龙骨平肝潜阳，镇静安神，收涩固涩；石菖蒲芳香化湿开窍。三药合用则补肾平肝，安心神作用增强。常用于治疗睡眠障碍，记忆力减退，健忘失眠等。

105. 全蝎、蜈蚣、地龙、僵蚕

四药合用，功能息风定惊，控制抽搐，活血破瘀，通络止痛，主要用于癫痫、高热抽搐。共研细末，每服 1～3g，每日 2～3 次，还可治疗痛风、关节肿痛、类风湿关节炎等。

106. 党参、三七、琥珀

党参补心气推动血液运行；三七活血化瘀，通心络；琥珀安神。三药配伍功能益心气，活心血，通心络，安心神，主治冠心病、心绞痛，可改善心电图，纠正 T 波变化，对气虚血瘀者最为合适。

107. 桂枝、炙甘草

二药功能温通心阳，主治心阳不振，心脉痹阻之心动过缓。心动过缓总因心阳不足，心脉不通所致。桂枝和营通脉，炙甘草养阴补血，宣通经脉，两药配伍，刚柔并济，心阳渐复。桂枝治疗心动过缓，可提高心率，其用量逐步增加，直至心率接近正常或 >60 次/分。治疗冠心病、病窦综合征、心动过缓，可配伍炙黄芪30g、丹参15g，疗效更佳。

108. 丹参、酸枣仁

丹参味苦微寒，可清心凉血，除烦安神；酸枣仁养肝除烦，宁心安神。二药合用功能清养心肝，安神除烦，治疗虚烦不眠。

109. 川芎、白芷、细辛

川芎活血行气，祛风止痛；白芷、细辛均有祛风解表止痛作用。三药合用有活血祛风止痛作用，主要用于治疗风寒或风湿所致头痛、牙痛、身痛等。加羌活、防风可增强药效。若血瘀型头痛加地龙、僵蚕、蜈蚣或水蛭、全蝎。头痛偏热加蔓荆子、黄芩。偏寒加高良姜、藁本。

110. 辛夷、苍耳子、黄芩

苍耳子、辛夷均有芳香化湿功效。苍耳子通鼻窍，常用于急慢性鼻炎，还有祛风湿止痛作用，常用于风湿痹痛、四肢拘挛等症；外用祛风止痒，用于皮肤湿疹、瘙痒。辛夷散风寒，通鼻窍，为治疗鼻塞、慢性鼻炎、鼻渊头痛之要药。黄芩苦寒

清热燥湿、泻火解毒，尤擅于清泻肺热。四药合用，对急慢性鼻炎有良好的疗效。

111. 辛夷、白芷、细辛

三药均辛温，有解表散寒之功效。细辛还有祛风止痛，温肺通鼻之作用。白芷祛风解表，排脓消痈，止痛通鼻窍。辛夷散风寒，通鼻窍。三药合用，可祛风寒、消肿胀，主要用于治疗慢性鼻炎、鼻塞不通、额窦炎、头痛等。

112. 白僵蚕、白芷

僵蚕有止痛，化痰散结之功，可用于惊悸、抽搐及风热所致头痛目赤、咽喉肿痛。白芷解表排脓、消肿止痛，还有通鼻窍，散结消肿功效，初起能消散，溃能排脓。二药合用主治头痛、偏头痛、眉棱骨痛等。

113. 血余炭、艾叶炭、阿胶、熟地

血余炭止血消瘀，补阴利尿，可用于多种出血症；艾叶炭温经止血，散寒止痛；阿胶补血止血，滋阴润肺；熟地清热凉血养阴。四药合用补血滋阴又可止血，常用于血虚所致的出血证，如血淋、尿血、咯血、便血、崩漏等。

114. 茵陈、黄连、栀子

茵陈清热利湿退黄，单用有效；黄连清热燥湿，泻火解毒；栀子清热泻火凉血。三药合用，主要用于湿热黄疸，痤疮，腹胀。

115. 大黄、厚朴、枳实

大黄苦寒泄热通便，荡涤肠胃；厚朴、枳实行气散结，消除痞满，并助大黄加速积滞排泄。三药合用，功效泻下热结，软坚通便，主治腹痛便秘、谵语、潮热等。

116. 川芎、僵蚕、菊花、石膏

川芎活血补气，祛风止痛；僵蚕祛风止痛，化痰散结，止痉挛；菊花疏风清热，平肝明目；石膏清热泻火，除烦止渴。四药合用，活血祛风止痛，主要用于治疗风热头痛、偏头痛、壮热、烦渴等。

117. 丹参、檀香、砂仁

丹参活血祛瘀，凉血消痈，除烦安神，可用于各种瘀血致患的病证；檀香补气止痛，散寒开胃；砂仁化湿行气，温脾止泻，安胎。三药合用，可用于气滞血瘀引起的腹部疼痛、胸痛、心绞痛、胃脘痛等。

118. 远志、茯神、龙齿、灵芝

远志、灵芝微苦温，养心安神，祛痰开窍；茯神甘淡平，宁心安神；龙齿镇惊安神；此外，灵芝还有补益气血的作用。三药合用功能养心安神，祛痰开窍，补益

气血，治疗心气虚，心血虚之失眠多梦，惊厥心悸等。

119. 夜交藤、郁金、茯神、合欢皮

夜交藤养心安神，祛风通络；茯神宁心安神；合欢皮安神解郁活血；郁金行气解郁，凉血清心，祛痰止痛。四药合用养心安神，解郁除烦，常用于失眠，焦虑，健忘，虚烦不安，抑郁症。

120. 茵陈、田基黄

茵陈清利肝胆湿热而退黄；田基黄清热解毒消肿，退肝经湿热。二药相须为用，清肝胆湿热，主要用于湿热型黄疸，慢性乙肝活动期，病毒性肝炎。

121. 覆盆子、菟丝子、女贞子、芡实

覆盆子、菟丝子味甘，性温，归肝、肾、膀胱经，具有补肾壮阳，固精缩尿，安胎，健脑明目，安神的作用；女贞子味苦，性凉，归肝、肾经，具补肝肾，乌须明目之功效，主治阴虚内热，头晕耳鸣，腰膝酸软等；芡实味甘、涩，性平，归脾、肾经，补脾祛湿，益肾固精，聪耳明目。四药合用有补肝肾，固精缩尿，健脑明目的功效，主要用于肾虚遗尿、遗精、妇女不孕症。

122. 柴胡、陈皮、郁金、香附

柴胡味苦，性微寒，归肝、胆、肺经，具有解表退热，疏肝解郁，升举阳气等功效；陈皮味苦、辛，归肺、脾经，具有理气健脾，燥湿化痰的功效；郁金味辛、苦寒，归肝、心、肺经，具有活血止痛，行气解郁，清心凉血等功效；香附味微苦，微甘，性平，归肝、三焦经，具有行气解郁，调经止痛的功效。四药合用，常用于治疗肝气郁结之慢性胃炎、甲状腺功能亢进、焦虑、抑郁症等。

123. 百合、合欢皮、玫瑰花

百合甘微寒，归心、肺经，润肺止咳，清心安神；合欢皮甘平，归心、肝经，安神解郁，活血消肿；玫瑰花疏肝理气。三药合用主要用于焦虑、忧郁、虚烦不安、健忘失眠等病。

124. 藁本、吴茱萸

藁本辛温，散寒解表，祛风胜湿止痛；吴茱萸辛苦热，有温中止痛，降逆止呕之功。二药合用有温中散寒，祛风止痛功效，常用于厥阴头痛、偏头痛、痹痛、呕吐、吞酸、腹泻等。

125. 葛根、白芷、知母

葛根甘辛凉，发表解肌，升阳透疹，解热生津；白芷辛温，祛风解表，消肿止痛；知母苦甘寒，清热泻火，滋阴润燥。三药合用功能祛风解表，解热止痛，主治

阳明经头痛，项背强痛等。

126. 柴胡、黄芩、川芎

柴胡苦辛微寒，疏表泄热，疏肝解郁；黄芩清热燥湿，泻火解毒；川芎辛温，活血行气，祛风止痛。三药功擅疏肝解郁，祛风止痛，主治少阳头痛，头晕，目眩，疟疾之寒热往来，胸胁苦满等。

127. 羌活、蔓荆子、川芎

羌活辛苦温，散寒解表，祛风湿止痛；蔓荆子辛苦平，疏散风热，清利头目；川芎辛温，活血行气，祛风止痛。三药合用功能祛风止痛，主治太阳头痛，风湿痹阻肢体关节疼痛。

128. 海桐皮、海风藤

海桐皮性苦平，祛风湿，通经络，治痹痛；海风藤入经络，祛风湿，活血化瘀，止痹痛，二药合用祛风湿，通经络，止痹痛，主治风湿关节痛、骨关节炎。

第四章

医话医案

第一节 医话

一、对阴虚发热与气虚发热的认识

关于"阴虚发热"历代医家论述较多。此语出自《素问·调经论》"阴虚则生内热"，其所以"生内热"，则认为"有所劳倦，形气衰少，谷气不盛，上焦不行，下脘不通，胃气热，热气熏胸中，故内热"，明确指出：胃热熏蒸是其主要原因。后来医家仅以阴虚内热为发热的因素，凡见体质消瘦，皮肤干枯，舌红干老，五心烦躁等，称为阴虚发热。笔者个人看法，也有因发热导致阴虚者，如慢性消耗性疾病的癌性发热，由于长期低热而导致阴虚，若发热的原因得到解决，阴虚亦可好转。如果不能解决，重用补阴治法，对疾病治疗也无明显效果。也有因发热而导致阳虚者，所以不能一概认为只有阴虚致发热。

笔者多年临证观察发现，有些阴虚者应用补阴药后，有一定疗效，这是因为有些补阴药本身有增强体质的作用，可提高机体免疫，有解内热作用，常用清热药如白薇、青蒿、地骨皮等。气虚发热亦是如此，益气药有增强体质的作用，有些方中加入益气解热药，如补中益气汤中，人参、党参、黄芪补气，加入柴胡、升麻治虚热，均是在补气药中加入了清热药，用于治疗脾胃气虚证，症见身热有汗、头疼恶寒、渴喜热饮、少气懒言、四肢乏力，舌质淡红，苔白，脉虚软无力，如胃下垂，子宫下垂，久泄久痢等气虚病者。

二、论补不宜滞

"虚者补之"，是千古不易之法。笔者强调补虚而不滞，才能充分发挥补药的效果，达到治疗的目的。治疗慢性虚损，尤应加以注意因补药塞滞，纯补峻补，虚损之脏常难使之运化，故在治疗时，常把补消两法合在一方之内，使补药补人体之虚，消药消补药之滞。异曲同工，各尽其妙。如薯蓣丸、磁朱丸均用神曲；补中益气汤、五味异功散用陈皮；小建中汤之用姜、桂，归脾汤之用木香……就是以这种思想为指导，于补剂中稍佐消散药。

笔者效法前人处方之意，在治疗脾胃虚寒之证时，常于温补方中加入陈皮或神曲；在治疗肺肾虚寒之证时，常于温补方中加入小茴香或肉桂；在治疗脾胃虚热之证时，常于清润方中加入厚朴或谷芽、竹茹；治心虚施补，常加远志，每能获效。如不能变通，滥施蛮补，常可出现胀满不饥，或食欲不振诸症，从而导致食量减少，气血之资源不足，纵使参茸杞地堆积于一方，也难免获良效。

所谓"补而不滞"，系指补药不碍脾之运化，胃之受纳而言。补剂中佐以行气或消导之药，是用来调畅气机、醒脾开胃的。如此，可使药物和较多的食物营养共同来充实身体的匮乏，则消散药实际是间接的补药了。然而，虚损毕竟当补，行气或消导药参与补剂之中，仅是防止补药可能出现的副作用或兼治他症而已，不能直接治疗虚损，故消散药在补剂中所占的比例，一般不应该超过1/3；否则，会犯虚虚之戒，导致不良后果。

三、老年人多虚中夹痰

痰多起源于脾肾，老年多虚中夹痰。因为痰是脏腑功能失调的病理产物，是津液不能四布、代谢障碍的结果，其或集于肺中，或留于经络。肺为娇脏，内藏清虚之气，外应皮毛。六淫外袭，肺气郁闭，气郁则津液不能输布全身，留滞胸膈，蕴而生痰；或肺气不健，失于通调，水谷精气循行迟缓，游溢不畅，停滞肺络中，瘀而成痰；或肺受侮，失清肃，体液不循常道，从肺络中渗出，变化成痰；或肝失去条达，疏泄失度，津液停积，化生痰浊，上逆迫肺，从清窍咳吐而出；或心气衰弱，不能布化津液，或心阳衰微，不能斡旋血液运行，亦可导致瘀血内停，聚而为痰。痰瘀同源，同类互生，老年人多痰的原因也和瘀血增多有关，而且胶结久踞，危害人体。

针对老年人多痰的特点，笔者强调治疗上要及时截断痰邪作祟的环节，扭转病势。此外，还须重视消除生痰的根源，缓解因痰产生的症状。痰是有形之物，停滞体内，随气升降，周流全身，导致一些奇病异疾。老年痰证可以从症状和体征表现出来，临证时当"治痰为先。"治疗肺病方中加枇杷叶、胆南星、白芥子、陈皮、竹沥等可以达到化痰祛痰、涤痰的目的，使气机疏通，症状改善。另外，有一部分疾病并非直接咳出痰，这是"痰之变化"，但从病因病机分析、推测与痰浊有关。按病机立法治其痰，常获殊功。如对老年冠心病患者常用瓜蒌、半夏、枳实；高血压病患者配伍桃仁、茯苓、海藻；对偏瘫患者予胆南星、白附子、天竺黄；对心律失常配麦冬、菖蒲、远志；对便秘患者予杏仁、瓜蒌仁；对痹证患者选白芥子、细辛等；对肥胖患者加茯苓、泽泻、陈皮；对脑梗死患者加茯苓、半夏、胆南星、陈皮等。这些都是治痰的范例，能开拓我们治疗老年病痰证的思路。

四、谈谈老年病治疗中要注意的问题

人至老年，随着年龄的增长，机体各脏器功能不断衰退，人体细胞的衰老不断加重，导致各种病理状态的发生。因肾为先天之本，年老病理的出现，常先从肾开始。肾主藏精，女性在 40 岁以后，逐渐失去生殖能力；肾主骨，开窍于耳，到老年，将会出现齿脱，耳聋，各关节疼痛；腰为肾之府，会出现腰背疼痛，弯曲甚至驼背；肾气通于脑，易引起记忆减退，脑萎缩，同时机体各个脏器亦会先后出现不同的功能衰退现象。如果不能重视养生保健，饮食不节，过度疲劳，情绪失常，会促进脏器功能衰退加重。因此作者认为老年病变多是本虚或本虚标实之证，即使和青壮年患同样的病，由于机体本质的不同，在治法上也应注意扶正祛邪，标本兼治，或以扶正治本为主。切忌不顾正气，随意攻邪克伐，致使病未愈而正气已衰，使病情反复，甚至加重，以致促使死亡。这种情况医者不可不慎也。

五、对活血化瘀证的认识及活血化瘀法的应用

目前对血瘀证的认识及活血化瘀法的应用越来越广泛，临床实验研究逐步深入，已成为最有成效，最有活力，最受关注的研究领域之一。作者总结了自己 40 年的临证经验，系统论述了对瘀血的认识和临床应用情况。已知血之来源乃水谷精

微，由脾运化，由肺入心，赖心火化赤而成，行于经隧之中，内灌脏腑，外营肢节，除旧布新，循环不息，乃生命所赖以生存之精微。但心为火脏，火者化生血液以濡养周身。火为阳，赖阴血以养心火，故心火不致过炽而上炎；血液下注，内藏于肝，以备全身之运用。肾为水脏，主全身之气化，肾阳升腾，则水谷精微上升，以济心火；心火下降，又有赖于肾水之上升，此即所谓"水火既济"。然而这种肾水心火升降的动力之所以能源源不绝，关键是依赖脾胃不断摄取、消化水谷，吸收并输送其精微，作为其物质基础，即所谓"后天以养先天"。

夫气为血之帅，血赖气以运行全身上下、内外；血为气之母，气依血以濡润脏腑、肌肤。血液行于经隧之中，通达畅流，不越常轨，故人无病容。若在某种病因作用之下，影响了气血的正常运行，气、血的质和量都会发生异常的变化。盖气、血本属一体，气滞则血瘀，气迫则血走，血脱则气散。因而调血者必行气，行气者必活血。然则治血之法，无论清热消瘀、温经活血、通脉逐瘀、补气祛瘀、软坚散瘀，均应注意理气行气。

瘀血是血液滞于体内的病证，由多种原因引起，亦可成为其他病症的原因，临床表现比较复杂。治疗目的主要是使瘀者得化得行，但化瘀行瘀之法常不同，根据致瘀原因或瘀血致病的不同而辨证施治。

1. 温经化瘀法

用于寒邪内伏，与血相搏结而致气血凝滞，运行不畅。症见腹痛绵绵，日轻夜重，恶寒肢倦，脉沉细弱，舌苔白腻。治宜温经散寒，行气祛瘀。《医宗金鉴》中"泽兰汤"、《医林改错》中"少腹逐瘀汤"、《傅青主女科》中"生化汤""桃核承气汤"均为常用之方。如以生化汤加减：大黄 5g，当归 15g，干姜 8g，肉桂 10g，红花 12g，陈皮 6g，桃仁 10g，茯苓 10g，川芎 10g，山楂 20g，香附 10g。

2. 益气化瘀法

用于气虚推动无力，以致血液运行凝滞，久而成瘀。症见气短懒言，精神倦怠，四肢无力或麻木不仁，面色㿠白，舌质淡而胖嫩，苔白滑或淡黄而润。治宜益气活血。《金匮要略》中"黄芪桂枝五物汤"、《医林改错》中"补阳还五汤"均为常用之方。如以补阳还五汤加减：生黄芪 30g，当归 10g，桃仁 10g，葛根 12g，干地龙 10g，桑枝 30g，川芎 10g，红花 10g，瓜蒌皮 20g，火麻仁 10g，陈皮 10g，赤芍 12g，丹参 20g。

3. 清热化瘀法

用于邪热内袭，营血郁而成瘀。症见目红鼻干，咽痛，舌绛苔少，皮肤瘀点或衄血、便血等。治宜清热理气，凉血化瘀。《医林改错》中"活血解毒汤"、《千金方》中"犀角地黄汤"为常用之方。处方：生地 12g，白芍 10g，丹皮 10g，茜草 10g，黄芩 10g，白茅根 20g，侧柏叶 10g，青皮 10g，丹参 20g，地龙 10g，女贞子 10g。

4. 祛风活血法

用于风湿入络，而为肩臂、腰、腿疼痛等痹证。亦可用于卒中络脉瘀滞而见口眼㖞斜，或风入肌肤而为皮肤瘙痒等。治宜祛风逐湿，活血通络。《伤寒三六书》中"大秦艽汤"、《太平惠民和剂局方》中"四物汤加秦艽天麻汤"、《医林改错》中"身痛逐瘀汤"，均为常用方剂，临证时可随证化裁。处方：川牛膝 20g，秦艽 10g，丹参 20g，没药 12g，白薇 30g，干地龙 10g，香附 12g，川芎 12g，红花 12g，羌活 12g，五灵脂 12g，黄柏 12g。

5. 滋阴祛瘀法

用于阴虚血热，气滞血瘀所致的各种症状，如肝肾阴虚，热入营血，表现为低热起伏，关节疼痛，皮肤瘀斑，头晕、目眩、心悸、肢体麻木，面色萎黄或淡白无华，唇、舌多呈紫暗红苔少，脉沉细数。治宜滋阴凉血，化瘀和胃。常用清营汤，或自拟"滋阴补血汤"。处方：当归 10g，谷芽 15g，红花 10g，生黄芪 20g，虎杖 15g，天冬 12g，麦冬 12g，淫羊藿 10g，黄精 20g，丹参 15g，生地 15g，女贞子 15g，旱莲草 15g。

6. 化瘀消水法

常用于顽固性水肿，包括心肝肾性水肿，甲减致水肿等，或妇女产后，由于饮食冷热失调或寒湿伤于冲任，致气血凝滞，壅遏经隧，经血瘀闭不行，久之血瘀与寒湿酝酿成水气相搏，致一身面目肿胀，治则益气化瘀，利水消肿。常用方有《金匮要略》中"大黄甘遂汤""加味真武汤"，《医宗金鉴》中"小调经散"加红花、丹皮、牛膝等。处方：当归、白芍、没药、桂枝、红花、丹皮各 10g；细辛 3g；泽兰叶 15，怀牛膝 15g，干姜 3g，白术 15g，附片 8g。

7. 行气活血法

用于气滞血瘀证，其症见胸闷胁痛，脘腹作胀，心悸，肢麻，唇、舌色红或紫暗，治宜逐瘀理气，行血开痹，常用方如《医林改错》中"膈下逐瘀汤""血府逐瘀汤"，《临证指南医案·胁痛门》中"加味金铃子散"。处方：赤芍 12g，桃仁 12g，瓜蒌皮 20g，香附 15g，红花 10g，丹皮 12g，当归 12g，怀牛膝 25g，菊花 10g，川芎 12g，延胡索 15g，枳壳 12g，鸡血藤 30g。

8. 泻热逐瘀法

用于体质壮实，瘀热内盛高血压、脑卒中急性期及冠心病，或邪热内陷，瘀热相结，或妇人病温，经水适来，邪热内陷血室，因而搏结不行者。其症见少腹结块硬痛，大便干结，或经水不行，舌质紫暗或有瘀点，脉沉微涩，朝凉暮热，入夜尤剧。治宜泻热逐瘀，佐以和营，常用方《伤寒论》中"桃核承气汤"。处方：桃仁 12g，丹皮 12g，延胡索 15g，川大黄 5g，香附 12g，五灵脂 12g，桂枝 5g，甘草 10g，生蒲黄 12g。

9. 散结逐瘀法

用于久病不愈，络伤血滞，积血成癥；或经水适来，邪热内陷，与血相结，经期遇冷，寒入胞宫，经血凝滞；或七情内扰，气滞血凝，劳热久羁，阴液内伤，津耗血枯，而致血瘀，其症见胁下或少腹癥积成块，或痛或不痛，肌肤干糙粗涩，两目周围灰褐，脉沉细涩结，唇暗红舌暗赤或有瘀斑瘀点，或甲状腺结节、乳腺结节，治宜散结逐瘀，常用方有《金匮要略》中"鳖甲煎丸"、《医宗金鉴》中"血竭散""消瘰丸"等。处方：当归、血竭、赤芍、蒲黄各 6g，莪术 15g，地鳖虫 10g，炒枳壳 10g，鸡内金 10g，延胡索 15g，浙贝母 15g，牡蛎 30g，皂角刺 15g。研细末，每次 6g，每日 3 次。

10. 祛瘀止血法

用于妇科吐衄、经漏，历久不止。除中气下陷、元气不固，大多为瘀血内留，阻碍新血循行之正常轨道，而致月经长期出血不止。症见神疲乏力，面色暗黄，腹胀痛，五心烦热，舌质红有瘀点，唇暗紫，口干不欲饮，脉弦细而涩结。若吐衄患者，则兼有头昏胸闷。治宜祛瘀止血，养阴清热，常用方有《验方新编》中"胶红饮"、《和剂局方》中"凉膈散"去芒硝，减大黄，加茜草等。处方：阿胶 20g，龟甲 15g，乌贼骨 15g，浮小麦 30g，当归 20g，白薇 30g，莲子心 5g，青蒿 10g，茯苓 12g，茜草 10g，蒲黄 10g。

11. 祛痰化瘀法

祛痰化瘀法多用来治疗临床慢性病痰瘀交阻或痰湿血瘀证。痰（湿）、水饮积聚日久皆可致血瘀，反之血瘀日久也常兼痰湿等证，如《金匮要略》所述："血不利则为水。"临床多见糖尿病；冠心病心绞痛，尤其劳力型心绞痛；脑血管意外、急性脑梗死、脑出血、卒中后遗症；慢性肺源性心脏病；慢性肾炎、肾病综合征、IgA 肾病；慢性充血性心力衰竭、心律失常、高血压；血栓闭塞性脉管炎、深部静脉炎、肥胖症、多囊卵巢综合征等多种癥积疑难顽症，治宜益气健脾，化浊祛瘀。代表方药：多选用祛痰与活血化瘀合用的方剂，如加味温胆汤、瓜蒌薤白白酒汤，温利化瘀的桂枝茯苓丸，加味血府逐瘀汤等。处方：陈皮 10g，茯苓 15g，法半夏 10g，枳壳 10g，竹茹 10g，苍术 10g，白术 10g，佩兰 10g，鸡内金 10g，丹参 20g，川芎 10g，生黄芪 40g，荔枝核 10g，山楂 20g，地龙 10g，水蛭 3g。

六、对盗汗病因病机的认识

盗汗自古多认为阴虚所致，《内经》明确指出汗液为人体津液的一种，与血液密切相关，认为血汗同源，血液耗伤的人，不可再发其汗。《景岳全书·汗证》对汗证做了系统的整理，一般情况下自汗属阳虚，盗汗属阴虚。清代叶天士认为，阳虚自汗，治宜补卫气；阴虚盗汗，治宜补阴以营内。病机总属气血阴阳失调，腠理不固。笔者认为，盗汗不可拘泥于阴虚之说，依据病情的变化发展了治疗盗汗的方药，提出了瘀血内阻、肝郁气滞致盗汗的病机特点。

笔者指出随着冠心病、高血压、高血脂、肥胖症等疾病的增多，瘀血内阻、络脉不通的现象增多，如胸痛胸闷、心悸失眠、盗汗。其一，血属于阴，夜也属阴，汗为心之液，入夜盗汗，则说明心气虚，心血不足，胸痛心悸为心脉瘀阻，予益气活血化瘀、敛汗清虚热的药物，是此证型的根本治法。其二，肝郁气滞型，多与情绪有关。随着现代生活节奏的加快，工作紧张、就业困难、升学压力及女性围绝经期的症状特点，一些人自我调节能力偏差，出现情绪急躁，动则发怒，潮热盗汗或烘热汗出，此属中医的肝郁气滞型，多因肝失条达，气失疏泄，肝火偏旺，治疗上宜注意疏肝理气，养心安神，收敛止汗，常以柴胡疏肝散加减调整。

七、谈谈眩晕的分型治则与方药

眩晕为临床常见病。眩致眼花，眼前发黑，晕致头晕，或自觉外界物体旋转，二者同时并见称眩晕。本病多伴有头昏重，耳鸣，两耳时感闭气；望诊多见面色晦暗，甚至黧黑，眼眶周围黑晕，唇色暗红，舌质偏暗红，或有瘀点瘀斑，或有头部外伤史，或久病不愈，致眩晕反复发作。笔者认为眩晕的治疗，调治气血最为重要。常分以下几种证型。

1. 气虚血瘀型

症状：活动劳累后或久病，眩晕加剧，伴有心悸气短，神疲乏力，失眠多梦，易出汗，面色萎黄或晦暗，唇甲暗淡，舌质淡暗，脉细涩。

治法：益气活血。

方药：补阳还五汤加减。赤芍 10g，川芎 10g，当归 10g，地龙 10g，黄芪

30g，桃仁 10g，红花 10g，葛根 20g，丹参 20g，熟地黄 10g，枳壳 10g。

2. 痰湿中阻型

症状：头重昏蒙，视物眩晕，胸闷恶心，呕吐痰涎，或形体肥胖，多寐，舌苔白腻或厚腻，脉濡滑。

治法：化痰祛湿，健脾和胃。

方药：半夏白术天麻汤加减。法半夏 9g，陈皮 10g，白术 15g，苍术 10g，薏苡仁 30g，茯苓 15g，丹参 20g，天麻 10g，川芎 10g，茯神 10g，石菖蒲 10g，远志 10g，葛根 20g。

3. 瘀血阻滞型

症状：头部有外伤史或久病，头晕或兼头胀头痛，视物昏花或伴恶心呕吐，善忘，舌质暗红，有斑点，脉细涩。

治法：活血通窍，祛瘀生新。

方药：通窍活血汤加减。川芎 10g，赤芍 10g，红花 10g，白芷 10g，石菖蒲 10g，当归 10g，地龙 10g，全蝎 5g，黄芪 20g，三七粉 4g，丹参 20g。

4. 痰瘀闭阻型

症状：眩晕常伴有头痛，痛有定处，胸脘满闷，纳呆恶心，舌淡暗，苔白腻，脉滑或滑数。

治法：健脾祛痰，化瘀止痛。

方药：温胆汤合血府逐瘀汤加减。黄芪 30g，桃仁 10g，赤芍 10g，当归 10g，红花 10g，枳壳 10g，柴胡 10g，茯苓 10g，半夏 9g，陈皮 10g，川芎 10g，竹茹 10g，石菖蒲 10g，胆南星 10g，丹参 20g，白术 15g。

综上，眩晕既有实证，又有虚证或虚实夹杂证，这是眩晕反复发作，迁延不愈的重要因素，临证必须详辨体质虚实，辨证选药，方可奏效。

第二节　医案

医案及医者临证辨证施治之笔录，记录时虽简略，却能让人温故知新。医案较为具体地描述了患病的情况，寓深奥于通俗，寓医理思辨。好的医案有指点迷津之作用，作者临证以来，每有所思所获，学习先贤，常常记录，除自己温习之用，也供读者参考。

一、项痹（颈椎病）

★ **病案**：嵇某，男，63岁。1989年2月1日初诊。

临床表现：反复头晕肩痛、双手麻木5年，工作劳累情绪紧张时好发病，伴纳呆乏力，腰痛重。视其形体偏胖，舌质偏暗红，苔黄腻，脉弦滑，颈椎CT示：颈椎椎间盘突出，骨质增生。

西医诊断：颈椎病。

中医诊断：项痹，肝气郁结夹有痰瘀。

治法：疏肝解郁，健脾活血。

处方：二陈汤合丹栀逍遥散加减。白术10g，白芍15g，当归10g，茯苓10g，牡丹皮10g，薄荷10g，柴胡10g，陈皮10g，半夏12g，栀子10g，薏苡仁30g，红花10g，三七4g，甘草10g。10剂。

二诊：手麻、肩痛好转，仍有头晕，原方茯苓增至20g，加川芎10g，葛根20g。继服10剂。

三诊：头晕、手麻渐消除。以原方加减治疗2个月而病愈。

【按语】颈椎病病因复杂，外感、内伤皆可引发。本例患者发病与情绪紧张、工作劳累相关，且伴纳呆乏力，形体偏胖，舌苔黄腻，脉弦滑。考虑病变主要在肝脾两脏，情绪波动与肝气不舒有关；消化系统症状与脾虚有关。而久病必有痰瘀，且患者形体胖，也为痰湿之体。肩痛、手麻木为痰瘀之症。《丹溪心法·头眩》有"无痰不作眩"之论，故治疗上拟疏肝解郁，养血活血，健脾祛痰。方中柴胡疏肝解郁，使肝气条达；当归养血和血，白芍酸苦微寒，养血敛阴柔肝缓急；归、芍与柴胡同用，补肝体而助肝用，使血和则肝和，血充则肝柔；木郁不达易致脾虚不运，故以白术、茯苓、甘草健脾益气。既能实土以御木，又使营血生化有源；加薄荷、栀子疏散郁结之气，透达肝经郁热；牡丹皮、红花、三七粉活血化瘀；入半夏、陈皮燥湿化痰、薏苡仁清利痰湿；甘草调和诸药。诸药合用，使肝郁得解，血虚得养，脾虚得复，痰瘀得化，气血兼顾，肝脾同调，故疗效显著。二诊加川芎、葛根意在活血舒筋，通脑络。

笔者对于颈椎病伴眩晕，常加天麻、钩藤、菊花以化痰降逆，涤痰利湿。对颈部肌肉僵硬者多加川芎10g、葛根20～30g以解痉舒筋，通行经络；除中药内服外，建议患者配合针灸推拿等手法治疗，可很快缓解肌肉痉挛，促进颈背部血液循环，改善椎动脉供血。

二、乳癖（乳腺增生）

★ **病案1**：杨某，女，26岁。1996年2月24日初诊。

临床表现：1996年元月，因学习紧张，情绪不佳，自觉右侧乳房胀痛，B超示：右乳腺小叶增生，服用小金丸，疗效不佳。现右乳房胀痛，每因学习紧张，劳累或月经来潮前症状明显加重，平时性情较为急躁，舌质淡红，苔薄黄，脉弦数。查体示右乳房外上侧可触摸到2个花生米大小的结节，表面光滑，推之可动。

西医诊断：乳腺增生症。

中医诊断：乳癖，肝郁痰凝，脉络不畅。

治法：化痰软坚，理气活血通络。

处方：自拟清癖汤。蒲公英30g，橘核20g，郁金20g，鳖甲6g，三棱10g，夏枯草30g，香附15g，薏苡仁20g，瓜蒌皮20g，白芍20g，柴胡10g，当归10g，王不留行20g，白芥子6g，清半夏10g。10剂。

二诊：自觉结节变软，胀痛减轻，舌脉同前。原方加天冬10g，又服10剂。

三诊：乳房胀痛、结节基本消失。

【按语】本例患者因平素性情急躁，学习压力大，致情志内伤，肝气郁结，痰瘀凝于体内，积聚于乳房络脉，致局部结块，乳房胀痛，且每于情绪波动，月经来潮前加重。乳房为肝经循行部位，其舌苔、脉象也为肝郁痰凝之象。方中当归、白芍补肝体，助肝用；柴胡、香附、郁金疏肝解郁；橘核、鳖甲、半夏、白芥子、王不留行、当归、三棱、薏苡仁化痰软坚，活血通络；蒲公英清热解毒；夏枯草清肝火，散郁结；瓜蒌皮清热化痰，利气宽胸。诸药合用，共奏疏肝解郁，化痰软坚，活血通络之功。若疼痛重者，加延胡索15g；失眠者，加夜交藤15g，合欢皮15g。

★ **病案2**：李某，女，28岁。1979年6月26日初诊。

临床表现：近半年反复出现两侧乳房胀痛，多为经前加重、经后减轻，伴有心烦易怒，胸胁胀满。触诊：右乳房上侧可触及13mm×8mm包块，推之可动。舌质淡红，苔薄白，脉弦滑。B超示右乳房内上象限实性结节。

西医诊断：乳腺结节。

中医诊断：乳癖，肝郁气滞，瘀血阻络型。

治法：疏肝理气，活血化瘀。

处方：逍遥散加减。当归 10g，白芍 15g，柴胡 10g，牡丹皮 10g，白芥子 10g，郁金 20g，王不留行 15g，黄芩 10g，甘草 10g，香附 20g，青皮 10g，鳖甲 10g，浙贝母 15g，川芎 10g，天冬 10g，皂角刺 15g。10 剂。

二诊：两侧乳房疼痛减轻，但经前仍有胀闷不舒，原方加橘核 10g，泽兰 20g，延胡索 15g，陈皮 12g 以行气活血止痛，去天冬，再服 10 剂。

三诊：乳房胀痛消失，B 超示：结块大小 10mm×8mm，二诊方去黄芩，加谷芽 20g 护胃，又服 10 剂。后以原方加减治疗 3 个月而病愈。

【按语】患者反复出现乳房胀痛，且与月经周期、情绪波动有关。两侧乳房为肝经循行部位，情绪波动与肝气不舒有关。乳房内结节为痰瘀凝结，积聚于乳房脉络，血行不畅，致局部结块，故诊为肝郁气滞夹有痰瘀型，治宜疏肝理气，化痰软坚，活血通络。方中当归、白芍养血柔肝，补肝体，助肝用；柴胡疏肝解郁，黄芩助柴胡清少阳之邪热；白芥子、浙贝母祛痰，利气散结；郁金、王不留行、皂角刺、牡丹皮、川芎行气解郁，活血止痛；郁金与鳖甲合用通经活络，祛瘀散结作用增强；香附、青皮疏肝理气，与活血药合用，破气散结，化滞之力更强；天冬顾护肝阴，防活血行气药伤阴；甘草调和诸药。诸药合用，共奏疏肝理气，化痰散结，活血通络之功效。

三、消渴病（糖尿病）

★ **病案 1**：潘某，男，48 岁。1992 年 5 月 16 日初诊。

临床表现：患者 1985 年起出现多饮、多食、多尿、消瘦。每日食米饭、馒头 1000g，饮水 2～3 水瓶，每昼夜小便 8～9 次。查尿糖（＋＋），空腹血糖 9.1mmol/L，餐后 2h 血糖 19.4mmol/L。血流变学检查：全血比黏度高切 8.56，低切 13.5，血浆比黏度 2.36，血细胞比容 72%。曾长期服用消渴丸或格列齐特，症状不见缓解。1992 年 5 月 16 日，诉近 2 个月除上述症状加重外，伴有疲乏无力，心悸，口干口苦，头晕目眩，全身散在小疖疮。舌质暗红，有瘀斑，舌下脉络粗长，苔白腻，脉细数。

西医诊断：糖尿病。

中医诊断：消渴病，气阴亏虚夹血瘀型。

治法：益气活血，养阴清热。

处方：生地 10g，山药 20g，牡丹皮 10g，茯苓 10g，白术 10g，赤芍 10g，白芍 10g，玄参 10g，当归 15g，天花粉 15g，党参 20g，生石膏 20g，金银花 20g，生黄芪 30g。服 14 剂。同时每日静滴丹参注射液 20mL，治疗 2 周。

二诊：5 月 30 日，药后患者诉"三多"症状控制，每日主食 400g，小便每日 5 次，心悸头晕好转，舌质瘀斑消退，但仍觉疲乏无力。原方加黄芪 30g，黄芩 10g，黄连 10g，桑叶 10g，继服 1 月。药后复查尿糖（＋），餐后 2h 血糖 10mmol/L，体重增加 3kg，全血比黏度高切 6.51，低切 10.21，血浆比黏度 2.03，血细胞比容 63.5%。

三诊：6 月 28 日，药后空腹血糖降至 8.4mmol/L，尿糖（－），二诊方加芡实 10g，再服 14 剂，之后以此方加减治疗 3 个月，空腹血糖降至 7mmol/L。

【按语】本例病史较长，临床"三多一少"及瘀血症状明显。方中白术、茯苓、党参、黄芪健脾益气，使肺气布津，心气得以推动血液运行；当归、赤芍、牡丹皮凉血活血；生地、天花粉、生石膏生津止渴、清肺胃热；玄参滋阴清热；山药、白芍养脾阴、滋肾阴；金银花清热解毒消疖疮；黄芪有益气托毒生肌之功，二诊加黄芩、黄连意在清热燥湿，降糖，桑叶清热凉血，明目。现代药理学研究证实，三药有良好降糖效果。诸药合用有益气祛瘀，养阴清热之效。糖尿病患者的血瘀程度随血液黏度增高而加重，观察全血黏度升高，受血细胞比容、红细胞聚集性、红细胞变形性及血浆黏度的影响，进一步揭示了糖尿病多有血瘀的内在病理。而补气药能够增强活血化瘀的效应，活血药则能降低血小板与红细胞聚集性，改善微循环及血液黏稠度，为益气活血法提供了依据。

★ **病案 2**：黄某，男，42 岁。2021 年 2 月 28 日初诊。

临床表现：患者发现血糖升高 5 年，诉平素多食，多饮，多尿，形体消瘦，自觉整日疲劳乏力，舌质嫩红伴少许瘀点，苔黄腻，脉细数。检查空腹血糖 9.06mmol/L，餐后血糖 12.0mmol/L。

西医诊断：糖尿病。

中医诊断：消渴病，气阴两虚型。

治法：益气养阴。

处方：自拟降糖饮加减。北沙参 15g，黄芪 25g，白芍 15g，麦冬 10g，黄芩 10g，山药 20g，知母 10g，丹参 20g，地龙 10g，生地 15g，白术 15g，山茱萸 15g，黄连 10g。10 剂，水煎服，早晚各一次。

恩格列净 10mg/次，每日 1 次；阿卡波糖 50mg/次，每日 3 次。

二诊：2021 年 3 月 14 日，患者诉服药后，疲劳乏力稍有好转。近又出现颈项部、背部、髋部皮肤瘙痒明显，舌红，苔厚腻，脉细数。3 月 13 日查空腹血糖

8.81μmol/L。调整处方：苍术 15g，黄芪 30g，薏苡仁 30g，白术 15g，白鲜皮 15g，地肤子 20g，蝉蜕 10g，徐长卿 15g，苦参 20g，地龙 10g，山茱萸 15g，黄连 10g，黄芩 10g。14 剂，水煎服，早晚各一次。

恩格列净 10mg/次，每日 1 次；阿卡波糖 50mg/次，每日 3 次。

三诊：2021 年 3 月 29 日，患者诉服药后皮肤瘙痒消失，仍有乏力感，舌脉同前。处方：中药降糖饮原方加葛根 20g，太子参 15g。又服 14 剂，水煎服。西药上方改格列齐特 60mg/次，每日 1 次，停用恩格列净。

四诊：2021 年 4 月 14 日，患者诉乏力明显好转，血糖维持良好。以此方调整 6 月而病情稳定。

【按语】患者糖尿病，辨证为气阴两虚证。方中北沙参养阴清肺，益胃生津；山药具有补脾胃，益肺肾的功效，作用缓和，既能补气又能养阴，滋而不腻，为平补脾胃常用之品；生地、知母清热泻火，滋阴润燥；麦冬养阴生津；白芍敛阴止汗，柔肝止痛；黄芪、白术补气升阳，健脾；黄芩、黄连清热燥湿；山茱萸补益肝肾。患者气阴两虚，久之血液运行不畅，致血瘀，加丹参、地龙活血通络。共奏益气养阴、活血化瘀之效。二诊患者症状好转，但身体瘙痒，调整处方，加用白鲜皮、地肤子、蝉蜕、徐长卿、苦参等药健脾祛湿，祛风止痒，效果甚佳。

四、消渴痹证（糖尿病下肢血管病变）

★ **病案**：杨某某，男，55 岁。2021 年 1 月 4 日初诊。

临床表现：发现糖尿病 10 年，近一月出现双下肢麻木疼痛，爬山活动受限，行走时双足底刺痛，伴神疲乏力，头晕，口干口黏，阳痿，现双下肢及足部皮肤颜色发暗红，远端及双足皮肤有瘀斑，双下肢轻度水肿，皮肤发凉。体检：血压 150/80mm/Hg，神清，精神差，舌质紫暗，边有齿痕，舌苔白腻，脉细数。双下肢血管彩超显示：双下肢动脉硬化伴斑块形成，右侧 5mm×4mm×3.5mm，左侧 7.4mm×2.4mm。空腹血糖 7.4mmol/L，餐后血糖 12mmol/L，糖化血红蛋白 6.8%，TG 3.2mmol/L，TC 5.8mmol/L，LDL 3.4mmol/L。

西医诊断：糖尿病。

中医诊断：消渴病，气阴两虚，瘀阻脉络型。

治法：益气养阴，活血通络。

处方：活络效灵丹加味。生地 10g，北沙参 15g，白芍 15g，知母 10g，鸡血藤 20g，桂枝 10g，制乳香 10g，制没药 15g，地龙 10g，当归 10g，甘草 6g，黄芪

30g。10 剂，一日两次，饭后服药。

二诊：2021 年 1 月 14 日，诉服药后头晕，口干口黏较前好转，仍有乏力，四肢发凉，肢体远端麻木，双足底刺痛，舌脉同前。原方加延胡索 20g，淫羊藿 10g，继服 14 剂。

三诊：2021 年 1 月 30 日，服药后下肢麻木疼痛减轻，体力较前增强，原方加丹参 20g，山楂 20g，又服 14 剂。

四诊：2021 年 2 月 14 日，此后以本方加减治疗 3 个月，服药后体力增强，下肢麻木疼痛基本消除，惟走路有疼痛感，原方加水蛭 3g，白芥子 10g，又服 14 剂。复查血糖血脂正常。

【按语】该患者有糖尿病、高血压等基础疾病，病史较长，症状多端，累及下肢血管，形成斑块，实为难治病。而久病阴伤津耗，瘀血阻络，形成虚实夹杂证。方中黄芪、北沙参益气生血；乳香、没药活血止痛，消肿胀；当归、白芍、鸡血藤养血敛阴，活血止痛，与乳香、没药配伍，化瘀止痛作用增强；桂枝温阳活血通经络；地龙通络利尿；生地、白芍、知母滋养阴液；甘草调和诸药。二诊中加淫羊藿意在补肾壮阳；延胡索、丹参加强活血止痛之功。四诊中加水蛭加强化瘀通络之力，加白芥子化痰散结。全方合用益气活血，通络止痛，养阴生津，实乃标本兼治之方，药症相符，疗效满意。

五、消渴合并湿疮（糖尿病皮肤瘙痒）

★ **病案**：王某某，男，85 岁。 2021 年 6 月 4 日初诊。

临床表现：患糖尿病 18 年，近 1 月出现双上肢、胸、背部皮肤瘙痒，遇热皮肤瘙痒加重，刻诊：皮肤见抓痕，皮色偏暗红，视舌质偏暗红，舌下静脉增粗扭曲，苔白腻，脉细滑。近查空腹血糖 7～8mmol/L，餐后血糖 11～13mmol/L，HbA_1C：6.69%。

西医诊断：糖尿病合并皮肤瘙痒。

中医诊断：消渴合并湿疮，气阴两虚，湿热蕴肤型。

治法：祛风止痒，益气养阴，活血化瘀。

处方：黄芪 30g，苍术 15g，苦参 20g，黄柏 10g，地肤子 20g，紫草 10g，防风 10g，怀牛膝 20g，苍耳子 10g，丹参 20g，黄芩 10g，白芍 15g，土茯苓 20g，薏苡仁 15g，白鲜皮 15g，徐长卿 20g，蛇床子 10g。10 剂，日一剂。

口服格列齐特、阿卡波糖降血糖。

二诊：2021 年 6 月 24 日，服药后，瘙痒明显好转，原方减薏苡仁，加蝉蜕 10g，乌梢蛇 10g，继服 14 剂。

三诊：2021 年 7 月 20 日，诉服药则瘙痒消失，停药又发作，且性格急躁，舌脉同前。二诊方加柴胡 10g，郁金 20g，又服 20 剂。皮肤瘙痒好转，嘱注意情绪稳定，少食易过敏食物，为巩固疗效，又服 10 剂。

【按语】皮肤瘙痒在糖尿病中很常见。本病易发生于秋冬干燥季节。典型临床症状为局部或全身皮肤瘙痒，夜间加重，严重影响患者身心健康及生活质量。皮肤瘙痒发生后易导致自主神经功能紊乱，从而降低了患者的排汗量，最终导致细菌、真菌等病原微生物在皮肤表面繁殖，进而引起局部或全身皮肤感染。该患者属中医消渴病，风湿瘙痒，处方以四妙散加减，四妙散（苍术、黄柏、牛膝、薏苡仁）加土茯苓清热燥湿，引湿下行；加苦参、黄芩、地肤子、苍耳子、白鲜皮、徐长卿、蛇床子清热利湿，祛风止痒；白芍、丹参、紫草凉血活血；重用黄芪扶助正气，取"正气存内，邪不可干"之意。全方合用使阴血得养，湿热去除，瘙痒消除，人体抗病能力增强，病情缓解。

六、胃痛（慢性胃炎）

★ **病案**：郭某，男，30 岁。 1992 年 6 月 20 日初诊。

临床表现：患者反复胃脘部疼痛 6 年，伴胀满不舒，神疲乏力，形寒纳差，嗳气反酸，每于情绪紧张、受凉、工作劳累、饮食不节而发作。曾服用胃复康、多潘立酮不见缓解。胃镜示浅表性胃炎、十二指肠球部溃疡。视其面色萎黄，形体消瘦，舌质暗红，舌下脉络增粗扭曲，苔白腻，脉弦偏细。

西医诊断：慢性胃炎。

中医诊断：胃痛，气虚血瘀型。

治法：益气活血，健脾止痛。

处方：党参 20g，黄芪 20g，丹参 15g，延胡索 15g，白术 10g，陈皮 10g，柴胡 10g，甘草 10g，姜半夏 10g，桂枝 10g，茯苓 10g，香附 10g，蒲公英 20g，麦芽 20g，砂仁 6g。10 剂。

二诊：服药后胃疼痛缓解，舌质暗红减轻，惟食后嘈杂泛酸。原方加煅牡蛎 20g，白及 6g，煅瓦楞子 20g，续服 10 剂。

三诊：患者胃中痛胀全消，胃酸消除，胃纳增加，体质增强，为巩固疗效，续服 7 剂。

【按语】本例患者胃痛长达6年。胃为多气多血之腑，胃痛初起，多在气分，迁延日久则深入血分，久病胃络受伤。方中重用党参、黄芪、白术、甘草益气健脾；桂枝温通胃络；丹参、延胡索活血化瘀止痛；蒲公英消炎止痛；香附、陈皮、砂仁燥湿温中，行气止痛；柴胡疏肝解郁；麦芽调和胃气；姜半夏降逆止呕、健脾和胃。二诊中加白及意在收敛止血，消肿生肌；瓦楞子制酸止痛；煅牡蛎收敛固涩。不少学者从胃镜中发现慢性胃炎的胃黏膜多有血瘀表现，运用益气化瘀法治疗后，明显改善了胃黏膜病灶区的血液运行和组织营养状况，增加了胃黏膜防护因子和屏障功能，促进了慢性炎性病变的恢复。该病例表明，慢性胃炎病程较长，机体在与疾病斗争过程中，正气不断被消耗，容易形成气虚血瘀局面。由于气病与血病之间的病理影响较为复杂，故此法适用于气虚致血瘀或气虚血瘀并见的病证。还应注意辨气血虚实，通补兼施，掌握益气化瘀的侧重与相互配伍，同时因证制宜配用其他疗法，如针刺、艾灸法。

七、瘿病（甲状腺结节）

1. 甲状腺结节

★ **病案1**：孙某某，女，37岁。 2020年11月17日初诊。

临床表现：患者发现甲状腺结节3年。B超示右侧甲状腺结节如蚕豆大小，7mm×4mm（TIRADs-3级），查甲状腺功能正常。平素性情急躁，动则易怒，颈部有胀痛，胃纳欠佳，舌红，苔薄腻，脉细弦。

西医诊断：甲状腺结节。

中医诊断：瘿病，肝气郁结，痰瘀胶结。

治法：理气疏肝，化痰消瘿。

处方：海藻玉壶汤合消瘰丸加减。夏枯草20g，昆布10g，海藻10g，黄芪20g，浙贝母15g，蜂房10g，煅牡蛎30g，鳖甲10g，郁金10g，法半夏9g，陈皮10g，柴胡10g。7剂，水煎服，早晚各1剂。

二诊：2020年11月25日，服药后疼痛减轻，肿块未见明显改变，仍有烦躁易怒，舌脉同前。中药原方加牡丹皮10g，连翘20g，谷芽20g。14剂。加强祛瘀凉血，清热降火之力。

三诊：2020年12月20日，药后胃纳尚可，情绪较前平稳，仍可触及结节，二诊方加橘核10g，海浮石15g，加强软坚散结，继服14天。

四诊：2021年2月10日，诉药后烦躁易怒消除，肿块稍见缩小，以原方加减治疗 2 月余，包块缩小，B 超显示右侧结节 5mm×3mm（T1RADs-2 级），边界清晰。

【按语】甲状腺结节发病多为女性。年龄常在 40 岁左右，实性较大结节有癌变可能。本病属于中医瘿病的范畴，常由于忧思郁怒，肝气郁结，脾失健运，气滞痰凝而成。《诸病源候论》指出：瘿病的病因主要是情志内伤及水土失宜。故常用理气解郁，化痰软坚之法，取海藻玉壶汤合用消瘿丸加减而治之。方中浙贝母、牡蛎、昆布、海藻、法半夏化痰软坚散结；柴胡、陈皮、郁金疏肝理气解郁；黄芪益气健脾、蜂房、鳖甲增强活血化瘀，消瘿散结之功；夏枯草清热泻火散结。三诊中加橘核、海浮石意在清肺化痰，软坚散结。全方共奏软坚化痰，行气解郁，消瘿散结之功。本方特点是集化痰软坚散结药物于一方，对瘿病有消散结节、祛痰化瘀作用，但多服此药，易影响脾胃的运化功能，同时又易出现气虚的现象，故在此方中常加入益气健脾药如黄芪，既可益气健脾，又可减少他药的寒性，加谷芽护胃，使之不至于阻碍运化而影响疗效。

★ **病案 2**：刘某某，女，26 岁。 2020 年 7 月 15 日初诊。

临床表现：平素性情急躁，今年体检发现甲状腺结节，自觉颈前有紧束感，甲状腺 B 超显示甲状腺双叶结节 T_1RADS-3 级，左叶 10mm×7mm，右叶 3mm×1.5mm，甲状腺功能正常，舌质偏红，苔黄腻，脉细滑。

西医诊断：甲状腺结节。

中医诊断：瘿病，肝郁痰凝型。

治法：疏肝解郁，化痰散结。

处方：柴胡疏肝散加减。黄芪 20g，夏枯草 20g，黄芩 10g，柴胡 6g，浙贝母 10g，牡蛎 20g，鳖甲 10g，半夏 9g，海藻 10g，陈皮 6g，连翘 20g，丹参 20g，薏苡仁 30g，白芍 10g。14 剂。

二诊：2020 年 7 月 29 日，诉服药后自觉颈前紧束感减轻，心情稍舒畅，舌质红，苔厚腻，脉细滑，原方加苍术 10g，泽泻 20g，冬瓜子 20g，茯苓 15g，又服 14 剂。

三诊：2020 年 8 月 13 日，诉服药后自觉甲状腺结节缩小，颈前紧束感消失，心情舒畅，为巩固疗效，原方继服 14 剂。患者间断服药三个月后再行甲状腺 B 超检查提示甲状腺结节缩小，左叶 7mm×5mm，右叶结节消失。

【按语】该患者甲状腺结节，病因主要是肝气郁结，肝火上炎，脏腑不调，气结痰凝而成。治宜疏肝解郁，软坚散结。方中夏枯草、浙贝母、连翘解毒化痰，散结消肿；牡蛎、鳖甲、半夏、海藻消痰软坚散结，柴胡疏肝解郁；与上药配伍使结节消散，气机通畅；薏苡仁健脾利湿；黄芪补气固表；黄芩泻火解毒；陈皮理气健脾，燥湿化痰；丹参、白芍凉血活血消结。诸药合用共奏健脾消痰，软坚散结，疏肝理气，活血化瘀之功，药证相符，诸症渐愈。

★ **病案 3**：棃某某，女，46 岁，安徽省宿松县人。 2019 年 3 月 20 日初诊。

临床表现：诉半年前去外地医院做甲状腺结节手术，术后出现了喉中持续哮鸣音，声音响亮，在 30 米外都能听到其哮鸣声，音嘶哑，咽干燥，夜卧不安，严重影响自己及家人的睡眠，服西药 6 个月后无效，转投中医诊治。视其面色黄白，形体消瘦，精神疲惫，稍动则气喘，舌尖红，苔薄，脉细滑。复查血常规：Hb 8.5%；RBC $3.2×10^{12}$/L。

西医诊断：甲状腺结节术后并发症。

中医诊断：瘿病，肺气虚弱，毒瘀互结。

治法：益气养血，养阴平喘，清热解毒。

处方：黄芪 30g，黄精 15g，当归 10g，熟地 10g，白芍 10g，川芎 10g，蒲公英 20g，连翘 20g，金银花 20g，芦根 30g，石斛 15g，地龙 10g，鱼腥草 30g，玉竹 15g。14 剂。

二诊：2019 年 4 月 10 日，诉服药后，喉中哮鸣音明显减轻，体力增强，但停药又发作，舌脉同前，中药原方加太子参 10g，麻黄 3g，浙贝母 15g，玄参 10g。又服 14 剂。

三诊：2019 年 4 月 25 日，药后哮鸣音消除，夜能安卧，精神好转，舌质红苔薄，脉细数，为巩固疗效，又服药 14 剂，之后回信，中药处方间断服用 2 月，病情稳定，未再发作。

【按语】该患者考虑为甲状腺手术不当，导致喉返神经受损，出现喉中持续哮鸣音，声音嘶哑，伴明显口干咽干，贫血貌，容易疲劳。诊为甲状腺结节术后哮喘，证为肺气虚弱，毒瘀互结。方中用四物汤（当归、熟地、白芍、川芎）加黄精、黄芪补气补血，扶助正气。因患者术后体虚，又未能休养恢复，致邪毒入侵，故气喘、咽干等症状加重。方中加蒲公英、连翘、金银花、鱼腥草清热解毒，祛邪散结；入地龙清热平喘，活血通络，本药能扩张气管，解除喉中痉挛，有良好的平喘，治喉痹的作用，与当归、白芍配伍养血活血化瘀功效增强。入芦根、石斛、玉竹养阴清热，生津止渴，滋润咽喉。二诊时加太子参以增强体质，提高免疫；配麻黄宣肺平喘，浙贝母、玄参清热散结，与地龙合用，疗效增强。

2. 亚急性甲状腺炎

★ **病案 1**：王某某，女，40 岁。2021 年 5 月 11 日初诊。

临床表现：患者发现亚急性甲状腺炎 3 个月，初期发热（37.3～37.8℃），咽部颈部疼痛，可触及淋巴结。查血常规：WBC 6.3×10^9，N 75%，血沉 78mm/h，FT_3、FT_4 正常，舌质红，苔白，脉细滑。曾服西药泼尼松 10mg/次，每日 3 次；布洛芬 0.3mg/次，每日 2 次，服药后疼痛止，停药则又发，故求中医诊治。

西医诊断：亚急性甲状腺炎。

中医诊断：瘿病，热毒瘀阻型。

治法：清热解毒，凉血化瘀，散结止痛。

处方：五味消毒饮加减。蒲公英 20g，紫花地丁 15g，连翘 20g，野菊花 15g，金银花 15g，白花蛇舌草 15g，柴胡 10g，黄芩 10g，板蓝根 15g，夏枯草 20g，丹参 20g，地龙 10g，延胡索 20g，白芍 15g，青蒿 15g。14 剂。

二诊：2021 年 5 月 25 日，诉服药后发热渐消，疼痛缓解，仍有口干咽干痛，舌脉同前，原方加石斛 15g，天花粉 15g，又服 14 剂。

三诊：2021 年 6 月 10 日，诉服药后疼痛缓解，咽干减轻，淋巴结缩小。为巩固疗效，又服 14 剂。

【按语】亚甲炎的发病与病毒感染有关，属中医"温病、瘿病"范畴，多由于劳倦过度，正气受损，加之感受外邪致病。病机特点是由于风热疫毒外袭，引动肝胆伏火，致邪留少阳或阳明经络，临床常见寒热往来，或身热起伏，咽部、颈部疼痛，治疗应以清热解毒，清降肝火，凉血活血为主，方中配伍大队解毒药蒲公英、紫花地丁、连翘、野菊花、板蓝根、金银花、白花蛇舌草清热解毒；柴胡、黄芩、夏枯草疏肝清热，消肿散结；丹参、地龙、青蒿凉血活血，清虚热，配延胡索、白芍活血止痛，二诊加石斛、天花粉养阴生津润燥，方药相符，故疗效显著。

★ **病案 2**：黄某某，女，28 岁。2018 年 2 月 23 日初诊。

临床表现：患者诉颈部及耳后部胀痛伴咽部不适 2 月余。2 月前因感冒咳嗽，加之工作压力大，出现颈前及耳后肿胀疼痛，咽部不舒，低热，体温在 37.5～38℃，心烦，胸胁胀满，曾服泼尼松一月，症状缓解，停药又发。至今仍有颈部甲状腺隐痛，咽部不适，胸闷，急躁易怒，纳差。患者就诊时，甲状腺轻度肿大，压痛（+），舌质红，苔少，脉细滑。甲状腺彩超：甲状腺右叶见数个片状低回声区，边界不清，内部回声欠均匀，血流较丰富。血沉：43mm/h。

西医诊断：亚急性甲状腺炎。

中医诊断：瘿病，气郁痰凝证。

治法：清热解毒，理气化痰，活血散结。

处方：消瘰丸合柴胡疏肝散加减。浙贝母 15g，北沙参 10g，玄参 15g，柴胡 10g，黄芩 10g，陈皮 10g，白芍 15g，枳壳 10g，川芎 10g，竹茹 10g，甘草 6g，蒲公英 20g，瓜蒌皮 5g，夏枯草 20g，栀子 10g，丹参 20g。14 剂，每日 1 剂，两次分服。

二诊：2018 年 3 月 9 日，患者诉服药后颈部疼痛减轻，再无发热，舌脉同前，复查血沉：14mm/h。上方加虎杖 15g，白花蛇舌草 15g，继服 14 剂。

三诊：2018 年 3 月 23 日，颈部不适症状完全消失，复查血沉正常，6mm/h。二诊方减栀子、瓜蒌皮，加黄芪 20g，继服 28 剂。

【按语】亚急性甲状腺炎常见表现为颈前疼痛，压痛，伴有发热，血沉增快。该患者在感冒后出现颈部、耳后部位的疼痛，发热反复发作，考虑与病毒感染，免疫功能下降有关。方中浙贝母化痰散结；夏枯草清热散结；柴胡、枳壳、芍药、甘草、川芎、陈皮疏肝理气，活血止痛；丹参活血凉血；黄芩、蒲公英清热解毒；咽部不适，加竹茹、玄参、北沙参养阴清热，解毒化痰；心情烦躁，胸闷不舒入栀子、瓜蒌皮清热除烦，化痰理气。全方共奏清热解毒，化痰散结，行气活血之功。

3. 慢性甲状腺炎

★ **病案**：郑荣兰，女，25 岁。 2017 年 2 月 3 日初诊。

临床表现：诉今年体检发现甲状腺功能异常，查 TSH：2.9μIU/mL，TPOAb＞1000IU/mL，TGAb＞1000IU/mL；甲状腺 B 超示：双侧甲状腺弥漫性损害。自诉时有颈部不适，发胀发紧，头晕，嗜睡，口干心烦，平素痰量不多。视双侧甲状腺肿大，质韧。舌红，苔白腻，脉细滑。

西医诊断：慢性甲状腺炎。

中医诊断：瘿病，气郁痰阻型。

治法：理气解郁，化痰散结。

处方：加味消瘰丸。黄芪 20g，白术 10g，浙贝母 10g，牡蛎 30g，玄参 10g，北沙参 10g，法半夏 9g，皂角刺 20g，夏枯草 15g，三棱 10g，莪术 10g，女贞子 10g，薏苡仁 20g，蜂房 10g。7 剂，每日一剂，分两次服。

西药予以硒酵母 100μg/次，每日两次。

二诊：2017 年 2 月 10 日，诉服药后头晕、口干好转，颈部较前舒适，原方加墨旱莲 10g，海藻 10g，山慈菇 10g，继服 14 剂。

三诊：2017年2月24日，服药后自觉颈部不适感明显好转，头晕消失，二诊方继服14剂。后以此方加减治疗3个月，复查TPOAb＞460IU/mL，ATGAb＞510IU/mL，颈部发胀症状消失。

【按语】该患者诊断为慢性甲状腺炎，该病属自身免疫性疾病。中医证属"瘿病"范畴，气郁痰阻型。气机郁滞，痰浊壅遏于颈部，故颈前正中肿大，质韧不痛。痰浊蒙蔽清窍，故见头晕、嗜睡。治疗上宜理气解郁，化痰消结，酌加提高自身免疫功能性药物。方中黄芪、白术补气健脾；浙贝母、牡蛎、夏枯草、海藻、山慈菇化痰软坚，散结消肿；三棱、莪术行气活血止痛；玄参清热凉血，解毒散结；北沙参养阴生津；半夏燥湿化痰，消痞散结；墨旱莲滋补肝肾；薏苡仁健脾利湿；蜂房、皂角刺解毒软坚，散结化痰。全方合用，共奏理气解郁，化痰散结之效。

4. 甲状腺功能亢进

★ **病案1**：李某某，女，19岁。2021年7月4日初诊。

临床表现：患甲状腺功能亢进2年，平素性情急躁，心烦易怒，多汗，目突手颤，心悸，失眠，脉弦细数，多次查血T_3、T_4升高，TSH：$0.0025\mu IU/mL$，肝功能：ALT：$50U/L$，甲状腺肿大Ⅱ°，质韧。视舌质红，苔薄，脉弦细数。一直服用西药甲巯咪唑10mg/次，每日2次，普萘洛尔10mg/次，每日3次。

西医诊断：甲状腺功能亢进症。

中医诊断：瘿病，阴虚痰凝型。

治法：育阴潜阳，软坚散结。

处方：消瘰丸合鳖甲汤。生地10g，女贞子15g，北沙参10g，麦冬10g，生牡蛎30g，浙贝母10g，海藻10g，白芍15g，夏枯草20g，柴胡10g，郁金15g，鳖甲10g，陈皮10g，连翘20g，垂盆草30g，五味子10g。10剂，日1剂。

西药予甲巯咪唑、普萘洛尔治疗。

二诊：2021年7月19日，服药后心烦易怒，心悸，多汗减轻。原方有效，加三棱10g，莪术10g，蜂房10g。14剂。

三诊：2021年7月30日，药后症状明显减轻，出汗减少，心慌心悸减轻，性情较前平和，查T_3、T_4正常，TSH：$0.45\mu IU/mL$，甲状腺肿大明显缩小，变软，肝功能正常，为巩固疗效，二诊方减覆盆子、五味子，又继服20剂。

四诊：2021年8月14日，西药甲巯咪唑改为每日15mg，普萘洛尔10mg，每日2次，服药后症状缓解，睡眠好转，患者以三诊方调整治疗4个月，甲亢指标正常，再服20剂，病情稳定。

【按语】"甲亢"属中医"瘿病"，其病机为肝郁化火，肝阳上亢，气结血郁，治宜育阴潜阳以制亢奋之气，软坚散结，化其络脉之瘀。方中女贞子、生地、沙参、麦冬滋养阴血；牡蛎、海藻、浙贝母软坚化结；伍以白芍、郁金、柴胡养血活血，疏肝解郁；入陈皮行气理气；夏枯草清泻肝火，消散瘀结；连翘解毒活血散结，鳖甲滋阴潜阳，软坚散结；垂盆草、五味子保肝降酶。二诊中加三棱、莪术本意在破瘀散结，行气消癥瘕，全方合用，使肝火渐消，瘀祛结散，肝气舒畅，病渐愈也。

★ **病案2**：王某，男性，50岁。 2021年2月1日初诊。

临床表现：甲亢伴突眼5年余。患者于5年前无明显诱因出现眼突，眼胀痛，畏光、流泪，伴见心悸、失眠，双手颤抖，怕热，易出汗，大便次数增多，3～4次/天。视其面色微红、双眼突出、诊脉时双手抖动不停。舌质红，苔黄，脉弦数。体温36.2℃，心率138次/分，呼吸24次/分，血压110/70mmHg。甲状腺肿大，消瘦。2020年11月15日查FT_3＞30.80pmol/L，FT_4：85.38pmol/L，TSH：0.008μIU/mL。甲状腺彩超：右侧甲状腺实性肿块（大小约10mm×12mm）。

西医诊断：甲状腺功能亢进症。

中医诊断：瘿病，肝火旺盛夹湿热。

治法：清肝泻火，化痰明目。

处方：青葙子10g，菊花10g，决明子10g，当归10g，川芎10g，白芍10g，丹参10g，浙贝母10g，牡蛎20g，石决明15g，连翘10g，海藻10g，昆布15g，半夏9g，陈皮10g。7剂，水煎服，每日1剂，早晚温服。嘱畅情志，调节饮食，适当运动。

西医予甲巯咪唑10mg/次，每日2次。

二诊：2021年2月7日，服药后症状减轻，眼胀痛缓解，舌脉同前。原方加白蒺藜10g，继服14服。

三诊：2021年2月21日，服药后眼胀流泪，心悸，手抖减轻，泄泻自止，遇事易烦躁，心率100次/分，舌质红、苔薄白、脉弦滑数。二诊方加垂盆草30g，五味子10g，败酱草20g，保护肝功能。14剂，煎服同前。

四诊：2021年2月28日，服药后眼胀缓解，心慌心悸减轻，复查结果如下：查FT_3：14.95pmol/L，FT_4：36.65pmol/L，TSH：0.35μIU/mL。AST：140U/L，ALT：50u/L。甲状腺彩超：右侧甲状腺实性结节（大小约6mm×5mm）。三诊方加乌梅10g，香附15g，14剂继服。

减甲巯咪唑为10mg，每日1次，加中成药甘草酸二铵，一次3片，每日3次。

【按语】患者初诊眼突，手抖、心悸、失眠、舌质红，苔黄，脉弦数，一派肝火旺盛之象。方中青葙子、菊花、决明子清热平肝明目，当归、川芎、白芍养肝血，柔肝体；连翘清热散结；丹参清心除烦，凉血消痈；海藻、昆布化痰消坚；石决明平肝息风；牡蛎平抑肝阳，软坚散结；半夏、陈皮理气化痰散结；浙贝母清热化痰，散结消肿。诸药合用，使肝火平，肝阴养，湿热化，眼突缓解。中医学认为本病的发生与肝有着密切关系，因肝主疏泄而条达，若肝气抑郁，则肝木亢盛，故情绪急躁，易怒，手颤；肝开窍于目，肝之经络"上贯膈，布胁肋，循喉咙之后，连目系，出额部，与督脉会于巅"，故突眼。甲状腺肿大与肝脾相关。肝胆火盛，灼伤水谷精微之气，故消谷善饥；肠鸣腹泻，因肝木乘脾所致，水谷精微为壮火所蚀，加之木乘土衰而泄泻。治疗上除清肝明目外，还要注意健脾化痰。

八、痹证（痛风）

★ **病案1**：黄某某，男，64岁。 2019年3月4日初诊。

临床表现：当日中午饮酒后，晚上出现左足第一跖趾关节红肿热痛，踝关节肿胀，不能行走，触碰后疼痛加剧，视舌红，苔黄腻，脉滑数。实验室检查 UA624.2μmol/L，血沉30mm/h，X线片显示：左第一跖骨见圆形穿凿样亮缺损。

西医诊断：痛风性关节炎。

中医诊断：痹证（热痹），湿热瘀阻型。

治法：清热解毒，化瘀止痛。

处方：自拟萆苓祛痛方。萆薢30g，土茯苓30g，泽泻20g，车前草20g，黄柏10g，苍术15g，薏苡仁30g，怀牛膝20g，威灵仙20g，土鳖虫10g，玉米须30g，当归10g，虎杖15g。7剂。

二诊：2019年3月11日，诉服药后疼痛明显缓解，但仍有肿胀感，原方加豨莶草20g，地龙10g，又服14剂，嘱患者低嘌呤饮食，限制饮酒。

三诊：2019年3月30日，复查UA：390μmol/L，血沉10mm/h，疼痛肿胀消除，又服14剂，以巩固疗效。

四诊：2021年4月15日，诉服药后病情缓解，但饮食稍不慎，则又关节肿胀，原方加秦艽10g。

【按语】急性痛风性关节炎归属中医热痹，外邪侵袭是主要诱因，湿浊内生，脏腑积热蕴毒是内因。湿热瘀毒聚于体内引发肢体疼痛。因此治疗应清热利湿，活血解毒，化瘀通络。方中土茯苓、萆薢、玉米须、泽泻、车前草解毒利湿，泄浊祛瘀；伍以当归、土鳖虫活血化瘀止痛，可促进湿浊泄化；威灵仙、虎杖祛风通络；患者湿浊蕴热配以怀牛膝、苍术、黄柏、薏苡仁清热燥湿。二诊豨莶草意在解毒活血，祛风湿；四诊入秦艽加强清热祛湿。全方合用共奏泄浊解毒，健脾利湿，活血通络之功效。

★ **病案 2：** 邱某某，男，46 岁。 2021 年 4 月 2 日初诊。

临床表现：有痛风病史 8 年，近两月发作两次，发病时足趾关节红肿，疼痛，发热，持续时间达 10h，夜间疼痛加剧，查 UA460μmol/L，有肾结石病史 2 年，曾服西药布洛芬 0.3g/次，每日 2 次，疼痛有所缓解，停药则又复发，视舌质偏暗红，苔白腻，脉滑数。

西医诊断：痛风性关节炎。

中医诊断：痹证，风湿入络，痹阻关节。

治法：祛湿通络，清热止痛。

处方：予自拟萆苓祛痛方。萆薢 30g，土茯苓 30g，黄柏 10g，怀牛膝 20g，苍术 15g，薏苡仁 30g，车前草 20g，金钱草 15g，海金沙 10g，虎杖 15g，威灵仙 15g，土鳖虫 10g，延胡索 20g。14 剂。

二诊：2021 年 4 月 16 日，病情缓解，疼痛，肿胀渐消，原方加地龙 10g，海金沙加至 15g，白芍 15g，又服 14 剂。

三诊：2021 年 4 月 30 日，肿痛全消，嘱患者注意低嘌呤饮食，发病时多饮水或碱性饮料，为巩固疗效，原方继服 2 月，复查 UA 360μmol/L，随访 1 年未发。

【按语】痛风是一种嘌呤代谢紊乱所引起的疾病，临床生化特点为血尿酸升高，伴痛风性关节炎，作者认为与风湿瘀热相关。发病患者多为青壮年男性，或喜海鲜，饮啤酒或食油腻之品有关。病因为湿热瘀内蕴加之外因饮酒，受寒湿诱发。湿浊之邪流注侵袭关节，气血运行受阻，痰浊瘀血凝聚关节，不通则痛，而成本证。本方以四妙散（黄柏、苍术、牛膝、薏苡仁）为主，清利湿热；土茯苓、萆薢解毒利湿；入延胡索、土鳖虫活血止痛；虎杖清热解毒，活血行瘀；威灵仙通行经络，祛风湿，止痛力较强；金钱草、海金沙清热利湿，通淋化石。全方合用，有清利湿热，活血通络，消肿止痛之功。

九、粉刺（痤疮病）

★ **病案 1：** 赵某某，女，30 岁。 2020 年 12 月 5 日初诊。

临床表现：面部反复出现痤疮 2 年，两颊、唇部明显，伴有脓头疖节，大便干结，形体偏胖，舌质红，苔黄腻，脉细滑。

西医诊断：痤疮。

中医诊断：粉刺，热毒壅滞型。

治法：清热解毒，利湿活血。

处方：五味消毒饮加减。蒲公英 20g，连翘 20g，紫花地丁 15g，金银花 15g，黄芩 10g，白花蛇舌草 15g，茵陈 15g，当归 15g，薏苡仁 20g，丹参 20g，女贞子 10g，桑白皮 10g，皂角刺 15g，墨旱莲 10g。10 剂。配芙蓉膏外用或复方黄柏液外用。

二诊：2020 年 12 月 15 日，药后痤疮明显减少，脓头消除，大便通畅，原方继服 14 剂。

三诊：2020 年 12 月 30 日，药后面部痤疮消除，皮肤滋润，原方继服 2 周。

【按语】 该病例诊为痤疮，湿热瘀滞型，治宜清热解毒，利湿活血，方用五味消毒饮加减。方中金银花、紫花地丁、蒲公英、连翘、黄芩、白花蛇舌草清热解毒，为治疗痈疮疔毒之要药；血热毒盛，加当归、丹参、女贞子、墨旱莲以凉血清热，辅以解毒，消瘿散结；桑白皮清除肺热；体内湿热较重，入茵陈、薏苡仁利湿解毒；配以皂角刺性锐利达，直达病灶，拔毒排脓。全方合用，共奏清热解毒，利湿消肿，活血化瘀之功。

★ **病案 2：** 李某，女，23 岁。2019 年 6 月 7 日初诊。

临床表现：反复出现面部痤疮 4 年余，再发加重 3 周。平素嗜食辛辣油腻食物。查体：两颊、额部及口周可见散在红色丘疹、白头粉刺、脓疮，两颊部见少量囊肿、结节，触之疼痛，面部皮肤油腻，毛孔粗大，舌质偏红，苔黄腻，脉滑数。伴随症状：口苦口黏，小便短黄，大便稀溏，每日 2 次。

西医诊断：痤疮。

中医诊断：粉刺，脾胃湿热。

治法：清热利湿，凉血解毒。

处方：自拟中药处方。茵陈 20g，桑白皮 15g，薏苡仁 30g，紫花地丁 15g，连翘 20g，金银花 10g，皂角刺 15g，丹参 15g，牡丹皮 10g，白花蛇舌草 15g。7 剂，水煎服，每日 1 剂，早晚温服，每次 200mL；并予以复方黄柏液涂剂，睡前用纱布湿敷于面部 15min；芙蓉膏外用于囊肿、结节处，嘱其忌食辛辣油腻食物，规律作息，慎用化妆品。

二诊：1 周后复诊，患者面部炎症稍减轻，丘疹、粉刺较前减少，脓疮、囊肿缓解，但结节未见明显改变，皮肤仍油腻，无新发皮疹，偶有口苦口黏，小便色黄，大便稍稀薄，每日 1 次，舌质偏红，苔稍黄腻，脉滑数。原方加黄芩 10g，夏枯草 10g，山药 20g，山楂 20g，再服 14 剂，服用方法同前；继续予以黄柏液涂剂，芙蓉膏外用。

三诊：2周后复诊，患者面部皮损较前好转，炎症明显减轻，面部仅可见少量丘疹、粉刺，仍有一处结节未完全消退，面部油脂溢出减轻，无特殊不适症状，小便色黄，大便正常，每日一次，舌红，苔薄黄，脉数。原方减去茵陈、栀子；加茯苓20g，内服及外用方法同前。1个月后随访，患者面部痤疮基本消退，仅遗留少量色素沉着。

【按语】 此患者平素喜食辛辣油腻之品，结合舌苔脉象，辨证属脾胃湿热，故予以茵陈清利脾胃湿热；面部皮肤油腻粗糙，加薏苡仁利湿健脾，祛脂控油；又因体内热盛，入丹参、牡丹皮清热凉血，活血祛瘀，消炎止痛；面部丘疹、粉刺明显予金银花、连翘、紫花地丁清热解毒，疏散风热，桑白皮清泄肺热；白花蛇舌草、皂角刺解毒散结，以消面部囊肿、结节。二诊时患者上中二焦热盛，结节难消，加用黄芩清泄上中二焦火热，夏枯草消肿散结，入山药固护脾胃，山楂减轻皮脂溢出；三诊时脾胃湿热及肺火已去除大半，去茵陈、栀子，加茯苓健脾利湿。全方合用共奏健脾利湿，凉血化瘀，清热解毒之功效。

十、绝经前后诸症

★ **病案 1**：张某某，女，51 岁。 2020 年 12 月 10 日初诊。

临床表现：诉月经紊乱 1 年，闭经 5 个月，多汗 6 个月，白天自汗，夜间盗汗，有时出现阵发性发热、出汗，平素性情急躁易怒，夜间睡眠欠佳，入睡困难，口干，舌质红，苔薄，脉细滑。

西医诊断：绝经期综合征。

中医诊断：绝经前后诸症，肝肾阴虚型。

治法：滋补肝肾，填精益髓。

处方：丹栀逍遥散加减。牡丹皮 10g，栀子 10g，白术 10g，白芍 15g，当归 10g，柴胡 10g，薄荷 10g，生地 10g，浮小麦 35g，五味子 10g，麻黄根 10g，黄芩 10g，煅龙骨 30g，煅牡蛎 30g，酸枣仁 30g。10 剂。

二诊：2020 年 12 月 20 日，服药后出汗减少，睡眠好转，仍有口干、情绪波动，原方加糯稻根 20g，郁金 15g，石斛 20g，百合 30g，继服 14 剂。

三诊：2021 年 1 月 4 日，服药后汗渐止，性情平和，夜卧安稳，原方减薄荷，药证相符，又服 14 剂以巩固疗效。

【按语】 该妇女已 50 岁，月经紊乱，多汗盗汗，性情急躁，诊为绝经期综合征。盗汗，性格急躁，口干，为肝肾阴虚之象，患者肾气渐衰，天癸渐竭，冲任虚损，故予丹栀逍遥散加减。方中柴胡疏肝解郁；当归、白芍养血补肝，三药相配，补肝体，助肝用；入白术理脾健脾；薄荷调达气机；生地、牡丹皮、栀子、黄芩养阴滋肾，清热凉血；浮小麦、五味子、麻黄根收敛止汗，煅龙骨、煅牡蛎重镇安神，收敛止汗，与浮小麦、五味子相伍，止汗作用增强；酸枣仁养心安神。二诊加糯稻根加强止虚汗，退虚热之力；入郁金行气解郁，祛瘀止痛；百合清心安神。上药合用共奏疏肝理脾，收敛止汗，滋养肾阴，养心安神之功效。

★ **病案 2**：李某，女，50 岁。 2018 年 1 月 19 日初诊。

临床表现：患者反复烦热，汗出 3 年余。三年前绝经，之后反复出现五心烦热，阵发性多汗，伴心悸失眠，面部潮红，情绪烦躁易怒，口干口苦，大便干燥，夜寐差。查体：神清，精神可，双侧甲状腺未及肿大，心率 85 次/分，律齐，舌红，脉细弦。

西医诊断：围绝经期综合征。

中医诊断：绝经前后诸症，肝肾阴虚，虚火上炎证。

治法：滋养肝肾，清除虚热。

处方：熟地黄 15g，旱莲草 15g，炙龟甲 15g，白芍 20g，酸枣仁 30g，煅龙骨 25g，煅牡蛎 25g，浮小麦 30g，石斛 15g，远志 10g，合欢皮 30g，五味子 10g，甘草 6g。7 剂，水煎服，每日一剂，两次分服。

二诊：2018 年 1 月 28 日，诉服药后烦热除，汗出、心悸等症皆有改善，大便通畅，纳食可，每夜睡眠较差，舌暗红，苔薄白，脉弦细。方药：原方加丹参 20g，青龙齿 30g，夜交藤 25g，减甘草。7 剂，水煎服，每日一剂，两次分服。

三诊：2018 年 2 月 6 日，服药后诸症皆有改善，纳食可，二便正常，睡眠好转，情绪稳定，舌质红，苔薄白，脉细弦。原方继服 10 剂，巩固疗效。

【按语】患者辨病为"绝经前后诸证"属"肝肾阴虚，虚火上炎"证。《素问·上古天真论》有"七七任脉虚，太冲脉衰少，天癸竭，地道不通，故形坏而无子也"之谓。因妇人七七前后，冲任渐衰，天癸将竭，经亏血少，阴不敛阳。方中熟地黄、石斛清热凉血，养阴生津；墨旱莲滋阴补肝肾；龟甲养阴透热；白芍味苦酸，性微寒，归肝、脾经，养血调经，敛阴止汗，柔肝止痛，平抑肝阳；牡蛎味咸性微寒，软坚散结，重镇安神；酸枣仁能养心益肝，宁心安神；浮小麦、五味子、合欢皮、龙骨安神定志，除盗汗；远志交通心肾，益精髓；甘草调和诸药。二诊中症状明显好转，存在睡眠较差，故加入丹参、青龙齿、夜交藤等安神之品。

十一、暗斑（黄褐斑）

★ **病案**：樊某某，女，31岁。2020年12月3日初诊。

临床表现：生产后面部出现黄褐斑，两颊部明显，之后发展到额头部。暗斑面扩大，平素焦虑易失眠，月经每次提前1周，舌质偏红，苔白腻，脉细滑。

西医诊断：黄褐斑。

中医诊断：暗斑，瘀血阻滞型。

治法：活血化瘀，佐以疏肝。

处方：血府逐瘀汤加减。白术15g，白芍15g，附片10g，白芷10g，僵蚕10g，白及10g，丹参20g，女贞子10g，益母草15g，白蒺藜10g，赤芍10g，白蔹10g，枳壳10g，红花10g，当归10g。14剂。

中药外用方：白术15g，白芍15g，附片10g，丹参20g，白及10g，甘松10g，白蔹15g，茯苓15g，僵蚕10g，白蒺藜10g，白芷10g。2剂水煎，外敷面部每次30～60min。

二诊：2020年12月18日，内服中药加外敷中药后，面部滋润，黄褐斑略减，但情绪易波动，舌脉同前，原方加柴胡10g，香附9g，又服14剂，外用中药继同前。

三诊：2020年1月3日，服药后面部暗斑明显减退，情绪较前稳定，月经如期而至，二诊方又服14剂。之后以此方加减治疗3个月，黄褐斑基本消失。

【按语】本例患者产后面部逐渐出现黄褐斑，考虑产后胞宫受损，加上情绪波动，焦虑急躁致肝气郁结，瘀血阻滞，聚集于面部致黄褐斑出现。方中白术健脾益气；白芍、当归平抑肝阳，养血活血；白芷、僵蚕、白及、白蒺藜、白蔹祛风解表，美白护肤；丹参、女贞子、益母草、赤芍、红花凉血活血，化瘀消斑；附片温肾助阳，暖脾土；枳壳行气宽中。二诊中加柴胡、香附意在疏肝解郁。全方合用，共奏健脾益气，养血活血，疏肝理气，美白护肤之功效。配合中药外用方，减少黄褐斑造成的皮损，提高皮肤角质层含水量，达到美白滋润护肤的功效。

十二、多囊卵巢综合征（肥胖）

多囊卵巢综合征是以高雄激素、高胰岛素血症为特征的内分泌代谢紊乱性疾病，临床主要表现为稀发排卵或闭经、肥胖、多毛或双侧多囊卵巢同存的综合征。该病常导致不孕，是女性排卵障碍性不孕症主要原因之一。

★ **病案**：杨某某，女，21岁。2021年4月5日初诊。

临床表现：月经周期不规律2年，患者2年前无明显诱因出现月经周期延长，40～90天一行，经期3～5天，经量少，色深暗红，夹血块，近3个月闭经，腹部无明显疼痛，形体偏胖，曾服黄体酮，月经来潮，停药后闭经。平素性格急躁，经前乳房胀痛，腰酸，经期尤甚，胃纳欠佳，睡眠较差，舌质红，苔黄腻，脉弦数。月经前3天性激素检查示FSH 6.02mIU/mL，LH 3.62mIU/mL，E_2 43pg/mL，TSH 1.74IU/L，PRL 5.7μg/L，B超显示：内膜厚7mm，双侧卵巢各见10个以上10mm左右无回声区。

西医诊断：多囊卵巢综合征。

中医诊断：肥气病，痰湿中阻证。

治法：疏肝健脾理气，补肾通经。

处方：温胆汤加减。黄芪20g，茯苓20g，法半夏9g，陈皮6g，枳壳10g，胆南星10g，白芥子10g，薏苡仁30g，泽泻20g，苍术10g，荷叶10g，丹参20g，红花10g，川芎10g，菟丝子10g，益母草20g。10剂，每天一剂，分早晚服。

二诊：2021年4月15日，服药后体重减轻1千克，自测基础体温单相，舌脉同前。原方加当归10g，熟地10g，柴胡10g，郁金15g。14剂，服法同前。

三诊：2021年4月30日，患者前三日见较多的拉丝状白带，基础体温升高3天，乳房胀痛较前减轻，舌红苔白腻，脉弦。减胆南星、荷叶，加桑寄生10g，覆盆子10g，又服14剂。

四诊：2021年5月14日，基础体温持续高相10天，月经已行，经色红，经量增多，乳房胀痛、腰酸减轻，体重减轻2kg，舌脉同前，原方又服14剂。之后三个月，治疗总则不变，调整用药，月经周期渐渐恢复，经量增多。

【按语】患者月经周期紊乱2年，闭经3个月，形体肥胖，结合性激素水平，B超检查诊断为多囊卵巢综合征。初诊以温胆汤加活血通络药调整。方中茯苓、法半夏、陈皮、枳壳、胆南星、白芥子、薏苡仁、泽泻、荷叶行气祛痰，健脾利湿；黄芪、苍术健脾燥湿；丹参、红花、益母草、川芎调经通络；菟丝子益肾。二诊方中加当归、熟地滋肾活血；桑寄生、覆盆子补肾助排卵；柴胡、郁金疏肝理气。全方合用，标本兼治，既健脾祛湿，化瘀通络，又滋补肾气，调理肝气，药症相符，疗效满意。

十三、闭经（多囊卵巢综合征）

★ **病案**：沈某某，女，24岁。2021年2月15日就诊。

临床表现：月经紊乱1年，近3个月闭经，诉12岁初潮，经期3～7天，近半年因学习工作紧张，月经紊乱，有时2月一次或2周一次，近又连续3个月闭经，形体偏胖，体重增加较快，半年增重6kg。舌质淡红，苔白腻，脉细滑。B超示：多囊卵巢综合征（卵子数量多，未见优势卵泡），性激素水平示FSH 9.57IU/L、LH 21.02IU/L、PRL 9.74ng/mL、E_2 73ng/mL、T 1.2ng/mL。

西医诊断：多囊卵巢综合征。

中医诊断：闭经，脾肾两虚型。

治法：健脾利湿，补肾养血。

处方：丹参20g，陈皮12g，茯苓15g，法半夏9g，枳壳10g，竹茹10g，胆南星10g，黄芪30g，苍术15g，薏苡仁30g，泽泻20g，益母草20g，淫羊藿10g，菟丝子10g。14剂。

二诊：2021年2月28日，服药后，体重减轻2kg，但月经未来，舌脉同侧，嘱测基础体温，加强滋补肝肾，调方如下：熟地15g，山茱萸15g，山药20g，川芎10g，当归10g，巴戟天10g，半夏9g，白术15g，丹参20g，陈皮10g，茯苓15g，枳壳10g，淫羊藿10g，菟丝子10g，土鳖虫10g，女贞子10g。14剂。嘱治疗期间，若月经未来，给予黄体酮4mg/次，每日2次，连服5～7天。

三诊：2021年3月14日，诉服药后，月经行，经色偏暗红，夹血块，持续5天，舌质较红，苔薄腻，脉细滑，嘱继服黄体酮，二诊方加女贞子10g，太子参15g，茺蔚子10g，减枳壳，继服14剂。

四诊：2021年3月28日，服药后体力增强，白带增多，基础体温略升高，原方加桂枝10g，红花10g，泽兰10g，再服14剂。月经来潮，色红，经量较前增多，嘱停黄体酮。后以本方调理半年，月经周期正常。

【按语】该患者半年来月经紊乱。就诊时行经3个月，形体肥胖，B超提示：双侧卵巢泡数小而多，为典型多囊卵巢综合征。考虑患者为脾肾两虚夹血瘀。首次用温胆汤加减健脾利湿，补肾活血。二诊时体重略减，但月经仍未行，调整方药加补肾生精，活血化瘀药，并配合黄体酮以催月经来潮。基础体温升高2天，故三诊时加女贞子、太子参、茺蔚子加强益气补肾，养阴活血。四诊时加红花、泽兰、桂枝以温肾活血，通经络，调理半年，月经恢复正常，体重减轻，病渐愈也。

十四、不寐（失眠）

★ **病案**：朱某某，女，40岁。2020年8月14日初诊。

临床表现：半年前出现失眠，初起不易入睡，后逐渐加重。心情抑郁焦虑，夜寐不宁，每晚只能睡2～3h，多梦易醒，不思饮食，脘腹胀满不适，舌淡红，苔白腻，脉弦滑。

西医诊断：失眠。

中医诊断：不寐，肝郁脾虚，心神不宁。

治法：和胃安神，疏肝解郁。

处方：酸枣仁30g，半夏9g，谷芽10g，麦芽10g，茯苓15g，陈皮10g，菖蒲10g，远志10g，夜交藤20g，合欢皮15g，五味子10g，茯神10g，柴胡10g，郁金15g。7剂。

二诊：食欲渐开，每晚能入睡3～4h，上方加龙骨20g，牡蛎30g，以镇静安神，14剂。

三诊：自诉食欲增进，精神好，每晚能入睡5～6h，继服14剂，之后以本方调治2个月，未再出现脘腹胀满，焦虑抑郁，严重失眠的情况。

【按语】本例患者考虑湿邪内蕴，肝郁脾虚，心神失养。正如《素问·逆调论》云："胃不和则卧不安"。"阳明者胃脉也，胃者六脉之海，其气下行，阳明逆，不得从其道，故不得卧也"。脾失健运，循经上扰心神，心神不宁，导致不寐。肝失疏泄，故抑郁焦虑，痰瘀交阻，心失所养，心神不宁，亦见失眠。治疗上健脾和胃，疏肝解郁，养心安神为基本原则。方中法半夏化痰安神，消痰散结；麦芽、谷芽和胃安中；陈皮、茯苓健脾和胃祛痰；夜交藤养心安神；菖蒲辛散温通，理气化痰安神；远志、茯神、合欢皮宁心安神，解郁除烦；酸枣仁、五味子、茯神宁心定志，养血安神；柴胡、郁金疏肝行气解郁。二诊加龙骨、牡蛎重镇安神，诸药合用，使心神得养，肝郁得解，痰化胃和，则失眠愈也。

十五、汗证（自汗、盗汗）

1. 自汗

★ **病案**：张某，男，25岁。2021年7月22日初诊。

临床表现：反复多汗3年，白天稍活动则大汗淋漓，头部、前胸、双手心及背部明显多汗，平素易感冒，易疲惫，眠差，舌淡红，苔白腻，脉滑数。

西医诊断：多汗症。

中医诊断：汗证，肺卫不固。

治法：益气固表。

处方：玉屏风散加味调整。黄芪30g，白术15g，防风10g，浮小麦40g，五味子 10g，柴胡 10g，山茱萸 15g，山药 20g，煅龙骨 30g，煅牡蛎 30g，麻黄根 10g，碧桃干 30g。14 剂。

二诊：2021 年 7 月 31 日，诉服药后多汗明显减轻，为巩固疗效。原方加糯稻根 20g，10 剂。

【按语】本方所治病为自汗，乃气虚所致，气虚则卫阳不顾，营阴失固，故易感风邪，易感冒，易恶风自汗，面色㿠白，舌淡红，苔白腻，脉浮滑皆为气虚夹湿之证。治宜益气固表。方中黄芪益气固表为主药，辅以白术健脾祛湿，二药合用补脾而助气血之源；防风，黄芪祛邪而不伤正。加浮小麦、五味子、麻黄根、碧桃干滋养阴血，收敛止汗；煅龙骨、煅牡蛎收敛固涩，平肝潜阳，重镇安神；山茱萸、山药补益肝脾肾；柴胡透表泄热，疏肝解郁。全方合用，共奏益气固表，收敛止汗，健脾祛邪之功效。

2. 盗汗

★ **病案 1：** 王某，男，45 岁，原皖安机械厂干部。 1998 年 3 月 16 日初诊。

临床表现：患者每于凌晨 4、5 点出现盗汗，连续 2 周，伴有胸闷心悸，体力下降，舌质绛红，苔黄，脉弦紧。检查心电图：窦性心动过缓，偶发早搏；血脂 TG 2.46mmol/L，TC 7.42mmol/L。

西医诊断：多汗症。

中医诊断：盗汗，心血瘀阻型。

处方：血府逐瘀汤加味。赤芍 15g，甘草 10g，柴胡 12g，怀牛膝 20g，桃仁 10g，红花 10g，川芎 10g，生地 10g，枳壳 10g，桔梗 10g，沉香 5g，当归 10g，五味子 10g，牡蛎 30g。7 剂。

二诊：1998 年 3 月 23 日，药后盗汗明显好转，心率增加，体力增强。原方减桔梗，加胆南星 10g，太子参 20g，山楂 20g，浮小麦 30g。继服 7 剂，以巩固疗效。

三诊：1998 年 4 月 1 日，药后体力增强，汗出减轻，原方继服 20 剂。

【按语】本例患者正值中年，工作繁忙，曾有高血脂和心动过缓史，2 周来反复出现盗汗，考虑既有精神压力因素，又有基础病因素。现代研究认为，高血脂、心动过缓易致动脉硬化，治疗上予理气活血，辅以敛汗，标本兼顾。方中当归、川芎、赤芍、桃仁、红花活血化瘀；牛膝祛瘀通脉；柴胡疏肝解郁，升达清阳；桔梗、枳壳开胸理气；生地凉血清热，配当归养血润燥；沉香具有提高心率的作用；五味子益气生津，补肾养心，收敛止汗，与煅牡蛎相伍，则收敛止汗作用增强；甘草调和诸药。二诊中加太子参重在补气；加胆南星祛痰湿；加山楂降血脂。全方共奏益气活血，收敛止汗之功。

★ **病案 2**：石某，女，50 岁。 2005 年 4 月 20 日初诊。

临床表现：近 1 月来反复出现盗汗，汗出如细雨，浸湿衣被，每因工作繁忙，情绪紧张，则症状加重，平素精神疲软，纳差乏力，性情急躁，舌质偏红，苔白，脉细弦，诉月经已停 1 年。

西医诊断：绝经期综合征。

中医诊断：盗汗，证属肝郁脾虚型。

治法：疏肝解郁，养阴止汗。

处方：予丹栀逍遥散加味。牡丹皮 10g，栀子 10g，白术 10g，白芍 12g，当归 10g，茯苓 15g，薄荷 10g，柴胡 10g，柏子仁 10g，酸枣仁 30g，煅龙骨 20g、煅牡蛎 20g，五味子 10g，甘草 10g，陈皮 10g。5 剂。

二诊：2005 年 4 月 26 日，服药后汗出减少，病情好转，原方加浮小麦 30g。再服 10 剂，以巩固疗效。

三诊：2005 年 5 月 10 日，服药后盗汗渐止，情绪稳定，再服 14 剂。

【按语】该患者正值绝经期，加之工作紧张，情绪波动，出现了盗汗，五心烦热，西医认为与雌激素水平下降，导致自主神经功能障碍有关。中医认为与肝郁气滞，肝脾失调，阴血虚，肝火旺有关。宜用丹栀逍遥散加减，方中柴胡疏肝解郁；当归、白芍养血和营，滋肝敛汗；白芍、浮小麦相须为用，收敛固涩，养血益阴；茯苓、白术、陈皮、甘草补中理脾；薄荷疏散调达，芳香开窍；牡丹皮、栀子清热凉血；入酸枣仁、柏子仁养心安神；加煅龙骨、煅牡蛎平肝潜阳，收敛固涩；五味子补肾养心，收敛止汗，与龙骨、牡蛎合用功效增强。全方合用疏肝解郁，健脾和胃，理血安神，收敛止汗，药证相符，使病渐愈。

十六、虚劳（甲状腺功能减退症）

★ **病案**：王某，女，29 岁。 2018 年 6 月 14 初诊。

临床表现：半年前出现神疲乏力，畏寒，肢冷，下肢有麻木感，眼睑水肿，腰酸软。到当地医院检查：FT_4 16.34pmol/L，TSH 18.7μIU/mL，诊断为甲减，予左甲状腺钠片 50μg，每日 1 次，一个月后，畏寒症状稍减，仍有疲劳乏力。舌质淡红，苔白腻，脉细无力。

西医诊断：甲状腺功能减退症。

中医诊断：虚劳，脾肾阳虚型。

治法：补肾健脾，利水消肿。

处方：黄芪 40g，茯苓 15g，桂枝 15g，白术 15g，益母草 15g，太子参 15g，薏苡仁 20g，法半夏 9g，陈皮 10g，泽泻 20g，丹参 20g，炙甘草 6g，淫羊藿 10g，附片 9g。14 剂。

西药继服左甲状腺钠片 50μg，每日 1 次。

二诊：2018 年 6 月 28 日，诉服药后，畏寒感明显减轻，小便量增多，眼睑水肿消除，体力较前增强，但纳食较差，睡眠欠佳。舌脉同前，复查 T₃、T₄ 正常，TSH 4.9μIU/mL，原方加陈皮 10g，谷芽 20g，酸枣仁 30g，菟丝子 10g。继服 14 剂。

三诊：2018 年 7 月 12 日，药后畏寒肢冷、乏力、水肿消除，睡眠安，纳食可，舌质淡红，苔白腻，脉细滑。原方继服 14 剂，以巩固疗效。

【按语】该患者诊断为甲减。就诊时出现畏寒乏力，眼睑水肿，倦怠，纳差，诊为脾肾阳虚型。脾胃之腐化，尤赖肾中之真阳。肾阳不足，脾阳虚衰，肌肉失于荣养，故见肢体无力、畏寒，甚至四肢皮肤发冷麻木。肾阳虚不能蒸运，阳气鼓动无力则脉迟缓。脾失运化，湿浊内停，故表现为畏寒肢冷，纳食较差。治疗上选用苓桂术甘汤加减。方中黄芪、白术、太子参补脾肾之气；桂枝、附片、淫羊藿、法半夏、陈皮温阳理气；茯苓、泽泻、薏苡仁健脾利湿；益母草、丹参活血化瘀；甘草调和诸药。二诊中加菟丝子补肾益精，养肝明目。全方合用共奏益气温阳，健脾利湿，活血化瘀之功。

十七、淋证（尿路感染）

★ **病案**：张某某，女，40 岁。 2019 年 9 月 2 日初诊。

临床表现：近半年反复出现尿频、尿急，小便时有疼痛灼热感，外阴部瘙痒。多次复查尿常规：RBC（＋＋），WBC（＋＋＋），脓球（＋），腰痛，神疲乏力，曾反复服用抗生素，疗效不显，停药又发，舌质红，苔白厚腻，脉滑数。

西医诊断：尿路感染。

中医诊断：淋证，湿热瘀阻型。

治法：清利湿热，利尿通淋。

处方：自拟尿路清方。栀子 10g，土茯苓 30g，当归 10g，白芍 15g，黄芩 10g，甘草 6g，生地 10g，泽泻 20g，车前草 20g，滑石 20g，仙鹤草 15g，怀牛膝 15g，苍术 15g，黄柏 10g。10 剂。

二诊：2019 年 9 月 12 日，诉服药后，尿频尿急尿痛明显改善，查尿常规：WBC（＋），RBC（＋），舌红，苔白腻，脉滑数。中药原方加炒蒲黄 10g，冬葵子 15g，黄芪 20g，又服 14 剂。

三诊：2019 年 9 月 27 日，药后症状全消，复查尿常规 WBC（－），RBC（－），为巩固疗效，续服 14 剂。

【按语】尿路感染是常见的感染性疾病，具有迁延性、顽固性、反复发作的特点。感染与免疫功能低下是其病因。方中栀子、土茯苓、泽泻、滑石、车前草、黄芩、黄柏清热解毒，利湿通淋；白芍、当归滋补肾阴，养血活血；仙鹤草、蒲黄收敛止血，解毒化瘀；怀牛膝、苍术合用利湿通淋；生地清热凉血，养阴生津；甘草调和诸药。全方合用有健脾益气，清利湿热，利尿通淋止血之功效。

十八、燥证（干燥综合征）

★ **病案 1**：张某，女，58 岁。 2019 年 3 月 4 日初诊。

临床表现：反复口干、眼干、咽干，咽喉痛 3 月余，饮水多而不解渴，口腔有溃疡，舌质嫩红，苔薄，脉细数。查血常规、肝肾功能均正常，SSA、SSB 抗体均为阳性，类风湿因子（RF）阳性。西医诊断为原发性干燥综合征。给予泼尼松，效果不显。

西医诊断：干燥综合征。

中医诊断：燥证，阴虚燥热型。

治法：滋阴润燥。

处方：养阴清肺汤加减。生地 10g，麦冬 10g，北沙参 15g，山药 15g，天花粉 10g，白芍 15g，枸杞子 10g，知母 10g，牡丹皮 10g，玄参 20g，石斛 20g，黄精 20g，黄芪 20g。7 剂。

二诊：2019 年 3 月 11 日，喉咙疼痛，略有好转，但口干，口腔内有溃疡，舌脉同前，考虑血热，原方加地龙 20g 清热凉血，加蒲公英、芦根 30g 清热生津解毒，20 剂。一个月后症状消除，复查上述指标基本恢复正常，逐渐撤减泼尼松，改用中药服用 3 个月而病愈。

【按语】本例患者为阴虚燥热型，方中生地、枸杞子、天花粉、麦冬、玄参性味甘凉，长于滋补肺肾之阴；黄芪、黄精、山药健脾气，补胃阴，且能养阴，润肺生津；牡丹皮、知母滋阴泻火；北沙参、石斛、白芍养阴润肺，滋阴降火；枸杞子、石斛养目润燥，与上药合用，酸甘化阴，以治燥毒。诸药合用，共奏润肺清燥，养阴凉血之效。

★ **病案 2**：黄某，女，65 岁。 2015 年 9 月 12 日初诊。

临床表现：反复口干、咽干、眼干 3 年，视其形体消瘦，皮肤干燥，尤以双目为甚，眼眶黧黑，面色晦暗无华，口唇紫暗，下肢关节疼痛，心烦失眠，头晕头痛，舌质暗紫，少津，舌边有瘀点，脉细涩，皮下有出血点，查抗体 SSB、抗体 SSA（＋）。

西医诊断：干燥综合征。

中医诊断：燥证，阴虚血瘀型。

治法：活血化瘀，养阴生津。

处方：桃红四物汤加减。桃仁 10g，生地 10g，红花 10g，赤芍 10g，白芍 10g，柴胡 10g，枳壳 6g，当归 9g，川芎 9g，牛膝 9g，菊花 8g，玄参 15g，麦冬 10g，桔梗 5g。4 剂。用药半个月口干咽干好转，仍有关节疼痛。

二诊：2015 年 10 月 11 日，患者诉仍有关节疼痛，眼干症状明显，唇暗红，考虑有血瘀，加地龙 15g，石斛 15g，决明子 10g，继用 14 剂。

三诊：2015 年 10 月 26 日，诉服药后口干、眼干明显缓解，关节痛缓解，加乳香、没药各 10g，治疗 2 个月疼痛消除。

【按语】本例患者考虑为阴虚血瘀型。方中桃仁、红花、赤芍、川芎活血化瘀，配合当归、生地、白芍活血养血凉血，使瘀血去而又不伤血，辅以枳壳、柴胡疏肝理气，使气行血行；牛膝活血通经，引血下行；其中桔梗、菊花入肺经，载药上行，使药力更利于发挥；因燥热伤津，阴虚液亏，久则瘀血阻络，血脉不通，加制乳香、没药活血止痛；生地、麦冬、玄参、石斛以养阴生津；决明子养肝明目。全方共奏养阴生津，活血通络之功。

★ **病案 3**：潘某，女，38 岁。 2020 年 12 月 5 日初诊。

临床表现：患者反复出现口干、眼干 3 个月，皮肤干燥，进食时需汤水冲饮下咽。伴神疲乏力，毛发干枯，舌质嫩红，苔薄，脉细滑。外院查血糖、血脂均正常，查 ANA（＋），SSA（＋），SSB（＋）。

西医诊断：干燥综合征。

中医诊断：燥证，阴虚内热型。

治法：养阴清热，益精明目。

处方：自拟方。生地 10g，北沙参 15g，白芍 15g，麦冬 10g，山药 20g，石斛 20g，知母 10g，黄芩 10g，栀子 10g，丹参 20g，女贞子 15g，玉竹 15g。10 剂，水煎服，早晚分服。

二诊：2020 年 12 月 15 日，患者服药后口干口渴较前明显减轻，眼干燥略缓解。原方加枸杞子 10g，决明子 10g，金银花 15g，继服 14 剂。水煎，早晚分服。

三诊：2020 年 12 月 29 日，患者诉服药后口干、眼干、皮肤干燥减轻，进食无需饮水帮助下咽。二诊方加青葙子 10g。继服 14 剂，水煎服，早晚分服。之后间断服药 3 个月，病情稳定。

【按语】干燥综合征是一个主要累及外分泌腺体的慢性炎症性自身免疫性疾病。除见口干眼干外，还有其他外分泌腺及腺体外其他器官的受累，或出现多系统损害的症状。西医常予糖皮质激素加免疫抑制剂控制，但因副作用多，有的患者难以接受。该患者诊断干燥症明确，中医以养阴生津，滋阴润燥为治疗大法。阴虚内热，燥胜则干，构成了中医病因病机的基础，方中北沙参、白芍、麦冬、石斛、玉竹滋阴润燥；山药、生地、丹参、女贞子、知母养阴活血；栀子、黄芩清热解毒。全方合用，共奏滋阴润燥，生津养血，益精明目，清热解毒之功。

十九、心悸（心律失常）

★ **病案：**郑某某，女，31 岁。 2021 年 7 月 10 日初诊。

临床表现：3 年前曾患病毒性心肌炎，稳定 3 年。近 1 年活动量大则出现心悸、心慌、胸闷、气短，善太息，焦虑紧张，伴睡眠障碍。心电图提示：房性早搏。视面色黄白，舌质淡红，苔薄白，脉弦结代。

西医诊断：心律失常。

中医诊断：心悸，气血亏虚，心失所养。

治法：补益心气，调养阴血，兼通心阳。

处方：血府逐瘀汤合炙甘草汤加减。川芎 10g，地龙 10g，桃仁 10g，当归 10g，熟地 10g，枳壳 10g，丹参 20g，红花 10g，柴胡 10g，太子参 15g，黄芪 30g，瓜蒌皮 10g，炙甘草 10g，桂枝 10g。10 剂。

二诊：2021 年 7 月 20 日，诉服药后心悸减轻，体力稍增，睡眠较差，原方加磁石 30g，大枣 10 枚，又服 14 剂。

三诊：2021 年 7 月 30 日，诉药后心悸消除，体力增强，睡眠改善，复查心电图正常，为巩固疗效，又服 14 剂。

【按语】本例患者心悸考虑有基础病，加之气血亏虚，心失所养，思虑过度导致发病。方中太子参、黄芪、炙甘草补益心气；熟地、当归、川芎、桃仁、丹参、红花、地龙养心血，通血脉，意在"气行血行"；桂枝温通心阳；枳壳、柴胡疏肝解郁行气；瓜蒌皮理气宽胸。诸药合用共奏补心气，通心阳，养心血，安心神，通血脉之功。

二十、泄泻（慢性结肠炎）

★ **病案**：陈某某，女，55岁。 2012年6月10日初诊。

临床表现：反复泄泻近2年，久治不愈，初时腹泻肠鸣不痛，多次查大便常规（一），每日稀便3～4次，完谷不化。近一年脐腹隐痛，肠中辘辘有声，纳谷不香，伴腹胀，疲乏无力，活动后心慌汗出，排便时有黏液。视面色黄白，形体消瘦，舌体胖嫩，色淡红，苔薄黄微腻，脉细濡数。

西医诊断：慢性结肠炎。

中医诊断：泄泻，脾虚不运，湿邪滞留。

治法：健脾化湿。

处方：参苓白术散加减。太子参15g，茯苓15g，白术15g，薏苡仁30g，砂仁6g，怀山药20g，扁豆10g，陈皮10g，法半夏9g，葛根15g，枳壳10g，桔梗10g。10剂。

二诊：6月20日，药后腹痛好转，泄泻次数减少，每日1～2次，食量增加，有时腹胀，大便时排出不消化食物，原方加谷芽20g，麦芽20g，山楂15g，莱菔子20g。继服14剂。

三诊：2012年7月3日，诉服药后大便成形，未再有黏液排出，色泽正常，腹胀除，体重增加，又服14剂，以巩固疗效。

【按语】本例患者反复泄泻2年，属脾胃虚弱，不能健运胜渗，输化无权。此时当助健运之堤防，使湿邪消除。而治湿必先治脾，脾健则湿无以化生，治湿需理气，气治则湿易化。方中太子参、白术健脾益气；茯苓、薏苡仁渗湿健脾；山药、扁豆健脾化湿；葛根、桔梗升提脾胃之气；陈皮、半夏、枳壳、砂仁理气和胃，燥湿除满，二诊加谷麦芽、莱菔子、山楂以助消化，全方共奏健脾渗湿、和胃消食之功。

二十一、肝痞（酒精性脂肪肝）

★ **病案**：罗某某，男，55岁。 2020年6月12初诊。

临床表现：近2年右肋间不舒，活动后体倦乏力，口中黏腻，每日饮酒达200～400mL，喜食油腻厚味之品，半年体重增加10kg。复查肝功能提示：ALT 80U/L，AST 70U/L，GGT 101U/L升高，血脂中TC 7.5mmol/L，TG 3.8mmol/L，

LDC-C 3.0mmol/L，B超示：中度脂肪肝。自诉右肋间不适，活动后易疲劳乏力，口中黏腻，大便黏腻，舌质淡红，舌体胖大，脉濡滑。

西医诊断：酒精性脂肪肝。

中医诊断：肝癖，痰湿阻络，肝气不疏型。

治法：化痰祛湿，通络消癖，保肝降酶。

处方：二陈汤加柴胡疏肝散加减。陈皮10g，法半夏9g，茯苓10g，枳壳10g，柴胡10g，山楂20g，丹参20g，决明子10g，泽泻20g，败酱草20g，垂盆草30g，五味子10g，虎杖10g，香附20g，白芍15g。14剂。

予甘草酸二胺胶囊每次3粒，每日3次口服。

二诊：2020年6月22日，诉服药后右胁胀闷改善，口中黏腻减轻，原方加荷叶10g，乌梅10g，鳖甲10g，党参10g，减香附，继服14剂，嘱戒酒，忌食肥甘厚味之品，加强运动。

三诊：2020年7月4日，已戒酒，正常饮食，配合药物，体重减轻近5千克，体力增强，大便正常。二诊方加郁金20g，瓜蒌皮10g，又服14剂。

四诊：2020年7月20日，复查肝功能诸项指标正常，B超示：轻度脂肪肝，肝脏形态恢复正常。为巩固疗效，又服14剂。

【按语】脂肪肝属于"癖证、积聚"范畴。其病因多为长期饮酒及过食肥甘厚腻之品，致痰湿内生，气血郁滞，痰瘀结于胁下而成。本例患者证属本虚标实，肝脾不和为本，湿浊瘀血内阻为标，肝气不畅，疏泄失职，克于脾土，脾失健运，久之酿湿成痰，阻滞脉道，湿、痰、瘀交阻为患。方中半夏燥湿化痰，降逆止呕，陈皮理气化痰，茯苓健脾利湿，合用理气化痰，健脾祛湿。入柴胡疏肝解郁，透邪外出，白芍敛阴柔肝，与柴胡合用补养肝血，调达肝气；枳壳、香附理气行气，解郁泄热，与白芍相伍能理气和血，丹参、鳖甲养阴活血，软坚散结；垂盆草、五味子清热解毒，保肝降酶；虎杖、败酱草利湿解毒，活血化瘀；山楂消脂散结，泽泻利水渗湿泄热，决明子明目通便。诸药合用共奏化痰祛湿，疏肝理气，通络散结，保肝降酶的功效。

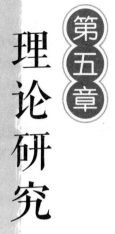

理论研究

第五章

第一节　解毒泄浊健脾通络法治疗痛风的机制探讨

近年来，随着生活水平的提高，饮食结构的改变，痛风的发病率逐年升高，本病常与糖尿病、高血压病、脂代谢异常、冠心病等相伴，营养过剩是其发病因素之一。临床观察，在痛风早期或高尿酸血症期多无症状，大部分患者是因发生了关节疼痛、肾脏受损才去就诊。目前强调本病要早防早治。因此研究中医药防治本病的机制，探讨治疗本病的有效方药十分必要。作者从发病的诱因、病理基础及临床研究等方面深入探讨解毒泄浊健脾通络法治疗痛风的机制，现归纳如下。

一、湿毒互结是本病发生的诱因

巢元方在《诸病源候论》中指出："热毒气从脏腑出，攻于手足，手足则烘热赤肿疼痛也"。清代高秉钧《疡科心得集》言"毒气之流行亦无定位。故毒入于心则昏迷，入于肝则痉厥……入于六腑，亦皆各有变象，兼证多端，七恶叠见。"毒邪为患，气血阴阳失调，脏腑功能及肢体损害，毒邪不解，并生痰饮、瘀血、湿毒、热毒。唐代·王焘在《外台秘要》言："白虎病者，大都是风寒暑湿之毒，因虚所致，将摄失理，受此风邪，经脉结滞，血气不行，蓄于骨节之间，或在四肢，肉色不变，其病昼静而夜发，发即彻髓酸疼不歇，其病如虎之啮，故名曰白虎之病也"。《张氏医通》云："痛风而痛有常处，其痛上赤肿灼热或浑身壮热，此欲成风毒。"又"肥人肢节痛，多是风湿痰饮流注，瘦人肢节痛是血枯……恶血流入经络隧道而变痛风"。清代林佩琴《类证治载》言：痛风，痛痹之一症也，初因风寒湿郁痹阴分，久则化热致痛，至夜更剧。

国医大师朱良春更加明确指出：湿浊瘀结滞留血中是其内阻的主要病机，此湿浊之邪不受之于外，而生之于内。此类患者多为形体丰腴之痰湿之体，并有嗜酒喜啖之好，导致脏腑功能失调，升清降浊无权，因痰湿阻于血脉之中，难以泄化，与血相结而为浊瘀，闭留于经脉，则骨节肿痛，关节畸形，甚者溃破，渗溢脂膏。或郁闭化热，聚而成毒，损及脾肾，久则壅塞三焦。凡此皆属浊瘀内阻，实非风邪作祟。现代名医姜良铎认为痛风属浊毒，先天禀赋不足，或调摄不慎，奢欲无节，过食膏粱厚味，导致脾胃功能紊乱，水谷不化，浊毒随之而生，滞留血中。毒邪久留，必然导致肾脏功能减退，毒邪阻滞经络则关节红肿疼痛突发。国医大师李振华强调湿热浊毒，根于脾胃，脾虚则生湿，湿浊留滞经脉，壅闭经络，流注关节，正虚邪恋，湿毒不去，循经窜络，附于骨节，形成痰核，坚硬如石，故脾虚湿热浊毒是形成痛风石的主要原因。孙素平主任强调了痛风非外感邪气所致，当责之于湿热浊毒。内则脾肾功能失调，聚湿生痰，血滞为瘀，久蕴不解而生浊毒。认为痰浊、湿热瘀毒，由内产生，最易发生变证。西医学认为血液中的尿酸长期增高，是痛风发生的关键因素，尿酸是人体内嘌呤代谢的最终产物。现代研究证实了尿酸增加了血小板的集聚，激活血小板功能和体内的炎性反应。实验室检查多见血沉增快，中性粒细胞及 CRP 的增高。而炎症属于中医学热毒论，特别是痛风急性发作期临床上常表现为发病急骤，关节剧烈疼痛，发病部位多在下肢关节，尤以第一跖趾关节及足趾关节为多，可兼有发热、口渴、烦躁不安、小便短黄，舌红，苔黄腻，脉滑数等。

由此可见，热毒炽盛，湿瘀阻络是发病的主要原因。解毒泄浊，健脾通络法是治疗本病的根本治法之一。

二、脾气虚弱是本病发生的基础

从脾论治者认为，脾主肌肉，若脾气不足，脾失健运，水谷精微不能被运化吸收，脾虚肌肉失于濡养，易见形体虚胖或消瘦乏力；脾虚水失运化，湿邪内生，湿郁化热，阻碍气机；久则瘀血阻滞。因此脾气虚弱，功能失调是本病发生的关键。

明代·李中梓在《医宗必读》言：惟脾土虚弱，清者难升，浊者难降，留中滞膈，瘀而成痰。湿痰浊一成，随气升降流行，内而脏腑，外至筋骨皮肉，形成多种病症。金代·李东垣在《脾胃论》云：四肢皆禀气于胃，而不得至经，必因于脾，乃得禀也。今脾病，不能为胃行其津液，四肢不得禀水谷气，气日以衰，脉道不利，筋骨肌肉皆无气以生，故不用矣。清代张志聪《素问集》也言：脾主运化水谷之精微，以生养肌肉。李振华教授也认为本病的特点是脾虚为本，湿浊为标。因素体脾虚，加之饮食不节，损伤脾胃，运化失调，酿生湿浊，外注皮肉关节，内留脏腑，发为本病。上述医家均强调了脾气虚弱是本病发生的基础。

作者认为本病的起因无外乎内外两方面的因素，外因是长期饮酒、摄食过多的膏粱厚味，致饮食失节，脾失运化。内因是脏腑功能失调，以脾气虚弱最为突出。脾失于运化升清，分清泌浊失司，清从浊化，津停为湿，聚久为痰，痰可碍血，血滞为瘀，瘀能化水，痰瘀水湿互结胶着，相互影响，互为因果，化生湿热、瘀毒，流注于四肢、关节、肌肉，发为痹痛。从中医的观点分析，过多的尿酸是一种不该有的"痰浊""湿毒"，是脾不能运化，致痰湿瘀毒留滞肢体与脏腑，是内外因相互作用的结果。

三、瘀血阻络是本病发生的关键

朱丹溪在《格致余论·痛风》指出："肢节肿痛，脉涩数者，此是瘀血"，明确指出瘀血为痛风的基本病机。《金匮要略》对痛风的认识更加明确。一是将痛风名为历节，二是对痛风者的归属、脉症进行了描述。书中云："历节疼痛，不可屈伸，此皆饮酒汗出当风所致。诸肢节疼痛，身体尪羸，脚肿如脱，头眩短气，温温欲吐，桂枝芍药知母汤主之。"认为与脾气虚、风湿内侵，气血凝滞有关。《诸病源候论》指出：风历关节与血气相搏交攻，故疼痛。血气虚则汗也，风冷搏于筋，则不可屈伸，为历节风也。清代·唐荣川在《血证论》言"瘀血既久，亦能化痰化水。"痰阻则血难行，血瘀则痰难化，痰瘀互结，阻碍气血津液的运行输布，痰瘀入络，阻痹血脉，则见肢体疼痛肿胀。现代大量的临床观察和研究认为瘀血证的本质是全身或局部的血液运行障碍以及血液流变学的改变，在机体中表现为阻碍血液中精微物质与细胞间物质交换的顺利进行。痛风的并发症多，且变化多端，病情极为复杂，瘀血极易形成，也是一种新的致病因素。痹者，闭也。该病最终导致气血闭阻，不通则痛，"久痛入络""痛久必瘀"。若阴虚燥热，津液亏少，血行不畅，瘀久化热，则阴虚血瘀并见；若气虚血行无力，易致气虚血瘀；若过食肥甘，损伤脾胃，痰湿内生，气机升降失调，致痰湿血瘀；气滞血瘀，瘀血内停，津液运行输布失常，无以发挥正常的濡养作用，终致多种并发症的发生。闫卫红对 109 例痛风高尿酸血症患者中医证候进行分析，气虚证占 45.9％，血瘀证占 59.6％，湿证占 32％，得出气虚血瘀夹湿为本病的主要证候，提出健脾活血，解毒祛湿为主要治则。可见瘀血既是病理产物，也是新的致病因素。瘀血阻络加重了痛风，瘀血阻络是发病的关键。

查阅近几年资料，医家应用解毒泄浊通络法治疗痛风取得了较好的疗效。如黄德光以清热除湿，化痰活血法组方。纯中药组：黄柏 10g，茯苓 10g，佩兰 10g，丹参 15g，山慈菇 10g，青风藤 12g，忍冬藤 20g，甘草 6g。治疗 4 周，治疗组总有效率为 64.4％，纯西药组（丙磺舒 0.5g，一日 2 次）总有效率为 85.4％，中西医结合组为 93.5％，提示中西医结合可显著提高临床疗效。曾英等治疗采用随机对照实验设计，实验组 32 例，加服健脾祛瘀泄浊活血的中药复方（熟地黄、山茱萸、丹参各 15g，黄芪、党参各 20g，白术、泽泻、茯苓、桂枝、桃仁、红花、大黄各 10g）治疗 4 周后，药物实验组血尿酸降至正常水平为 8 例，血尿酸水平较疗前下降 15％为 20 例，总有效率 88％。

陆燕萍等以体检发现的血尿酸水平升高的 63 例患者为干预对象，在维持原有治疗方案基础上，实验组加服除湿化痰活血的中药，方用土茯苓、萆薢、薏苡仁各 20g，桑寄生 30g，怀牛膝、白术、丹参、山茱萸各 15g；车前子 10g，桂枝 6g，每日一剂，分 2 次服用，治疗 6 周后两组比较无统计学意义；而停药 6 个月后实验组痊愈率 40.6％，总有效率为 84.4％，对照组则为 12.9％，总有效率为 61.3％，两组比较差异有统计学意义。

刑氏用清浊通痹汤治疗急性痛风性关节炎 30 例，处方组成：忍冬藤、土茯苓、薏苡仁、毛冬青、七叶莲各 30g，黄柏、玄参、川牛膝、防己、秦艽、追地风、僵蚕各 15g，当归、没药各 10g。血瘀重加桃仁、赤芍、三七、泽兰；痛甚者加蜈蚣、全蝎，日一剂，水煎，分 3 次口服，15 天为一疗程。结果显效 16 例，好转 10 例，未愈 4 例，总有效率 86.67％。

胡刚则选用清热利湿活血泄浊法治疗痛风。方用土茯苓、薏苡仁各 20g，山慈菇、萆薢、车前草、忍冬藤、秦艽、虎杖、牛膝各 15g，苍术、黄柏、延胡索 10g，日一剂，水煎服。对照组 32 例，均用双氯芬酸钠 50mg，每天 2 次，碳酸氢钠 0.5g，每日 3 次，均 10 天为一疗程。结果两组分别痊愈 12、7 例，显效 14、10 例，有效 7、8 例。总有效率为 97.1％、78.1％。血尿酸两组治疗前后自身比较，差异有统计学意义。

朱良春将痛风称为浊瘀痹，治则采用泄浊化瘀，宣痹通络法，治疗特点在于解毒泄浊的基础上配用虫类药，具体方药：土茯苓 60g，威灵仙 30g，蒲黄 30g，虎杖 30g，萆薢 20g，秦艽 15g，泽兰、泽泻、桃仁、赤芍各 15g，土鳖虫 12g。提出"痛风日久，绝非一般祛风除湿，散寒通络等草木之品所能奏效，必须借助血肉有情之虫类药，取其搜刮钻透，通闭解结之力，促进湿浊清化，溶解癖结，推陈致新，增强疗效。"李振华治疗痛风急性发作常用利湿清热，通络止痛法，方用三妙丸合白虎桂枝汤加减，3～5剂即可见效，慢性期选用健脾除湿，清热通络方，方用四君子汤合桂枝汤或桂枝芍药知母汤，三妙散合用加减治疗，可缓解疼痛，且愈后不易复发。张文明和陈孔亮用白虎桂枝汤加减治疗急性痛风性关节炎，药用：生石膏、知母、桂枝、赤芍、虎杖、忍冬藤、牡丹皮、防己、苍术、甘草；发热重者加柴胡、重用生石膏；疼痛剧烈加延胡索；大便秘结者加大黄。结果总有效率达97.06％。陈祖红运用丹溪痛风方加减治疗痛风性关节炎55例，方药：苍术、黄柏、防己、威灵仙、制南星、泽泻、车前子、赤芍、桃仁、红花、羌活、桂枝、土茯苓、萆薢等，随证加减，疗效显著。黄江涛用祛风宣痹汤治疗痛风性关节炎患者，药用：土茯苓、萆薢、威灵仙、忍冬藤、丝瓜络、赤小豆、滑石、防己、秦艽、泽泻、地龙、栀子、薏苡仁、蚕沙等。治疗2周后，总有效率88.5％。

孙素平从浊毒辨治痛风急性期，方用五味消毒饮合四妙散加减。常用药物：金银花、蒲公英、紫花地丁、苍术、薏苡仁、怀牛膝、黄柏、虎杖、大黄、土茯苓、山慈菇、苦参、猪苓、泽泻、车前草、滑石、竹叶等，十几小时内可使关节红肿疼痛缓解。慢性缓解期常用萆薢分清饮加减，常用药物萆薢、石菖蒲、黄柏、白术、茯苓、车前子、莲子心、丹参、薏苡仁、土茯苓等。

钱卫东等采用羌通颗粒（土茯苓、山慈菇、川芎、羌活、黄芩、车前子等）治疗痛风性关节炎，观察其疗效，并和秋水仙碱对照，治疗时间相同，治疗结束时，实验组与对照组疗效相当，但治疗组的副作用，远低于对照组。

综上所述中医治疗痛风有自己的特色和治疗体系，可明显降低痛风关节炎的发作次数，有效减低高尿酸血症的数值，防治并发症，提高患者的生活质量。

但也存在一些问题，如病名比较混乱，给统计工作带来不便，其次缺少大样本的循证医学证据，多数是自己的临床经验，观察样本数量过少，难以从统计学角度说明问题。疗效的评定缺少量化客观化及可比性。今后应加强协作，采取多中心、大样本和随机的原则，制定最佳方案进行评估和研究。

第二节　新安医家对消渴病的认识

不断总结历代名、老中医经验和现代医家经验是继承和发扬祖国医药学遗产，交流临床经验和学术思想的一种形式。它既能体现中医辨证论治的鲜明特点，又能反映出各家各派的独特思维，从医家治疗成功的经验中可归纳总结出一些供学习借鉴的诊疗思路和方法。也可以让同道们从中领悟整体系统中的中医理论指导下临床疗效。为此作者分析总结了新安医家治疗消渴病的经验，供大家分享。正如《医学心传》所言："夫巧妙讵能骤得，必博览群书，简练揣摩，由博返约；加之临证多则见识广，所谓熟能生巧是也。"学习总结名老中医诊病的经验，可令学者大开眼界，拓展思路，从中受到深刻的启迪。

新安医家在《黄帝内经》《金匮要略》等古代医籍的基础上，从临床实际出发对消渴病的研究又有新进展，突破了从"三消"立论的观点，梳理一下，主要有以下几个特点。

（一）阴虚燥热致渴

阴虚燥热是导致消渴的重要病机，而滋阴清热一直为指导糖尿病中医辨证治疗的重要原则。中医学历来强调阴虚燥热在糖尿病发病中的作用，认为本病的主要病机为燥热伤阴，即在多种因素的作用下，机体燥热内盛，耗伤阴液，阴精亏耗，发为消渴。其基本病理为阴精亏耗，燥热偏盛。以阴虚为本，燥热为标，两者互为因果，阴愈虚燥热愈甚，燥热愈甚就愈耗其阴。《灵枢》师传篇："胃中热则消谷，令人悬心善饥"。《临证指南医案》指出三消一证虽有上中下之分，其实不越阴亏阳亢，津涸热淫而已。强调阴虚燥热为本病的病机特点。

新安医家叶天士强调"阴虚燥热"的病机理论。新安医家王仲奇对肾阴亏虚无以约束小便，饮一溲二或无以滋养胃阴，症见烦渴喜饮，喉干咽燥，治疗上提出强肾滋阴，常选用玄参、石斛、天花粉、玉竹、天麦冬、南沙参滋阴润燥；生地、知母凉血清热；山药、山茱萸强肾健脾。

（二）脾虚致消渴

历代名医根据对糖尿病的研究和长期的临床观察，已发现 2 型糖尿病患者，尤其是中老年患者中有相当一部分其燥热之象常不明显，三多症状也不典型，多表现为倦怠乏力、肢体酸软、形体消瘦等脾虚气弱的症状。而有些病人虽然初起三多症状明显，但随着病程延长，病情反复，三多症状已经不典型，而是以脾虚症状为主症。《灵枢·五变》指出"五脏皆柔弱者，善病消瘅"。

新安医家汪机在《石山医案》中强调"常患有消渴，善饥脚弱，冬亦不寒……脉皆细弱而缓，右脉尤弱，曰脾瘅也"。选用甘温助脾法，常加参芪白术之品。明代罗周彦在《医宗粹言·直指病机赋》云："胃气弱则百病生，脾阴足则万邪息"，提出了脾虚致消渴的理念。

（三）肾虚致消渴

汉·张仲景《金匮要略·消渴小便不利淋证》云："男子消渴，小便反多，以饮一斗，小便一斗，肾气丸主之。"最早提出了肾阳虚致渴说，为后世从阳虚论治消渴病开了先河。唐·王焘《外台秘要》云："消渴者，原其发动，此则肾虚所致……腰肾既虚冷则不能蒸于上，谷气则尽下为小便者也"。指出消渴病病机在于"腰肾虚冷"。宋·许叔微《普济本事方·诸嗽汉消渴》指出本病在于"真火不足""釜底无薪"。明张介宾、赵献可、陈士铎均主张消渴病要补肾。张介宾指出："火衰不能化气，气虚不能化液者，犹当以右归丸、右归饮、八味地黄丸主之"。学术上阐发薛己之旨，立意于先天之火，而尤重于命门之火，在治疗上力主肾虚学说。

新安医家吴昆在《医学全书》指出"阴无阳而不升，阳无阴而不降，水下火上不相既济耳"。临证中常用肉桂、附子之辛热，壮其少火，用六味地黄丸益其真阴。

王仲奇指出：精为肾之体，溺为肾之用。肾亏精气失守，阴可上乘，液难荼溉，小溲频数，夜以益肾，口渴喜饮，饮一溲二，脉弦滑。旧称肾消，治疗上强调补肾气。孙一奎治疗肾消主张要温阳益气，同时不否定肾阴虚的存在，"壮水之主，以制阳光"亦为其常用之法。强调下消要益火之原，以消阴翳，则便溺有节，肾气丸、地黄丸。肾消是少阴（饮水溲多，小便如膏），内化丸、凤髓丹，壮水之主，以制阳光"。提出了温阳益肾，活血通络的治疗大法。

（四）气阴两虚致消渴

气虚可以导致消渴，阴虚也可以导致消渴，而气虚和阴虚往往相互转化，共同加重病情，最终导致气阴两虚。因此气阴两虚与消渴病的发生有密切的关系。一方面脾气亏虚，生化不足，气血津液生化无源，津亏液少，气血不足，形成气阴两虚。而脾虚精气不能化生，无以培补先天，致肾精亏虚，真阴不足，使机体阴亏加重，亦可形成气阴两虚。另一方面，消渴病素体阴虚，容易在气虚的基础上，形成气阴两虚。精微物质的化生与输布全赖气的推动，气虚则化生无权，阴精更少，反之，阴精少则气更虚。如此往复，气阴两虚之证成也。

新安医家程茂先对于久病口渴多饮，尿上有浮脂，下有混浊，两足无力，喜饮茶汤，其脉细而数，两尺尤甚，诊为气阴两虚证。气虚者，精随尿出，两足无力；阴虚者，口渴多饮多尿，治疗上采用六味地黄汤加人参、黄芪、五味子、菟丝子调整，常获显效。

（五）气血两虚致消渴

中医气血理论认为，气为血之帅，血为气之母，气旺则血畅，气虚则血行不畅。张锡纯在《医学衷中参西录》中，运用益气活血补血法治疗消渴病占相当大比例，盛赞黄芪"其补气之功最优，故推为补药之长"，大凡益气活血之方必用之，其次是白术、党参、山药，常取一二味以助黄芪之力。活血药中，当归因其能活血又能生血，内润脏腑，达肌表而深得张氏重用。

新安名医罗美（徽州人）对气血虚弱，胃火独盛致消渴者，善用补泻兼施法的竹叶黄芪汤（黄芪、黄芩、当归、川芎、白芍、生地、竹叶、石膏、人参、甘草、麦冬、半夏）。他指出善治者补泻兼施，寒之而不至于亡阳，温之而不至于助火，扶正而邪去矣。柯韵伯曰：气血皆虚，胃火独盛，善治者补泻兼施……四君子气药也，加黄芪而去苓、术，恐火就燥也。四物汤血药也，地黄只用生者，正取其寒也。人参、黄芪、甘草治烦热之圣药，是补中有泻。且地黄之甘寒，泻心肾之火，竹叶助芍药清肝胆之火，石膏佐芍药清脾胃之火，麦冬同黄芩清肺肠之火，则胃火不得独盛，而气血之得补可知。惟半夏一味温中辛散，用之大寒剂中欲其通阴阳之路也。岐伯治阴虚而不暝者，饮以半夏汤，覆杯则卧。今人以为燥而渴者禁用，是不明阴阳之理耳。深刻阐明了气血相互关系，气血双补的意义。

（六）瘀血致消渴

中医学自古就非常重视瘀血在糖尿病发病中的重要作用。早在《黄帝内经》《金匮要略》《血证论》等古典医籍中对瘀血致渴就有记载。如《内经·灵枢五变》曰："怒则气上逆，胸中蓄积，血气逆留，膹皮充肌，血脉不行转而为热，热则消肌肤，故为消瘅。"指出气滞血瘀化热，伤津耗液可致消渴。汉·张仲景也在《金匮要略》一书中简述了瘀血作渴，云：病人胸满，唇痿舌青……脉微大来迟……口干燥而渴……是瘀血也。新安医家吴昆在《医方考》指出对阳邪瘀热在里，少腹应满……可用抵当丸。方中水蛭、虻虫以逐败血，桃仁、大黄以下血热。如伤寒门的桃仁承气汤亦可应用，提出了活血化瘀法在临床中的应用药方。

由此得知，新安医家在临床中秉承岐黄理论，不断创新思路，总结提高，并从理论上分析得有理有据，为后世学者留下了宝贵的财富。

第三节　糖尿病从瘀论治探讨

一、糖尿病血瘀证的理论渊源

中医学自古就非常重视瘀血在糖尿病中的重要作用。在《黄帝内经》《金匮要略》《血证论》等古典医籍中对瘀血致渴就有记载。清·唐容川《血证论》曰："瘀血在里，则口渴。所以然者，血与气本不相离，内有瘀血，故气不得通，不能载水津上升，是以发渴，名曰血渴。瘀血去则不渴矣。"明确将瘀血导致的消渴叫"血渴"。上述是消渴病血瘀证最早的判定标准，一直沿用至今，作为糖尿病应用活血化瘀法的重要依据。20世纪70年代著名中医学家祝谌予教授提出"活血化瘀为主治疗糖尿病"，自此，活血化瘀治疗糖尿病越来越受关注。

二、糖尿病血瘀证的病因病机

1. 热灼津亏致血瘀

津血同源，互为资生。阴虚燥热，津亏液少，势必不能载血循经畅行，瘀血又化热伤阴，津液大量亏耗，血液浓缩，血液循环滞涩不畅，致阴虚血瘀并存，清·周学海在《读医随笔》中说："夫血犹舟也，津液水也"，"津液为火灼，则血行愈滞。"论述了热灼津亏导致血瘀的病理现象。

2. 气滞血瘀

精神刺激，情志失调，肝失条达，心气郁结，气机阻滞，阻碍运行而致血瘀，即气行血行、气滞血瘀之意。

3. 气虚血瘀

消渴病日久，阴损耗气则致气阴两虚。气为血帅，气行血行，若气虚运血无力，可致血流不畅而致血瘀。

4. 阳虚寒凝致血瘀

消渴病日久，阴损及阳致阴阳两虚，血宜温，温而通，阳虚则寒，寒则血凝而致血瘀。《素问·调经论》云："寒独留，则血凝泣，凝则脉不通。"即寒凝血瘀之意。

5. 痰湿阻络致血瘀

过食肥甘，其性壅滞，易损脾胃，痰湿内生，脾胃受损，气机升降失调则痰湿阻络，而致血瘀。

6. 情志因素

《素问·生气通天论》指出："大怒则形气绝，而血菀于上。"糖尿病与生活节奏的加快密切相关，长期焦躁或神经紧张的患者血糖不容易控制。加之糖尿病为终生性疾病，易导致患者情志改变，五志过极，日久化火伤阴，煎熬津液，血为之黏稠，血行缓慢，日久成瘀。

7. 久病多瘀

《素问·痹论》指出："病久入深，营卫之行涩，经络时疏，疏而不痛。"糖尿病为终生性疾病，不仅伤阴，而且耗气，甚至阴阳两伤，脏腑功能减退，血行迟缓，形成血瘀证。

三、糖尿病血瘀证的表现与诊断

对于糖尿病血瘀证，应根据临床表现，结合理化检查进行诊断。由于瘀血发生的部位不同，表现也不同，血瘀证的临床表现多种多样。常见表现主要在如下几个方面。

（1）疼痛　胸闷或刺痛，或兼见心悸心慌，四肢末梢麻木刺痛，呈烧灼样、针刺样、刀割样，或对痛觉过敏（接触异物诱发疼痛）；下肢疼痛，间歇性跛行。

（2）出血　眼底视网膜出现新鲜或陈旧性出血点或出血斑。

（3）面色　唇甲青紫，面色暗或暗红。

（4）口渴　口燥，但欲漱水不欲咽；或胀满，口干燥而渴，但口渴而不出现洪大脉象。

（5）脑梗死　卒中或肢体麻木，心肌梗死，下肢动脉硬化性闭塞症或下肢血栓形成。

（6）皮肤颜色　下肢末端青紫、色暗；或兼见皮肤、外阴瘙痒，皮肤增厚、脱屑。

（7）舌质　舌质紫暗、瘀点或瘀斑，舌系带下青紫。

（8）脉象　脉涩或结代。

（9）月经　月经紊乱，量少，色暗，有血块，甚至闭经。

（10）其他　精神狂躁或健忘。

瘀可以化热生毒，形成瘀毒，毒损脑络，而生卒中；瘀毒在肾，形成水肿、关格（尿毒症）；"血积既久，亦能化为痰水"，"瘀血化水，亦发水肿"；毒损脉络，可以导致眼底出血，甚至失明。瘀血形成之后，又可伤血，所谓"瘀血不去，则新血不生"。阴血既伤，则血虚、血热。浊、瘀、痰可以阻滞血脉而生胸痹；壅滞气机，升降失司，出入失常，清浊相混，痰瘀相互搏结，阻滞脉道，则会发生下肢动脉、冠状动脉等各种大血管狭窄与闭塞，动脉粥样硬化形成。痰瘀内停，闭阻清窍，则出现健忘、痴呆、失眠、焦躁、眩晕。痰、浊、瘀、热、毒等诸邪相互搏结在一起，损伤脏腑经络血脉肌肉，攻心阻脉乘肺伤肝肾，各种疾病由此而生，形成了糖尿病并发症的广泛性、复杂性、多样性，但糖尿病血瘀以大血管病变为主，兼络脉病变（微血管病变）。

现代医学诊断本病有以下表现。

（1）微循环功能的改变　微血管痉挛，微血管畸形，微血管内血流缓慢、瘀滞；微血管内血栓或栓塞形成；微血管周围有液体渗出，微血管壁受损。

（2）血液组分异常　血脂紊乱，总胆固醇、甘油三酯、低密度脂蛋白胆固醇升高，高密度脂蛋白胆固醇降低，糖化血红蛋白、糖化血清蛋白等异常，糖基化终末产物在血中及周围组织中沉积过多，纤维蛋白原等含量增加。

（3）血液流变学异常　血液处于高黏、高凝、高吸附、高聚集状态，全血黏度与还原黏度升高；血小板易于激活，聚集性增高，功能异常；红细胞变形指数下降，带氧能力减弱，在血管内流动缓慢。

（4）血管调节因子失常，血栓素 A_2 与 6-酮前列环素比值失调，血小板 A_2 颗粒膜蛋白 140（GMP-140）增高，纤溶系统活性降低。

（5）血管或心脏超声　下肢动脉或足背动脉明显狭窄，有斑块附着血管壁，血流速度增快；颈动脉狭窄，有斑块形成；心脏有附壁血栓形成。

（6）眼底荧光造影　眼底有微血管瘤形成，有出血点、出血斑，甚至大面积出血，残留有血凝块。

（7）心血管造影　心脏冠状动脉多支病变，狭窄甚至堵塞。

四、活血化瘀法的应用原则

糖尿病血瘀证应用活血化瘀法应视其寒热虚实，辨明致瘀之因和瘀阻之处，灵活应用。气虚血瘀者当补气活血行血，气滞血瘀者当理气活血祛瘀，痰瘀互结者当化痰活血散结，阴虚血瘀者当养阴活血祛瘀，寒凝血瘀者当温经散寒、活血化瘀，痰瘀生毒者当化痰活血，清热解毒。血瘀在上者宜散，在中者宜消，在下者宜攻，在脉者宜通，在络者宜收。"定其气血，各守其乡"。《景岳全书·杂证谟·血证》指出："血有蓄而结者，宜破之逐之，以桃仁、红花、苏木、玄胡……大黄、芒硝之属。""血有涩者，宜利之，以牛膝、车前……益母草……之属。""血有虚而滞者，宜补之活之，以当归、牛膝、川芎、熟地、醇酒之属。""故凡欲治血，则或攻或补，皆以调气为先"。可谓治疗血瘀证的通用法则。

活血化瘀药物的具体选用如下。

（1）血瘀无明显的寒热征象，用桃红四物汤，瘀甚加血竭粉、琥珀粉、三七粉。血瘀偏热用桃红四物汤，将熟地黄改为生地黄，白芍改为赤芍，加玄参。血瘀偏寒者选用桃红四物汤加桂枝或肉桂、细辛。气虚血瘀选用补阳还五汤、黄芪桂枝五物汤加桃仁、红花，或桃红四物汤加黄芪。阴虚血瘀选用六味地黄汤加丹参、桃仁、红花。血瘀血虚者用大黄䗪虫丸，缓中补虚。气滞血瘀选用血府逐瘀汤。痰瘀互结选用二陈汤合桃红四物汤加瓜蒌、枳实、生姜汁、山楂、丹参、僵蚕等。

（2）瘀在大血管，常见心、脑、下肢血管病变。血瘀在头面者选用通窍活血汤，在少腹选用少腹逐瘀汤等，下焦热而大便干结者，选用桃核承气汤。血瘀在心脉而形成胸痹者，用血府逐瘀汤合丹参饮。血瘀在下肢而下肢疼痛青紫者，用桃红四物汤加土鳖虫、牛膝、地龙、木瓜、桂枝。血瘀在脑络而卒中者，用补阳还五汤加全蝎、蜈蚣、乌梢蛇、白花蛇。

瘀在微血管，有四肢末梢、眼底视网膜、肾及心肌病变。瘀在四肢末梢表现为四肢麻木刺痛、发凉，可以用活血化瘀药物加土鳖虫、地龙、全蝎、水蛭、桂枝，疼痛严重者加乳香、没药。

（3）若血瘀日久，凝聚不散，入于络脉，用常规活血化瘀药物不效者或效果不理想时，均需加入虫类药物，以搜剔经络。虫类药物具有破血消瘀的作用，并能入于络脉。一般瘀在四肢末梢者，加入全蝎、蜈蚣、乌梢蛇、白花蛇、僵蚕，上肢加地龙，下肢加土鳖虫，关节痛加全蝎、鳖甲，去恶血可用蜈蚣。水蛭一般研末装胶囊服用，每日 3g。

（4）有学者通过研究古典文献对 3000 余例糖尿病患者临床证候学研究，发现糖尿病病人一旦进入并发症期，几乎 100％存在血瘀，进一步建立了糖尿病微血管病变动物模型，通过临床与实验研究认为糖尿病血管并发症尤其是微血管并发症，病位在"络脉"，基本病机为"气阴两虚，脉络瘀结"，其络脉瘀结的形成与气阴两虚，痰郁热瘀密切相关，病理改变主要表现为微血流动力学异常，微血管形成形态改变，微血流紊乱，血液高浓黏滞，血流瘀缓。

五、众医家对糖尿病血瘀证及活血化瘀法的论述

清代医家张锡纯对王清任治瘀大法称赞备至。张氏论瘀有以下方面。

1. 瘀为劳之根由，劳必兼瘀

张锡纯认为："人身经络，皆有血融贯其间……血一停滞，气化即不能健运，劳瘵恒因之而成。是故劳瘵者肌肤甲错，血不华色，即日食珍馐服参苓，而分毫不能长肌肉，壮筋力。或转消瘦支离，日甚一日，诚以血瘀阻塞其气化也"；"劳瘵者多兼瘀血"；"其瘀多在经络"；"其瘀多在脏腑"。统其治法，皆可以十全育真汤治之。分其治法，病在经络宜资生汤加当归、丹参；瘀在脏腑之剧者，可用理中汤或理中丸理气活血，消坚破结，通血海瘀滞。然治此等症，若只知破血、通血，"往往病犹未去，而形已先伤"。宜培补元气真阴，配合通气活血逐瘀法。

2. 瘀为痛之原因，不通则痛

中医认为，经络气血瘀滞不通是造成疼痛的根本原因。痛证无论虚实，总与气血瘀滞有关，因此活血化瘀、调畅气血是痛证基本的治疗法则。在"治气血郁滞肢体疼痛"的 8 个方剂中，每方均使用活血化瘀法，尤以活络效灵丹最具代表性。该方以当归、丹参、乳香、没药四味活血化瘀之品组成，广泛用于治疗各种疼痛：腿疼加牛膝，臂疼加连翘；妇女瘀血腹痛加生桃仁、生五灵脂；疮红肿属阳者加金银花、知母、连翘；白硬属阴者加肉桂、鹿角胶；疮破后生肌不速者加生黄芪、知母、甘草；脏腑内痛加三七、牛蒡子。这些灵活的加减之法，都充分反映了张氏在治疗疼痛时对活血化瘀法的重视和丰富经验。

3. 对活血化瘀法的运用

张锡纯强调气血相关，活血化瘀不忘补气。认为气为血帅，气旺则血畅。由于瘀血之品大多有耗气之弊，故张氏对血瘀证患者，即使无元气虚征象，也在化瘀之时佐以补气。张氏"尝用三棱莪术各三钱，治脏腑间一切积聚癥瘕，恐其伤气，以黄芪六钱佐之，服之数十剂，病去而气分不伤，且有愈服而愈觉强壮者。"首推黄芪，盛赞"其补气之功最优，故推为补药之长"，其次是白术、党参、山药，常取一二味以助黄芪之力。活血药中，当归因其能活血又能生血、内润脏腑、达肌表而深得张氏重用。乳香与没药、三棱与莪术为张氏喜用之药对，每择其一对用之，其中三棱与莪术多用于瘀在脏腑，如虚劳，癥瘕等证；而乳香与没药多用于瘀在经络，如痹证、胁痛等证，并以止痛见长。另外，鸡内金、川芎、丹参、桃仁、红花、牛膝等也常被选用，而鸡内金因"能化瘀血，又不伤气分，尤适于气分虚甚者"。

4. 活血止血不留瘀

在治疗出血时，应注意止血的同时防止出现血瘀。代表方如化血丹，方中"三七与花蕊石同为止血之圣药，且化瘀血而不伤新血，以治吐衄，愈后必无他患"。药用三七 6g，花蕊石 10g，血余炭 3g，寥寥数味，止血活血兼备，药专力宏，用于治疗咯血、吐衄、二便下血等。

5. 当代医家陈可冀、史载祥认为血瘀贯穿于糖尿病始末

总结临床资料及实验室结果表明，在糖尿病前期，隐匿性糖尿病患者有瘀血存在，主要表现是血液流变学异常，血小板聚集率增高，血液黏度增高，这些改变是因瘀血病理基础的存在。随着病情的发展血液流变性逐渐加重，导致血流缓慢，微循环障碍，出现头痛胸痛等，甚至形成血栓，此为糖尿病中晚期瘀血阻络的表现。强调瘀血阻络是导致糖尿病血管神经并发症发生和加重的根本原因。

6. 当代医家祝谌予巧用活血化瘀法

祝氏通过研究发现，糖尿病发展到一定阶段，尤其是合并有慢性血管、神经病变或长期使用胰岛素注射治疗者常常伴有瘀血表现，诸如肢体疼痛、麻木、皮肤青紫，心前区疼痛，痛处固定不移，面部晦暗，半身不遂，妇女闭经或经量稀少，黑紫有血块，舌质淡暗，舌边有瘀斑或瘀点，舌下络脉青紫、怒张等。祝氏认为，糖尿病瘀血证主要由气阴两虚导致。气为血帅，血为气母，气虚推动无力，血行不畅，缓慢涩滞而成瘀血，即所谓"气虚浊留"，阴虚火旺，煎熬津液，津亏液少则血液黏稠不畅亦可成瘀，即所谓"阴虚血滞"。瘀血形成后又可阻滞气机，津液失于敷布，加重糖尿病病情和出现多种并发症；瘀阻于目络可致视瞻昏渺；瘀阻于肾络则尿闭水肿。

祝氏治疗糖尿病瘀血证，自拟降糖活血方：广木香 10g，当归 10g，益母草 30g，赤芍 15g，玄参 30g，生地 30g，生黄芪 30g，川芎 10g，丹参 30g，葛根 15g，苍术 15g。方中生黄芪、生地、苍术、玄参益气阴、补脾肾以治本，脾气阴旺则血畅行，丹参、葛根、当归、川芎、赤芍、益母草、广木香活血行气，逐瘀生新以治标，共奏气阴双补，活血降糖之功。本方治疗气阴两虚兼瘀血型糖尿病，不仅能消除或改善临床症状，降低血糖、尿糖，而且可以纠正异常的血液流变指标，预防和减少合并症的发生。强调使用活血化瘀法治疗糖尿病必须辨证。气血相关，不可分离。气虚血瘀宜益气活血；气滞血瘀则行气活血；阴虚血瘀则养阴活血。如治疗糖尿病合并卒中偏瘫常用补阳还五汤加味，合并高血压常用血府逐瘀汤加味；合并肝硬化、肝脾肿大常用膈下逐瘀汤加味等，皆不脱离辨证论治的原则。

7. 当代医家南征、高彦彬论瘀血致渴强调3个方面

（1）应用活血化瘀法同时，应兼顾补气养阴　糖尿病血瘀的产生，多因虚致瘀，虚有阴阳气血的不同，但气阴两虚是产生血瘀的主要因素。在活血化瘀的基础上，选用补气养阴的人参、黄芪、玄参、麦冬等。

（2）应用活血化瘀法的同时，还应注意配用祛痰除湿药　中医学认为痰与瘀在病理上互相影响，痰阻则血瘀，血瘀则痰阻，痰瘀互结。加用祛痰除湿药可选瓜蒌、半夏、苍术、胆南星等。

（3）强调糖尿病的血瘀，是在糖尿病阴亏的基础上产生的。因津血同源，互相资生转化。阴虚燥热，津亏液少，势必不能载血循经畅行，加之瘀热气滞，津液难以输布致消渴加重。滋阴活血药可用生地、天冬、玉竹、石斛、丹参等。

8. 医家谢毅强将血瘀在糖尿病病因病机中的作用归纳为四点

（1）气虚致血瘀　肥胖之人多气虚，气为血之帅，气行则血行，气虚则血行无力而致血瘀。

（2）阴虚致血瘀　素体阴虚，禀赋不足或邪热伤阴，阴虚内热，灼伤津液阴血，血液黏滞，血脉瘀塞而成血瘀。《医林改错》："血受热，则煎熬成块。"

（3）痰湿致血瘀　朱丹溪："肥白人多痰湿。"肥人痰湿壅盛，喜肥甘厚味饮食，损伤脾胃，健运失常，聚湿生痰，痰湿内盛，流注脉管，血液重浊，血行不利而瘀滞。

（4）肝郁致血瘀　消渴病病程缠绵，患者常有精神抑郁，情绪障碍，致肝气郁结，疏泄失常，气机阻滞，血液运行不利而瘀血停滞。谢氏指出瘀血在消渴的过程中，既是病因，又是一种病理产物，贯穿于消渴病的始终。

探讨了血液流变学与血脂的变化，认识到糖尿病血瘀证的形成与现代医学凝血及抗凝功能失常、微血栓形成有关。同非血瘀证组相比，糖尿病血瘀证组低密度脂蛋白胆固醇（LDL-C）明显升高，高密度脂蛋白胆固醇（HDL-C）明显降低，说明糖尿病血瘀证同脂质代谢紊乱密切相关。注意到血瘀与糖尿病患者胰岛素抵抗的关系互为关联。糖尿病在内外因素作用下，由于胰岛素的抵抗，引起内分泌系统、糖代谢功能紊乱，最终导致全身大小血管及神经改变的血瘀证。糖尿病血瘀证患者胰岛素敏感指数明显低于正常对照组，说明血瘀患者存在着胰岛素抵抗。发现血瘀与糖尿病患者血栓素和前列环素的关系，血小板释放的血栓素（TXA_2）有强烈的血小板凝聚和缩血管作用，而血管壁产生的前列环素（PGI_2）具有抑制血小板聚集和扩血管作用，血浆 TXA_2/PGI_2 比例失调在微血管病变中起重要作用。

9. 当代医家熊曼琪开创泻热逐瘀法治疗糖尿病之新径

熊教授治疗糖尿病主张活血化瘀，通腑泄热，兼以益气养阴。推崇汉·张仲景

《伤寒论》的桃核承气汤，在此基础上，结合消渴病的基本病因病机特点拟定加味桃核承气汤。由桂枝、桃仁、大黄、黄芪、麦冬、甘草组成，用于治疗消渴病收到满意的效果。动物实验证明：本方具有改善糖尿病大鼠胰腺微循环的作用。一旦微循环功能发生紊乱，就会引起脏器功能降低甚或失去功能。他们动态观察糖尿病大鼠胰腺微循环障碍的表现，服本方后的糖尿病大鼠胰腺微血管构型基本恢复，毛细血管增多，出血减轻或消失，微循环障碍明显改善。证实加味桃核承气汤可以改善糖尿病鼠的胰腺微循环，提高胰腺功能，这是加味核桃承气汤降低血糖的主要机制之一。本方还可提高2型糖尿病大鼠靶细胞对胰岛素的敏感性和反应性，可以使受体和受体后胰岛素抵抗减轻。本方除治疗消渴病本病外，对其严重并发症之一的消渴肾病也十分有效。

10. 当代医家吕靖中强调瘀是糖尿病在发展过程中的一种病理变化，活血化瘀法贯穿治疗始终

糖尿病患者不仅病程长，而且多种并发症峰起。流行病学调查表明，糖尿病患者发生血瘀证的概率极高，并指出即使在临床上没有血瘀表现的糖尿病患者，也处于一种隐性血瘀或微观血瘀状态。吕氏从多年临床实践中观察到，糖尿病血瘀多是由气阴两虚所致，阴虚燥热，煎熬津液，势必引起血液黏滞，运行不畅；气为血之帅，气虚则运血无力而致血瘀。血瘀一旦形成，又可作为致病因素使病情加重，因此在治疗糖尿病过程中，应把活血化瘀贯穿于治疗的始终，尤其对胰岛素抵抗者，配用大剂量的活血化瘀药，可增强胰岛素敏感性，降低胰岛素用量。临床中常用的活血化瘀药有：当归、川芎、红花、鸡血藤、益母草、泽兰、丹参、鬼箭羽、全蝎、蜈蚣、水蛭、血竭等，这些药物均具有较强的抑制血小板凝聚作用。值得注意的是在运用活血化瘀的同时，还应配合补气药，如黄芪、党参、太子参、西洋参等，"以补达通"。

11. 吕靖中强调热、痰、瘀均为病之标，瘀是糖尿病在发展过程中的一种病理变化，多由脾虚日久所致

气为血帅，血为气母，气运血行，糖尿病脾气虚弱，阴液不足。一方面脾气虚无力推动，致血行不畅而瘀滞；另一方面，阴液不足则燥热内生，煎熬津液，血液黏滞运行不畅而成瘀。若心脉瘀阻而致胸痹心痛，脑络瘀阻而致卒中，瘀于下肢则肢体麻痛或肢端坏疽等。治疗应在益气的基础上加活血通络药。常用药有当归、赤芍、川芎、鸡血藤、丹参、水蛭、蜈蚣、血竭等。肢体凉疼者加桂枝，灼热游走疼痛者加知母、荆芥、防风等药物。

大量临床实践证明，血瘀确实是导致消渴病的重要病因之一，血瘀致消这一病

机学说也一直有效地指导临床治疗，在消渴病并发症时尤为实用。笔者用活血化瘀法治疗消渴病，结果不仅使患者的瘀血表现得以改善，而且使消渴病的基本症状减轻，血糖也随之下降。

第四节　糖尿病从痰湿论治

现代临床中 2 型糖尿病患者形体肥胖者多见，"三多一少"症状不明显。肥胖在中医属于"痰湿"范畴，古人有"肥人多痰"之说。肥胖型糖尿病病理机制大都为本虚标实，本虚为脾气虚，标实乃痰湿内阻。笔者就众医家对糖尿病痰湿证的认识、糖尿病痰湿证的辨证分型及现代理论作如下探讨。

一、对糖尿病痰湿证的认识

《素问·奇病论》有云："有病口甘者，病名为何？何以得之？岐伯曰：此五气之溢也，名曰脾瘅。夫五味入口，藏于胃，脾为之行其精气，津液在脾，故令人口甘也。此肥美之所发也。此人必数食甘美而多肥也，肥者令人内热，甘者令人中满，故其气上溢，转为消渴"。即过食肥甘，损伤脾胃，滋生痰湿，发为消渴。《素问·通评虚实论》明确指出本病乃"肥贵人"易患，《素问·腹中论》亦云"夫热中，消中者，皆富贵人也"。《素问·通评虚实论》还指出："凡病消瘅，仆击，偏枯痿厥，气满发逆，肥贵人，此膏粱之疾也"。《灵枢·卫气失常》将肥胖分为三种："人有肥、有膏、有肉……肉坚，皮满者，肥；肉不坚，皮缓者，膏；皮肉不相离者，肉……膏者，多气而皮纵缓，故能纵腹垂腴。肉者，身体荣大。脂者，其身收小。"膏人即腹型肥胖，危害最大。素体肥胖致痰湿阻滞气机，中焦壅塞，郁瘀化热，耗烁阴精，遂成消渴，变证百生。

金元时期的《丹溪心法·卒中篇》云："肥白人多湿"；《丹溪心法·惊悸篇》又云："肥人多湿，肥人多痰饮"等论述。李东垣首创"内伤脾胃，百病内生"说，提出了脾胃是痰湿之根源，痰湿是消渴之根源。明代《景岳全书》曰："消渴病，其为病之肇端，皆膏粱肥甘之变，酒色劳伤之过，皆富贵人病之而贫贱人少有也。"从病因学上谈及嗜食肥甘，由此可知痰浊内生与之关系甚密。明·李中梓《医宗必读》："惟脾土虚弱，清者难升，浊者难降，留中滞膈，瘀而成痰。"痰浊一成，随气升降流行，内而脏腑，外至筋骨皮肉，形成多种病症，消渴由此生也。因此有"百病多由痰作祟"之说。清代费伯雄《医醇賸义·三消》中认为："上消者……当于大队清润中，佐以渗湿化痰之品，盖火盛则痰燥，其消烁之力，皆痰为之助虐也，逢原饮主之；中消者……痰入胃中，与火相乘，为力更猛，食入即腐，易于消烁……清阳明之热，润燥化痰，祛烦养胃汤主之。"陈修园亦说："大抵素禀之盛，从无所苦，惟是痰湿颇多。"由此可见，历代医家对从痰湿论治消渴，早已有了比较深刻的认识。

现代著名学者林兰教授指出糖尿病为虚实夹杂之证，气阴两虚为基本病机，而脾肾亏虚是各证的共同病机本质。本病是水、湿、痰、瘀等病理产物渗注脉中，成为病理的血液组成部分所致，为津停气阻，津亏血瘀，水湿痰饮与瘀血交阻的具体表现。脾肾气虚，升清降浊功能失职是发病的关键，临床上以扶正（虚）祛邪（痰瘀）为主要治则。

二、辨证分型与分期

1. 李富玉分型

李富玉教授将糖尿病痰湿证做如下分期治疗。

（1）早期清热利湿　大多2型糖尿病患者早期表现为肥胖，无明显的多饮、多食、多尿等症状，有些患者并无明显不适，查体时才发现糖尿病。中医素有"肥人多痰湿"之说，对2型糖尿病主要从痰湿论治。因湿为阴邪，其性黏滞，因此李教授指出临床治疗湿邪一定要用大剂量的祛湿药，而且疗程一定要足。临床主要用药：玉米须、桑白皮、泽泻、茯苓、佩兰、白术、苍术、玄参、天花粉、黄连等。

（2）中期滋阴祛湿　2型糖尿病中期患者表现"三多一少"的临床症状较明显，症见口微渴，消谷善饥，怕热汗多或盗汗，手足心热或五心烦热，舌瘦红有裂纹，脉细数。此时要注意治痰湿药不可太过，宜中病即止，以防伤阴液。临床主要用药：玉竹、女贞子、枸杞子、黄精、玄参、玉米须、茯苓等。

（3）后期活血祛痰　2型糖尿病后期临床上以痰瘀内阻多见，瘀阻胸中，可见糖尿病合并心血管病变，症见胸闷心痛、口唇发绀等；痰阻脑络，蒙蔽清窍，可见糖尿病合并脑血管病变，症见半身不遂、口眼㖞斜、神志昏迷等；痰瘀内阻，经脉失养，不通则痛，可见糖尿病合并神经病变，症见肢体麻木疼痛等；痰湿泛溢肌肤，可见并发肾病而出现水肿等。临床主要用药：丹参、当归、川芎、石菖蒲、玉米须、茯苓等。

2. 查玉明分型

查玉明老中医将湿证分为湿寒证、湿热证。

（1）湿寒证　多由素体脾虚，或阴病及阳，脾阳受损，脾气虚弱，升降失调，湿从内生，湿为阴邪，易从寒化，寒湿互结，郁于中焦而致。临床表现：形盛气虚，中满腹胀，大便不实，气少纳减，倦怠乏力，气弱神疲，形寒怕冷，舌淡苔白。治宜健脾益气，温中化湿。湿得温则化，得阳则宣。故当补其阳，除其湿，调其气，行其滞。取平淡中和温养之剂，采用参苓白术散加减。"四君"甘温扶正；山药益脾之阴，固肾之精，气阴兼顾；莲肉健脾，益气生津；砂仁、陈皮调气行滞；佐黄芪补中益气，升阳止渴；佩兰化湿和胃，宣化湿浊；鸡内金消食以助化源。诸药合用，可使气回津复，其病自安。

（2）湿热证　多由太阴湿化，湿浊内蕴，郁久化热。湿郁为热，热蒸湿浊，湿热互结，滞留体内而致多种并发症的出现。湿邪流注关节则关节疼痛；湿热下注则小便不利，阴痒；湿滞血脉则血流涩而不畅。临床表现：形盛体胖，小溲灼热，口干不欲饮，大便溏薄，阴部瘙痒，肢重乏力，多见血脂增高，血液黏稠度高。治当清热养阴以化湿，采用甘露饮加减，意在清热而去湿，养阴以清热；石斛、甘草之甘淡，养胃生津，滋阴除热；佐栀子、龙胆通泄三焦之火，除下焦湿热；伍黄连、天花粉清热解毒，控制感染，使湿热浊脂得除，临床诸症消退。

3. 杨辰华分型

杨辰华依据糖尿病的病机演变规律，将其分为三期论治。并拟定由藿香、佩兰、苍术、半夏、黄芩、黄连、葛根、僵蚕组成基本方。

（1）早期中焦湿热，症见形体肥胖，口渴不欲饮，多食易饥，口中甘味，嗜睡困倦，小便短赤，大便秘结，外阴瘙痒，舌红苔黄腻，脉滑数。治以清热化湿，上方加大黄、厚朴、栀子、泽泻。

（2）中期湿盛脾虚，症见肥胖，三多症状不明显，形疲神倦，脘腹痞满，大便或溏或结，小便清长，舌淡红质胖，边有齿痕，脉濡缓，治以燥湿健脾，可用七味白术散或上方加茯苓、扁豆、车前子；中期若见中焦虚寒，湿浊不化者，可用理中汤合平胃散治之。若湿郁化热，热伤阴津，而成气阴不足夹湿证者，可用基本方加沙参、麦冬、枸杞子、白芍、佛手等。

（3）后期脾肾阳虚，水湿内停，或湿浊内蕴，病久入络，痰瘀阻络证。前证多见面色晦暗，颜面及下肢水肿，纳呆，或恶心呕吐，形寒肢冷，脘腹胀满，大便溏薄，小便清长，舌质暗体胖边有齿痕，脉沉细，治以温肾健脾，化湿利水，可用济生肾气丸加味；痰瘀互阻证多见四肢末梢麻木疼痛，头晕，心慌，胸闷，或见偏瘫或双下肢水肿，或阳痿不举，舌质紫暗有瘀斑，苔腻，脉细涩，治以益气活血，化痰通络，以补阳还五汤加胆星、白芥子、僵蚕等。

三、糖尿病痰湿证的并发症

1. 糖尿病合并肥胖

中医学有"肥人多痰"之理论，糖尿病痰湿证人多肥胖，且肥胖是糖尿病的诱发因素之一。有调查发现 40 岁以上的糖尿病患者，约 2/3 发病前体重超出正常范围 10% 以上，且医学界已证实，肥胖者脂肪细胞大，造成包括脂肪细胞在内的全身胰岛素受体单位面积数目减少，从而促成 2 型糖尿病。这些都与中医认为痰湿是由于过食甘厚味等因素所致的观点颇为相似，证之临床，常见一些糖尿病，尤其是胰岛素抵抗患者，或伴有高脂血症的患者，表现为体态丰腴，恣食贪杯，喜静懒动，脘痞胸闷，口渴不欲饮，身体困重，舌苔厚腻等湿邪内蕴之象。

2. 糖尿病合并高脂血症

资料显示，气虚、阴虚、火旺、血瘀等病理状态均可伴自由基产生过多或消除减少，引起细胞膜脂质过氧化（无形之痰）。胰岛素具有促进糖原、蛋白质、脂肪合成的功能，是物质代谢的重要环节，与中医气化生血、生津、生精等有相似之处，而无形之痰（细胞膜脂质改变）可使此气化功能失常，水谷不归正化，痰浊内生；阴虚血少，虚热内生，灼津为痰，形成恶性循环。现已证明，肥胖与胰岛素抵抗（IR）密切相关，肥人多痰湿，因此 IR 的形成和无形之痰关系密切，无形之痰可以产生以 IR 为中心的高血糖、高血压、高血脂、高血凝肥胖症代谢综合征。

3. 糖尿病合并高凝血症

高胆固醇血症、高甘油三酯使红细胞聚集性上升，红细胞膜胆固醇含量升高致变形能力下降，难于通过微循环。血小板脂质过氧化使花生四烯酸生成血（TXA_2）增加，而血管内皮细胞脂质过氧化使前列腺素（PGI_2）分泌下降。两者平衡失调使血小板易于聚集，血管痉挛。高脂血症可灭活内皮细胞分泌的一氧化氮（NO），导致内皮细胞依赖性舒张功能下降，高甘油三酯可使凝血因子活性升高。

4. 糖尿病合并脂肪肝

2 型糖尿病存在胰岛素抵抗（IR），胰岛素对脂肪分解的抑制作用降低，游离脂肪酸（FFA）释出增多，被肝细胞摄取、合成 TG 加速，同时脂蛋白脂酶活性减弱，TG 降解减少，一旦 TG 形成超过肝脏对 TG 的转运能力，即造成肝脏脂肪堆积，形成脂肪肝，肝脏脂肪储积又影响脂肪代谢、加重高血脂而形成恶性循环，并且脂肪肝也可诱发或加重 IR。

四、现代研究

现代医学证实，肥胖人痰湿型体质的总胆固醇、三酰甘油、极低密度脂蛋白、血糖及胰岛素水平显著高于非痰湿型体质，高密度脂蛋白及亚组分水平，红细胞 Na-K-ATP 酶活性，痰湿型体质显著低于非痰湿型体质，揭示了痰湿型体质在脂代谢、糖代谢及能量代谢上的特征。上海中医药大学附属岳阳医院周菁研究发现痰湿体质人群较平和体质人群胰岛素抵抗指数更高，提示痰湿体质人群较平和体质人群更易于出现胰岛素抵抗。胰岛素抵抗通过反馈调节迫使胰岛的 B 细胞分泌更多的胰岛素（伴发高胰岛素血症），以补偿胰岛素敏感性下降所致的作用之不足来遏制血糖的升高，旷日持久，当 B 细胞的胰岛素分泌不能满足外周的过高要求时，即出现 B 细胞功能衰竭，导致血糖升高，而高血糖又可阻碍脂肪细胞分化，加重胰岛素抵抗，从而形成恶性循环，故而发生糖尿病。

第六章 临床研究

第一节　萆苓祛痛方对糖尿病痛风患者 CYS-c、ESR、CRP 的影响

随着经济的快速发展、生活水平的提高，人口老龄化加剧，糖尿病合并痛风的发病率逐年攀升，成为影响我国人民健康的常见疾病。现代医学研究表明高尿酸、高血糖、高血脂都是代谢综合征的重要组成部分，常常同时出现，已成为心血管疾病的危险因素。因此寻找一种既能调节血糖，降低血尿酸，又能治疗痛风，且抗炎疗效显著的中药组方十分重要。本文重点探讨萆苓祛痛方（简称萆苓方）对糖尿病痛风患者急性期预防与治疗，对血糖、尿酸、胱抑素C（CYS-c）、ESR、CRP的影响及对症状改善的情况。已知 hs-CRP 是目前公认的一种炎症介质，在机体产生炎症反应或急性损伤后，可迅速升高，较为准确地反应早期炎症的情况，是评估痛风炎症反应的重要指标。血沉增快可反映体内全身或局部性感染及炎症组织的坏死损伤，常作为炎症反应的有效指标。Cys-C 在体内以恒定的速度产生，不受性别、年龄、炎症、肝脏疾病的影响，是反映早期肾脏损伤的敏感指标，在糖尿病痛风及其肾功能损伤中有重要的诊断价值，本文通过以上指标观察及对临床症状的影响，分析萆苓方的作用机制，为糖尿病痛风防治提供一种新思路。

一、资料与方法

（一）一般资料

1. 研究对象

2018 年 1 月至 2019 年 6 月安徽中医药大学第一附属医院内分泌科门诊及住院的患者 62 例。均签署知情同意书。

2. 纳入标准

（1）符合 2 型糖尿病及痛风的西医诊断标准和消渴病及痛风湿热瘀阻证的中医辨证标准；

（2）年龄 18～75 岁；

（3）受试者签署知情同意书。按随机数字表法分为 2 组，即萆苓祛痛方组、西药对照组（简称对照组）。

本研究符合安徽中医药大学第一附属医院伦理委员会要求并审核通过，批号：2018AH-28。

3. 排除标准

（1）1 型糖尿病患者；

（2）血糖虽然高于正常，但经饮食控制、运动疗法、加降糖西药治疗后，血糖检测下降至诊断值以下者；

（3）在过去 3 个月内服用影响血糖代谢的非降糖药，如糖皮质激素等；

（4）妊娠或哺乳期妇女；

（5）确诊时已合并心、脑、肾及其他血管病变并有临床表现者及合并有其他严重原发性疾病患者；

（6）近一月内有糖尿病酮症酸中毒等代谢紊乱以及合并严重感染者；

（7）对实验药物过敏或服用非甾体类抗炎药后发生不良反应者。

（二）研究方法

1. 随机分组

将纳入本研究的病例采用单盲随机法分为 2 组。萆苓组 30 例，男 26 例，女 4 例，年龄在 34～75 岁之间，平均年龄 59.4±5.3 岁，痛风病程 6.5 年；对照组 31 例，男 27 例，女 4 例，年龄在 33～75 岁之间，平均年龄 58.7±4.2 岁，痛风病程

6.7 年。两组年龄、性别、病程等相比无明显差异。实验过程中萆苓组和对照组各有 1 例患者后期无法跟踪联系，病例脱落，予以剔除；萆苓组有 1 例患者未按要求用药，予以排除。实验结束时萆苓组共 30 例，对照组共 31 例。

2. 治疗方法

两组患者均嘱予低糖低嘌呤饮食，要求患者多饮水，关节制动。对照组 31 例，在痛风急性发作期予布洛芬片 0.2g 口服，每日 3 次，连续 1 周。疼痛缓解后加非布司他 40mg，每日 1 次，根据患者血糖控制情况，选用吡格列酮 30mg，每日 1 片，二甲双胍 0.5g，每日 2 次，观察 4 周。治疗组即萆苓组 30 例，萆苓组不加止痛药及非布司他，在服用西药降糖药的同时予萆苓方（萆薢 25g，土茯苓 20g，泽泻 15g，车前草 15g，黄柏 10g，牛膝 15g，苍术 10g，威灵仙 15g，虎杖 15g，当归 10g，土鳖虫 10g）观察 4 周；由安徽中医药大学第一附属医院药物制剂中心提供，每日两次，早晚分服。

3. 观察方法及疗效标准

观察 2 组的中医症状及关节功能症状积分的变化。糖尿病诊断标准参照 2017 年版《中国 2 型糖尿病防治指南》，痛风诊断标准参照 2016 中国痛风诊疗指南标准。疗程结束后，参照《中医病症诊断疗效标准》。治愈：关节功能恢复，主要症状消失，理化检查指标基本正常；好转：关节功能，理化检查指标有所改善，主要症状基本消失；未愈：临床症状，关节功能，理化指标均无改善。中医证候积分参照《中药新药临床研究指导原则》的相关内容，采用计分法评价受试者中医湿热痹阻证的证候变化。

关节功能疼痛程度采用视觉模拟评分法。

（1）关节疼痛评分　无疼痛（0 分）；1～3 分：轻度疼痛，但仍可进行正常工作（1 分）；4～6 分：中度疼痛，影响日常工作，但生活可以自理（2 分）；7～9 分：重度疼痛，无法生活自理（3 分）；剧烈疼痛，无法忍受（4 分）。

（2）关节局部皮温评分　0 分：皮温正常；1 分：关节局部皮温高，患者无明显自觉热；2 分：关节局部皮温增高伴有自觉热；3 分：关节局部皮肤触摸发热，同时有自觉灼热。

（3）关节肿胀评分　0 分：皮肤无肿胀；1 分：关节局部轻度肿胀；2 分：关节中度肿胀；3 分：关节高度肿胀。

（4）关节活动障碍评分　0 分：活动无受限；1 分：活动中度受限；2 分：活动明显受限，一般活动不能进行，但生活可以自理；3 分：活动时痛甚，难以耐受，卧床、生活无法自理。

4. 相关生化指标变化

治疗前后，采用安徽中医药大学第一附属医院检验中心的全自动生化分析仪测试两组患者空腹血糖、餐后 2h 血糖，血尿酸的波动。测定两组患者治疗前后血清胱抑素 C、血沉、C 反应蛋白水平。

（三）统计学方法

本研究使用 SPSS 21.0 统计软件进行统计学分析。定量资料比较采用 t 检验，多个均数间比较采用单因素方差分析，结果以均数标准差（$\bar{x}\pm s$）表示。等级资料采用秩和检验。定性资料比较采用 χ^2 检验，$P<0.05$ 为差异有统计学意义。

二、结果

（一）两组临床疗效比较

治疗 4 周后，萆薢组治愈 11 例，好转 16 例，未愈 3 例，总有效率为 90.0%；对照组显效 7 例，有效 14 例，无效 10 例，总有效率为 67.7%。萆薢组疗效优于对照组（$P<0.01$）。结果见表 6-1-1。

表 6-1-1　两组临床疗效比较

组别	n/例	治愈/例	好转/例	未愈/例	总有效率
对照组	31	7	14	10	67.7%
萆薢组	30	11	16	3	90%

注：与对照组治疗后相比 $P<0.01$。

（二）对两组中医证候积分的影响

治疗后两组的证候总积分均显著下降，差异有统计学意义（$P<0.01$）；治疗后，两组间比较，萆薢组中医证候总积分明显低于对照组（$P<0.01$）。结果见表 6-1-2。

表 6-1-2　两组中医证候总积分的比对（$\bar{x}\pm s$）

组别	n/例	治疗前	治疗后
对照组	31	19.50±3.72	13.73±2.98**
萆薢组	30	20.83±3.84	9.65±2.54**△△

注：与本组治疗前相比 ** $P<0.01$，与对照组治疗后比较 △△ $P<0.01$。

（三）对两组患者关节功能症状积分评分的影响

两组患者关节功能症状分级评分结果显示，治疗前 2 组结果无显著性差异（$P>0.05$），具有可比性；治疗后两组患者的关节疼痛、肿胀、皮肤温度、活动障碍均较前明显好转，差异有统计学意义（$P<0.01$）。治疗后组间比较，关节疼痛积分无明显差异（$P>0.05$），草苓组局部皮温、肿胀度及关节活动障碍均较对照组明显改善（$P<0.05$ 或 $P<0.01$）。结果见表 6-1-3。

表 6-1-3　两组关节功能症状积分比较（$\bar{x} \pm s$）

组别		关节疼痛	局部皮温	关节肿胀	活动障碍	总积分
对照组（$n=31$）	治疗前	2.13±0.87	1.83±0.65	1.84±0.73	1.86±0.69	7.67±1.79
	治疗后	0.67±0.56**	0.72±0.51**	0.89±0.60**	0.84±0.48**	3.02±1.36**
草苓组（$n=30$）	治疗前	2.14±0.89	1.85±0.70	1.87±0.75	1.89±0.63	7.80±1.82
	治疗后	0.62±0.43**	0.58±0.46**△	0.45±0.43**△△	0.38±0.35*△△	2.14±0.96**△

注：与同组治疗前比 ** $P<0.01$，与对照组治疗后比较 △ $P<0.05$，△△ $P<0.01$。

（四）两组患者空腹、餐后 2h 血糖及血尿酸水平的比较

与治疗前对比，两组患者 FPG、2hPG、UA 均显著降低（$P<0.01$）；治疗后组间比较，草苓组的餐后 2h 血糖，UA 下降水平较对照组显著降低（$P<0.05$ 或 $P<0.01$）。见表 6-1-4。

表 6-1-4　两组 FPG、2hPG、UA 水平的比较（$\bar{x} \pm s$）

组别		FPG/(mmol/L)	2hPG/(mmol/L)	UA/(μmol/L)
对照组（$n=31$）	治疗前	7.54±1.96	12.75±2.62	457.13±103.84
	治疗后	6.44±1.06**	10.69±2.50*	361.61±75.34**
草苓组（$n=30$）	治疗前	7.44±1.41	12.19±2.62	462.77±115.99
	治疗后	6.25±0.90**	9.57±1.69**△	298.80±79.35**△△

注：与本组治疗前相比 ** $P<0.01$；与对照组治疗后相比 △△ $P<0.01$，△ $P<0.05$。

（五）两组患者 Cys-C、ESR、hs-CRP 的比较

与治疗前相比，2 组的 Cys-C、ESR、hs-CRP 明显降低（$P<0.01$）。组间比较，治疗后草苓组 hs-CRP、Cys-C、ESR 显著低于对照组（$P<0.05$）。结果见表 6-1-5。

表 6-1-5　两组患者 Cys-C、ESR、hs-CRP 的比较 $(\bar{x} \pm s)$

组别		Cys-C/(mg/L)	ESR/(mm/h)	hs-CRP/(mg/L)
对照组($n=31$)	治疗前	2.10±1.39	32.87±10.93	18.70±9.27
	治疗后	1.52±0.90**	20.81±7.61**	7.57±5.65**
萆苓组($n=30$)	治疗前	2.00±1.29	35.90±9.71	20.66±10.90
	治疗后	1.25±0.51**△	16.90±6.70**△	6.20±4.90**△

注：与本组治疗前相比** $P<0.01$；与对照组治疗后相比△ $P<0.05$。

三、讨论

目前已明确 T2DM 的重要发病机制在于胰岛素抵抗及分泌不足。胰岛素抵抗是引起 HUA 的重要因素之一。研究发现，痛风患者胰岛 B 细胞的分泌功能出现代偿性提高，第一、二时相的分泌都有延迟，而糖尿病前期（IGR）合并痛风患者的延迟分泌情况尤其显著。二者相互作用，对于糖尿病尤其是病程久的患者常出现生理功能减退，肾小管病理损害导致排泄尿酸障碍，进而引起血尿酸升高，尿酸过高易产生尿酸盐晶体，沉积在组织将引起一系列的炎性反应，导致痛风。因此血尿酸水平升高会导致胰岛细胞损伤，从而进一步诱发糖尿病。临床可见先患有痛风再引发糖尿病，或先患有糖尿病继而出现痛风。

已知痛风急性期治疗 1 周后，疼痛症状可减轻或消失，但炎性指标不能较快恢复，血尿酸下降不理想，突然停药易致尿酸波动大，诱发痛风再次发作。2016 年《中国痛风指南》对急性痛风关节炎频繁发作（＞2 次/年），有慢性痛风关节炎或痛风石的患者，推荐进行降尿酸治疗，降尿酸治疗的目标是预防痛风关节炎的急性复发和痛风石的形成，帮助痛风石溶解。为预防治疗痛风，本次临床观察时间 4 周，以分析对症状、体征、炎症指标、血糖、血尿酸的影响。

本次研究证实与治疗前相比，药物干预后两组患者 FPG、2hPG、UA 均显著降低，治疗后与对照组比较，萆苓组餐后血糖、UA 水平降低较为明显；提示本方具有良好的降血糖、降尿酸的作用，与我们既往研究一致。目前有文章报道吡格列酮能有效预防 B 细胞的减少，降低体内胆固醇和游离脂肪酸水平。近来研究发现吡格列酮还能够显著降低血尿酸水平、抑制炎症反应，这可能与吡格列酮降低血糖、改善胰岛素抵抗有关，也可能与其独立于降糖作用外的抗氧化应激作用有关。本研究证实吡格列酮降糖降尿酸疗效确切。

萆苓方对血沉（ESR）、胱抑素 C（CYS-C）、超敏 C 反应蛋白（hs-CRP）的影响是明确的。研究发现糖尿病患者的血浆黏度、血沉、红细胞比容等都较正常组升高，本次临床结果提示萆薢祛痛方可明显降低患者 ESR 水平，疗效优于对照组。提示炎症是 ESR 增高的重要诱因，痛风性关节炎急性发作期往往伴有 ESR 增高，予萆薢方治疗后，患者 ESR 水平明显下调。

超敏 C 反应蛋白（CRP）是由肝脏产生分泌的一种非糖基化聚合蛋白，可激活免疫调节，引起炎症的发生。hs-CRP 在机体产生炎症反应或急性损伤后 4～6h 内可迅速升高，较为准确地反映出早期炎症情况。大量资料表明 CRP 与糖尿病痛风存在高度的相关性，可作为糖尿病痛风的预测因子。本研究发现糖尿病痛风患者随血糖、尿酸值升高，CRP 明显升高，予萆薢方治疗后血糖，尿酸下降，CRP 水平显著下调，疗效优于对照组，说明糖尿病痛风加重了炎症因子的聚集，萆薢祛痛方可明显减轻炎症因子 CRP 高表达。

胱抑素 C（Cys-C）广泛存在人体各组织的体液及有核细胞中。Cys-C 仅经过肾脏排出。研究发现，CRP 联合 Cys-C 检测可显著增加痛风早期肾损害诊断的阳性率。对于糖尿病痛风患者肾损害诊断的灵敏性、准确性、特异性显著升高。本次研究发现萆薢方可明显降低患者 Cys-C 水平，疗效优于对照组，再次表明萆薢方有降低炎性因子水平，保护肾功能的作用。

中医证候反映了患者临床症状体征，糖尿病痛风患者常伴有疼痛发热，关节活动障碍，肿胀不适的特点，中药是否可迅速缓解症状，解除痛苦，是我们关注的重点。临床中我们注意到，与治疗前比较，予萆薢祛痛方后患者中医证候总积分明显降低，关节功能症状显著改善；组间比较，萆薢组关节症状总积分明显低于对照组。关节局部皮温、肿胀度、活动障碍疼痛积分值均显著降低。再次证实具有泄浊解毒通络作用的萆薢祛痛方能迅速缓解糖尿病痛风的临床症状，改善湿热瘀阻相关证候，提高患者的生活质量。同时说明关节疼痛肿胀是炎症因子的临床特征之一，中药可以减低炎症因子，解除疼痛肿胀，疗效优于西药组，和我们以往研究报道一致。

中医认为，糖尿病合并痛风主要病因有先天禀赋不足，饮食失节，劳逸失度，情志不畅，外感六淫之邪等，后天嗜食肥甘厚味，损伤脾胃较多见。久之致脾失健运，痰湿内生，留注关节、肌肉、经络，阻滞气机，久之瘀血产生，痰瘀聚而成毒，搏结为患，发为糖尿病痛风。其根本病机为本虚标实，本虚在于肝脾肾功能失调，气血津液运化失司，其标实在于痰、湿、热、瘀。湿毒内生、痰热互结，阻滞气血运行为瘀，古籍对糖尿病痛风的病机论述颇多。《素问》指出"肥者令人内热，甘者令人中满……转为消渴""膏粱之变足生大疔"，说明了嗜食肥甘滋腻之品致湿热内蕴是消渴病的重要发病机制。《素问·痹论》云"在于脉则血凝而不流"，表明瘀血阻滞，血流不畅易导致痹证的发生。孙思邈在《千金要方》《千金翼方》中指出"诸痹由风、寒、湿三气并客于分肉之间","热毒流入四肢历节肿痛",并首次提出"风毒"的概念,完善了痛风性关节炎的发病机制。萆苓方是院内制剂,方中萆薢利湿泄浊,祛风除痹;车前子、泽泻、薏苡仁、苍术利尿渗湿;黄柏清热解毒;威灵仙祛风湿、通经络、止疼痛;黄柏、苍术、虎杖清热燥湿解毒;当归、土鳖虫活血定痛;怀牛膝补肝肾、通淋利尿、强筋骨。全方共奏健脾利湿,解毒泄浊,活血止痛之功。药理研究证实,萆薢总皂苷有降低高尿酸血症大鼠血尿酸水平,二药合用增加尿酸及肌酐排泄量,提高机体抗炎作用。土茯苓含多种甾体皂苷,能够解毒除湿,降低尿酸。泽泻具有降糖降脂、抗炎、利尿及免疫调节的作用;黄柏能够降糖、降压、抗炎杀菌。牛膝可调节糖脂代谢、降压、降尿酸,并可改善高凝状态,促进微循环;苍术、薏苡仁有降糖调脂作用、增强免疫功能的疗效,虎杖有抗血栓、消炎抗菌、降压调脂作用,还可明显降低糖尿病大鼠血糖及血脂水平。土鳖虫可降低糖尿病大鼠血糖血脂,提高 IgA、补体 CH50 含量,并有抗炎止痛作用。威灵仙提取物能够显著改善糖尿病大鼠肾损害,保护肾功能。

综上,萆苓祛痛方中各药物的综合作用,可达到抗炎止痛、降糖降尿酸的疗效,改善了关节红肿热痛的症状,显著降低 CYS-c、ESR、hs-CRP 的高表达,消除体内炎症状态,其疗效优于西药对照组。但是我们观察的病例较少,还需进一步观察其抗炎止痛及对血管内皮细胞的影响。

第二节　尿路清治疗慢性尿路感染 30 例临床观察

一、临床资料

(一)诊断依据

①尿频尿急尿痛等尿路刺激症状;②中段尿培养菌落数≥10^5/mL;尿常规白细胞≥10Hp;③病史迁延不愈超过半年;④一年内尿路感染反复发作 3 次以上,具备上述 3 项条件即可确诊。

（二）中医辨证分型

依据国家中医药管理局制定的中医病证诊断疗效标准，尿路清组中医辨证为肾虚湿热型 21 例，单纯湿热型 7 例，气阴两虚型 2 例；三金片组辨证为肾虚湿热型 18 例，单纯湿热型 11 例，气阴两虚型 1 例。

（三）病例选择

选择尿路感染病人 60 例，随机分为尿路清组 30 例，三金片组 30 例，病人均来自本院 1996.11-1999.3 门诊及住院病人。其中住院病人 54 例，门诊病人 6 例，尿路清组女性病人 20 例，男性 10 人，病程最短半年，最长 10 年，平均 3.47 年，年龄最高 76 岁，最低 20 岁，平均 47 岁。三金片组女性 19 人，男性 11 人，病程最短半年，最长 10 年，平均 2.44 年，年龄最大 80 岁，最小 18 岁，平均年龄 46 岁。在尿路感染的复杂因素中，妇产科疾患占 45%，前列腺疾患占 20%，糖尿病占 15%，尿路结石 10%，导尿或留置尿管占 10%。

经检查，尿路清组诊断为下尿路感染（膀胱炎、尿道炎）15 人，慢性前列腺炎 7 人，上尿路感染（慢性肾盂肾炎 8 人）。三金片组下尿路感染 18 人，前列腺炎 5 人，慢性肾盂肾炎 7 人。临床观察均至少 6 周，本次结果按连续服药 6 周统计。

（四）治疗方法

三金片系桂林三金药业集团公司产品。批准文号桂卫药准字 1982.014036 号，确诊后要求患者每次 5 片，每日 3 次，连服 6 周。

尿路清煎剂由炒栀子、土茯苓、当归、白芍、黄柏、黄芩、生地、甘草、滑石、生黄芪、金银花、杜仲组成，水煎服，每日 1 剂。

（五）观察项目

①临床症状改善情况；②血免疫水平测定；③尿三蛋白比较；④血常规、尿常规、尿细菌培养、尿沉渣计数；⑤B 超检查。

（六）疗效评定标准

参照治疗淋证临床研究指导原则，分为近期痊愈、基本痊愈、有效、无效四级。

（1）近期痊愈　临床症状体征消失，尿常规两次恢复正常，尿菌阴性，并于第2、6周复查尿菌1次均为阴性，为近期治愈。

（2）基本痊愈　临床症状体征明显减轻或基本消失，尿常规正常或接近正常，尿菌阴性。

（3）有效　临床症状体征减轻，尿常规显著改善，尿培养偶有阳性。

（4）无效　临床症状尿检查改善不明显，尿细菌培养仍为阳性，或于第2、6周复查培养仍为阳性。

（七）症状判断标准

尿频急：每日小便20次以上为重度（＋＋），15～19次为中度（＋），10～14次为轻度（±）。

尿痛：疼痛不能忍受，影响工作为重度（＋＋），疼痛能忍受为中度（＋），时有隐痛，不影响工作为轻度（±）。

发热：在38℃以上为重度（＋＋）；在37.5～38℃以下为中度（＋）；37～37.4℃或有五心烦热，午后潮热为轻度（±）。

腰酸痛：休息时有明显腰酸痛，影响生活工作的为重度（＋＋），活动劳累后有腰痛腰酸为中度（＋），有时腰酸痛为轻度（±）。统计时采用半定量法，根据轻、中、重分别计1、2、3分。

二、结果

对治疗后的2组病例进行了统计处理，结果见表6-2-1～表6-2-6。

（1）尿路清对慢性尿路感染的治疗作用见表6-2-1。

表 6-2-1　尿路清对慢性尿路感染的治疗作用

组别	n/例	痊愈/例	基本痊愈/例	有效/例	无效/例	显效/%	总有效率/%
尿路清	30	13	13	2	2	26(86.67)	28(93.4)
三金片	30	10	4	13	3	14(46.67)	27(90.0)

注：$x^2 = 10.8$　$P < 0.001$。

结果提示，尿路清组显效率明显优于三金片组。

（2）尿路清对治疗前后尿液检查影响，见表6-2-2。

表 6-2-2　尿路清对治疗前后尿液检查影响　　　　　　单位：例

项目	尿路清组		三金片组	
	疗前	疗后	疗前	疗后
尿常规异常	30	1	30	6△
菌尿	20	1	20	6△
尿沉渣计数增高	20	1	20	3

注：△两组治疗后比较 $P<0.05$。

（3）尿路清对治疗前后尿菌转阴的影响，结果见表6-2-3。

表 6-2-3　尿路清对治疗前后尿菌转阴的影响　　　　　　单位：例

组别	转阴率						菌尿持续例数
	大肠菌		金葡菌		变形菌		
	疗前	疗后	疗前	疗后	疗前	疗后	
尿路清	18	1	1	0	1	0	1
三金片	17	4	1	0	2	0	6

（4）尿路清治疗前后临床症状积分改善比较，结果见表6-2-4。

表 6-2-4　尿路清治疗前后临床症状积分改善比较

组别	例数		尿频急	尿痛	腰酸痛	乏力	发热
尿路清	30	疗前	2.58±0.62	2.41±0.66	1.90±0.71	1.80±0.61	1.60±0.85
		疗后	0.16±0.30**	0.20±0.51**	0.43±0.40**	0.30±0.46**	0.10±0.30**
三金片	30	疗前	2.61±0.35	2.60±0.56	2.10±0.51	1.76±0.54	1.56±0.62
		疗后	0.37±0.39**	0.43±0.33**	0.83±0.59**	0.56±0.51**	0.13±0.30**

注：与治疗前比** $P<0.01$。

（5）尿路清对血清免疫球蛋白水平的影响，结果见表6-2-5。

表 6-2-5　尿路清对血清免疫球蛋白水平的影响（$\bar{x}\pm s$）

组别	n/例		IgG/(mg/L)	IgA/(mg/L)	IgM/(mg/L)
尿路清	26	疗前	10.01±1.99	1.285±0.48	1.330±0.59
		疗后	10.87±2.14	1.715±0.75*	1.827±0.82*
三金片	26	疗前	12.40±3.02	1.950±0.68	1.730±0.45
		疗后	13.39±2.66*	2.520±0.82	2.165±0.52*

注：与治前比　* $P<0.05$。

（6）尿路清对尿三蛋白的影响结果见表 6-2-6。

表 6-2-6　尿路清对尿三蛋白的影响（$\bar{x}\pm s$）

组别	n/例		IgG/(mg/L)	β_2-Mg/(μg/L)	ALb/(mg/L)
尿路清	26	疗前	17.86±11.78	0.15±0.20	78.73±13.2
		疗后	11.40±4.03**	0.09±0.14**	63.70±17.94**
三金片	26	疗前	17.76±10.03	0.20±0.22	74.23±12.34
		疗后	11.85±8.13**	0.08±0.06**	61.49±17.58**

注：与治疗前比　**$P<0.01$。

三、讨论

1. 对尿路感染的认识

慢性尿路感染属中医劳淋范围，是常见的感染性疾病。具有顽固性、迁延性、反复性特点，由于耐药菌株的不断出现致感染反复发作，久治不愈。临床治疗发现慢性尿路感染多由于秽浊之邪侵入膀胱，加上久病，年老体弱，房事不节，渗湿利尿药用之太过，致湿热交杂，气阴耗伤。此时单纯湿热少见，肾阴虚湿热较为多见，正如朱丹溪所言："诸淋所发，皆肾虚而膀胱生热也"。感染与免疫功能低下同时存在是慢性期的特点。尿路清以清化湿热养阴活血组方，符合临床慢性尿路感染的特点。临床用于治疗急慢性尿路感染已经多年，证实其疗效显著。

2. 临床疗效

经临床观察尿路清对阴虚湿热型、单纯湿热型、气阴两虚型均有作用，阴虚湿热型尤为适宜。方中栀子、茯苓、泽泻、滑石、黄柏、金银花清热解毒，利湿通淋；白芍、生地滋补肾阴；白芍、当归养血活血，与黄芪、杜仲相合补虚益肾。现代药理研究证实：白芍能在抗炎治疗的同时使机体异常的免疫状态恢复。黄芪、杜仲可增加机体免疫功能、调节体液免疫和细胞免疫趋于正常。金银花、黄柏、栀子对多种细菌和金葡菌、大肠杆菌、痢疾杆菌、绿脓杆菌均有抑制作用，茯苓、泽泻、滑石有一定抗炎利尿作用。生地味甘性寒，滋阴清热，以防利湿过重而耗伤肾阴。活血药与清热解毒药并用，不仅有抗炎抑菌作用，且可以疏通血脉，改善局部营养，促进代谢，加快病变组织细胞的恢复。表 6-2-1 提示用尿路清治疗后，近期痊愈 13 人，基本痊愈 13 人，显效率为 86.67%。三金片组近期痊愈 10 人，基本痊愈 4 人，二者合计显效率 46.67%，尿路清优于三金片组。表 6-2-3 表明尿路清对多种细菌导致的尿路感染作用确实，临床起效时间在 2～4 周，对尿常规的影响良好。治疗前尿路清组 30 例病人中均不同程度出现白细胞、红细胞、脓球，经

2~4周治疗完全恢复正常 29 人；三金片组 30 例患者疗前均见尿常规异常，经治疗恢复正常 24 例，尿路清疗效略高于三金片组。治疗前两组尿沉渣计数异常增高，治疗后均明显下降，两组治疗有效率无显著差异性。表 6-2-4 提示用尿路清后发热，尿频急痛症状 2 周内即可消除，4 周后腰酸痛乏力症状改善，优于三金片组，经统计有显著差异性。对肾功能无影响，治疗前后尿素氮、肌酐无统计学意义。

3. 对机体免疫功能的影响

有资料报道尿路感染患者存在着免疫功能低下，包括细胞免疫、体液免疫、尿路局部免疫功能低下，机体对病原体抗感染免疫能力下降，这正是本病反复发作的易感因素之一，如此循环长期不愈，造成了发作期以病原体感染为主，缓解期免疫功能低下为主。从实验结果可以看出：慢性尿路感染患者血清中 IgA、IgM、IgG 含量下降，尿路清组方中有调节免疫功能的药物，如黄芪、杜仲、白芍等。用本方 6 周后，免疫水平较治疗前有一定提高，IgA、IgM 增加，经统计学处理有显著性意义。其次慢性尿路感染的急性发作期，尿三蛋白的各项指标增高，分析原因可能是慢性炎症迁延不愈，使肾小管重吸收功能受损或肾小球通透性发生改变，尿中 IgG、β_2-Mg 增高，尿白蛋白排出增多，提示若不及时治疗控制本病发展，可导致肾脏进一步受损。表 6-2-6 显示用尿路清正规治疗 6 周后，尿三蛋白的指标明显降低，证实本方可能通过益气活血，解毒利尿保护肾功能，改善肾小管的重吸收及肾小球的通透性。

4. 小结与展望

尿路感染是临床常见病、多发病，近查资料注意到随人口年龄老化，慢性尿路感染有上升趋势，发病率在 1.6%～5.8% 之间，西医采用抗菌治疗对控制发作有效，但复发率高，中医对反复发作的慢性尿路感染患者治疗已显示出重要性。不仅对妇女、老年人合适，对一些肾功能损害，复杂尿路感染者更是需要。长期服用，制剂当改进。我们的临床观察与实验均证实尿路清药效确实，毒副作用小，能提高免疫功能，前景看好。

第三节　益气养阴活血法对糖尿病性骨质疏松患者骨代谢及抗氧化指标的影响

目前糖尿病性骨质疏松（Diabetic osteoporosis，DOP）的发病率增高，此病是一种代谢性骨病，以骨量减低，骨组织结构损坏、骨脆性增加，易骨折为主要特征。随着 DM 发病率的逐年增加，DOP 的患病率也随之增长，本病的早期症状多不明显，直到疾病进一步加重甚至发生骨折才被发现，成为老年 DM 患者致残、致死的重要原因。氧化应激（OS）和炎性反应在其发病机制中发挥重要作用。本研究选择 HO-1 和 SOD 两种抗氧化酶作为抗氧化指标；HO-1 及其降解产物具有抗氧化、抗炎、抗凋亡和免疫调节等多重生物活性，被认为是体内的天然防御系统，其在拮抗高糖所致的氧化损伤中具有重要的保护作用。SOD 是一种能够催化超氧阴离子自由基，通过歧化反应转化为氧气和过氧化氢酶，是人体重要的自由基清除剂。它与高糖状态下的骨代谢密切相关。25-(OH)D、PTH 是骨代谢的重要指标。不仅参与钙磷代谢，还能调节骨代谢、骨转换。25-(OH)D 与葡萄糖代谢及病情进展有关，是维持正常胰岛素分泌所必需的物质。本文选择具有益气养阴活血作用的丹蛭降糖胶囊观察其对糖尿病骨质疏松患者骨代谢、抗氧化指标的影响，分析其作用机制。

一、资料与方法

（一）临床资料

选取 2018 年 1 月-2019 年 5 月在安徽中医药大学第一附属医院门诊或住院的糖尿病性骨质疏松患者（60～80 岁）68 例作为研究对象，获得我院医学伦理委员会批准。将糖尿病性骨质疏松患者随机分为对照组和治疗组，每组 34 例，对照组男性患者 15 例，女性患者 19 例，年龄（60～80）岁，平均（66.03±8.48）岁，糖尿病病程 5～19 年，平均（11.24±4.40）年；治疗组男性患者 16 例，女性患者 18 例，年龄（60～80）岁，平均（65.74±7.46）岁，病程 5～19 年，平均（11.88±4.27）年。治疗前两组患者一般情况比较，无统计学意义（$P>0.05$）。

（二）诊断标准

（1）骨质疏松诊断标准　选用 2018 版《中国老年骨质疏松症诊断》。

（2）糖尿病诊断标准　采用 2017 年版《中国 2 型糖尿病防治指南》提出的糖尿病诊断标准。

（3）中医证候诊断标准　参照《（中药）新药临床研究指导原则》及《中医病证诊断疗效标准》。气阴两虚夹瘀证诊断标准如下：①口干口渴，倦怠乏力或气短懒言，腰膝酸软，腰腿疼痛；②五心烦热，夜尿频数，肌肤甲错，多汗（自汗或盗汗）；③舌质脉象：舌质偏暗或有瘀斑，少苔或花剥，舌下静脉青紫迂曲，脉细数无力，或涩或弦。符合上述三项主症或两项主症加两项次症，且具有典型舌脉象者，则可诊断。

（三）纳入标准

纳入标准：①符合西医 T2DM、OP 诊断标准；②符合中医消渴病及骨痹的诊断标准，证属气阴两虚夹瘀证；③年龄范围在 55～80 岁之间；④近 2 周内未服用其他药物治疗 OP；⑤自愿参加本研究并签署知情同意书，流程符合药物临床实验质量管理规范要求。

（四）排除标准

① 不符合上述纳入标准者；

② T2DM 以外的其他类型糖尿病；

③ 确诊时已合并心、脑、肾及其他血管病变并有临床表现者，或合并感染、糖尿病酮症等急性并发症者；

④ 在服减肥药、各种激素类药物及补充维生素 D 等影响骨代谢药物者；

⑤ 既往有风湿性疾病、甲旁亢、甲亢、溃疡性结肠炎、肠道疾病及其他代谢内分泌疾病等可影响骨代谢的病史者；

⑥ 体质过敏或对本实验所用药品及成分过敏者。

（五）治疗方法

本研究采用随机、平行对照的实验设计方法，将 68 例患者随机分为治疗组和对照组，每组 34 例。

基础治疗：两组患者均给予饮食及体重控制、适当体育锻炼、戒烟、进行糖尿病教育、骨质疏松知识宣教，合理使用降糖药控制血糖波动。

（1）对照组在常规治疗基础上加用牡蛎碳酸钙咀嚼片（由东盛科技启东盖天力制药股份有限公司生产；批号：H32025396；规格：0.15g/片）每日 3 次，每次 1 片；阿法骨化醇软胶囊（由南通华山药业有限公司生产；批号：H20000066；规格：0.5μg/粒）每日 1 次，每次 1 片，口服。

（2）治疗组在对照组基础上加用丹蛭降糖胶囊（由安徽中医药大学第一附属医院药物制剂中心生产，由牡丹皮、水蛭、菟丝子、生地、太子参、泽泻组成；批号：030125；规格：0.4g/粒；每日 3 次，每次 4 粒）治疗。两组治疗均以 4 周为一个疗程，共 3 个疗程。治疗前后，分别抽取两组患者的空腹静脉血 8mL，3000r/min 高速离心 10min 后分离出血清，置于－80℃冰箱中保存，病例收集完成时用于检测。

（六）观察指标

取血测定血清 Ca、25-(OH)-D；PTH；HO-1、SOD 水平及血糖、糖化血红蛋白。

（七）疗效判定标准

中医证候积分比较按照《中药新药临床研究指导原则》2002 版。

疾病疗效判定标准：参照《中药新药临床研究指导原则》，根据积分疗效指数评判治疗效果为：显效、有效、无效。计算公式（尼莫地平法）：疗效指数＝（治疗前总积分－治疗后总积分）/治疗前总积分×100％。

① 显效：中医临床症状和体征明显改善，70％≤减分率＜90％。
② 有效：中医临床症状和体征有所改善，30％≤减分率＜70％。
③ 无效：中医临床症状和体征没有明显改善，减分率＜30％。
④ 总有效率＝（控制例数＋显效例数＋有效例数）/总例数×100％。

（八）统计学方法

本研究收集的数据采用 SPSS 21.0 统计学软件处理，正态分布计量资料以均数±标准差（$\bar{x}\pm s$）表示，多个均数间比较采用方差分析，两独立样本比较采用 t 检验；计数资料用 χ^2 检验，$P<0.05$ 为差异有统计学意义。

二、结果

（1）68 例糖尿病性骨质疏松患者，随访至实验结束，治疗组因用药不能坚持脱落 2 例，对照组脱落 3 例。最终治疗组 32 例，对照组 31 例，完成本次研究。

（2）两组患者治疗前后中医症状积分比较

表 6-3-1 结果提示治疗后两组患者中医症状积分较治疗前均有改善，差异有统计学意义（$P<0.01$ 或 $P<0.05$）；治疗组症状改善优于对照组（$P<0.05$），特别是口干口渴、倦怠乏力、腰膝酸软、夜尿频数改善更为明显（$P<0.05$）。

表 6-3-1　两组治疗前后中医症状积分比较（$\bar{x} \pm s$）

症状	对照组		治疗组	
	治疗前	治疗后	治疗前	治疗后
口干口渴	3.28±1.49	2.86±1.53*	3.78±1.24	2.34±1.29**#
倦怠乏力	3.36±1.52	2.71±1.47*	3.66±1.39	2.21±1.4**#
腰膝酸软	3.21±1.16	2.87±1.09*	3.43±1.25	2.23±1.08**#
腰腿疼痛	3.14±1.16	2.76±1.23*	3.21±1.20	2.28±1.28*
五心烦热	1.34±0.67	1.07±0.53*	1.44±0.63	0.82±0.67**
夜尿频数	1.61±0.47	1.36±0.44*	1.72±0.49	0.86±0.38*#
多汗	1.74±0.56	1.18±0.42*	1.79±0.66	0.97±0.56*

注：与治疗前比较，*$P<0.05$，**$P<0.01$；与对照组治疗后比较，#$P<0.05$。

（3）两组患者中医疗效比较

两组患者疗效比较，治疗组总有效率 87.50%，远高于对照组的 64.52%，差异有统计学意义（$P<0.01$）。其中治疗组显效 21 例（65.62%），有效 7 例（21.87%）；无效 4 例（12.5%）；对照组显效 12 例（38.70%）；有效 8 例（25.91%），无效 11 例（35.84%）。

（4）两组患者血清 Ca、25-(OH)-D、PTH 比较

表 6-3-2 提示，与治疗前相比，治疗后两组血清 25-(OH)-D 水平均显著上升（$P<0.01$）；组间比较无差异（$P>0.05$），治疗后两组血清 Ca 略有升高，但无统计学意义（$P>0.05$）。与治疗前比较，疗后两组 PTH 水平下降（$P<0.01$），治疗后组间比较，治疗组优于对照组（$P<0.05$）。

表 6-3-2　治疗前后血清 Ca、25-(OH)-D、PTH 比较（$\bar{x} \pm s$）

组别	血清 Ca/(mmol/L)		25-(OH)-D/(ng/mL)		PTH/(pg/mL)	
	治疗前	治疗后	治疗前	治疗后	治疗前	治疗后
对照组（$n=31$）	2.24±0.13	2.27±0.12	15.20±5.96	31.52±3.67**	63.87±13.64	45.22±9.42**
治疗组（$n=32$）	2.24±0.12	2.28±0.14	14.45±5.76	31.79±2.95**	62.71±11.62	41.24±7.21**#

注：与正常组比较 *$P<0.05$，**$P<0.01$；治疗后组间比较 #$P<0.05$。

（5）两组患者血清 HO-1、SOD 比较

表 6-3-3 提示，与治疗前比较，治疗后两组血清 HO-1、SOD 显著升高（$P<0.01$）；治疗后组间比较，治疗组优于对照组（$P<0.05$）。

表 6-3-3 两组血清 HO-1、SOD 比较 ($\bar{x} \pm s$)

组别	HO-1/(ng/L)		SOD/(U/mL)	
	疗前	疗后	疗前	疗后
对照组($n=31$)	1120.01±184.34	1722.50±473.11**	157.47±17.79	189.68±9.32**
治疗组($n=32$)	1085.34±132.90	1839.03±535.86**#	156.91±16.75	205.47±7.94**#

注：与正常组比较 * $P<0.05$，** $P<0.01$；治疗后组间比较 # $P<0.05$。

（6）两组患者 FPG、2hPG、HbA₁c 比较

与治疗前比较，治疗后两组患者 FPG、2hPG、HbA$_1$c 均下降（$P<0.01$ 或 $P<0.05$）；组间比较，治疗组上述指标下降更明显（$P<0.05$），见表 6-3-4。

表 6-3-4 两组治疗前后 FPG、2hPG、HbA$_1$c 比较 ($\bar{x} \pm s$)

项目	对照组($n=31$)		治疗组($n=32$)	
	治疗前	治疗后	治疗前	治疗后
FPG/(mmol/L)	8.24±2.89	7.26±1.51*	8.40±3.05	6.41±1.30**#
2hPG/(mmol/L)	12.79±4.56	10.82±2.57*	13.80±4.19	9.60±2.36**#
HbA$_1$c/%	7.68±1.67	6.81±1.20*	8.14±1.98	6.11±0.65**#

注：与治疗前比较，* $P<0.05$，** $P<0.01$；治疗后组间比较 # $P<0.05$。

三、讨论

目前的研究表明糖尿病合并骨质疏松是危害老年人的重要疾病。如何在降糖的同时预防和治疗骨质疏松，是我们一直在关注探讨的问题。

已知维生素 D 是生命健康不可或缺的物质，目前临床主要检测 25-(OH)-D 含量来评估体内维生素 D 水平。25-(OH)-D 是骨代谢重要的调控激素，可通过调节血中钙、磷水平，影响骨的形成。25-(OH)-D 不仅可以改善骨代谢，还可以保护胰岛 β 细胞功能，抑制胰岛 β 细胞凋亡，是保证胰岛素正常分泌不可或缺的物质。在糖代谢、血管病变、炎症因子方面发挥重要作用。本研究结果提示，治疗前两组患者血清 25-(OH)-D 呈低水平状态，说明维生素 D 缺乏在 DOP 患者中普遍存在，治疗后两组患者血清 25-(OH)-D 均呈上升态势，治疗组优于对照组，提示本方可调节 25-(OH)-D 表达。其机制可能是通过有效控制血糖，改善糖代谢紊乱，使维生素 D 生物活性增强，25-(OH)-D 水平升高，促进肠道钙吸收，延缓 DOP 的发生发展。

PTH 是骨代谢的重要调控激素，它的分泌受血钙水平的影响，由于糖尿病患者尿液中含有大量葡萄糖，渗透性利尿使钙排泄增加，血钙水平降低，而 PTH 动

员骨钙入血，促进对骨钙的重吸收，这一过程导致骨量降低。本次临床实验证实治疗后 2 组 PTH 明显下降，证明 PTH 参与了骨代谢过程。组间比较，治疗组优于对照组，说明丹蛭降糖胶囊发挥了促进骨钙吸收作用。

HO-1 是机体重要抗氧化酶，其在拮抗 DOP 所致的氧化损伤中具有保护作用。有研究表明抗氧化剂联合鲑鱼降钙素治疗 DOP 患者可抑制成骨细胞内活性氧的产生，上调 SOD、HO 等抗氧化酶的表达，降低成骨细胞的氧化损伤，间接刺激成骨细胞分化并抑制其凋亡，促进骨矿化结节形成。本研究注意到治疗后 2 组血清 HO-1 显著升高，组间比较，治疗组优于对照组，说明本方可提高 HO-1 表达，减少氧化应激对成骨细胞的氧化损伤。

超氧化物歧化酶（SOD）对机体的氧化和抗氧化平衡起着至关重要的作用，SOD 能清除超氧阴离子自由基，保护骨细胞不受破坏。与高糖状态下的骨代谢密切相关。高血糖毒性易诱发机体产生氧化应激反应，产生过量的 ROS，引起大分子的氧化损伤和细胞结构的破坏，导致细胞老化、死亡。SOD 可以消除氧自由基，保护细胞不受损害，是机体重要的抗炎、抗氧化应激因子，其水平的高低间接反映了机体消除氧自由基的能力。本研究提示治疗前 SOD 活性明显减低，表明其参与了氧化应激，治疗后治疗组 SOD 指标明显增加，说明丹蛭降糖胶囊可以升高 DOP 患者血清 SOD 水平，增强机体清除氧自由基的能力，延缓 DOP 进展。

本方对中医症状的改善较突出。治疗后两组患者中医症状较治疗前均有改善，治疗组症状改善优于对照组（$P<0.05$），特别是倦怠乏力，口干口渴，腰膝酸软、夜尿频数等气阴两虚加血瘀证改善更为明显。证实本方不仅可以改善骨代谢，提高骨质量，还可以有效减轻骨质疏松的症状。

丹蛭降糖胶囊对患者血糖水平的影响是明确的。研究结果提示治疗后 2 组患者 FPG、2hPG、HBALC 均显著降低，治疗组下降幅度明显优于对照组，表明本方配合西药可更好地改善胰岛 B 细胞分泌功能，降低血糖和糖化血糖水平，与我们以往报道一致。

笔者认为消渴者患病日久，易致气阴两虚夹血瘀，阴津亏耗，不能载气，气虚不能推动血液运行，气血不畅，导致血瘀，而气滞血瘀，又致筋骨失养，致病情进一步加重和演变。选用益气养阴活血作用的丹蛭降糖胶囊治疗 DOP 不仅临床症状显著减轻，而且骨代谢指标改善。方中太子参甘平，可补气健脾，滋阴生血，药理研究证实太子参有清除 ROS 和抗脂质过氧化的能力；生地甘凉质润，滋养肾阴，水蛭性平味苦，有破血通经，逐瘀消癥之功效；牡丹皮清热凉血，活血化瘀，有一定降血糖作用；泽泻疏利肾水，化浊降脂；菟丝子滋养肝肾，治腰膝冷痛，药理研究证实菟丝子对成骨细胞、破骨细胞有一定影响，可防止骨质疏松。全方合用降低血糖，改善胰岛素抵抗，抑制过氧化物生长，升高 SOD 的水平，清除自由基，促进骨细胞的增殖。同时能够提高 25-(OH) D，对抗氧化应激，提升 HO-1、SOD 表达，疗效确切，为防治糖尿病骨质疏松提供了新思路。

第四节　萆苓祛痛方治疗 2 型糖尿病合并痛风的临床观察

随着生活水平的提高，2 型糖尿病合并痛风的发病率越来越高，已成为一种常见病、多发病。糖尿病是由糖代谢紊乱引起，以血糖升高为特征，是体内胰岛素绝对或相对不足导致血糖升高。痛风是由于嘌呤代谢紊乱，或尿酸排泄障碍所致血尿酸增高的一组异质性疾病，其特点是高尿酸血症，痛风急性关节炎反复发作。两者易同时并发于同一患者。笔者采用萆苓方治疗痛风合并糖尿病患者，收到较好疗效。现报道如下。

一、资料与方法

1. 基本情况

选取 2008 年 2 月-2009 年 12 月安徽省中医院门诊及住院患者 65 例，糖尿病诊断符合 2007 年中国糖尿病防治指南标准，痛风诊断符合中华风湿病学分会制定的《原发性痛风诊治指南》的标准；按国家中医药管理局《中医病证诊断疗效标准》，辨证属湿热痰瘀痹阻。随机分为两组。中药组 34 例，男性 28 例，女性 6 例；年龄 30～80 岁，平均 63.97 岁；糖尿病病程 0.5～20 年，平均 9.07 年；痛风病程 0.5～3 年，平均 3.11 年。对照组 31 例，男性 27 例，女性 4 例；年龄 32～80 岁，平均 65.34 岁；糖尿病病程 1～15 年，平均 7.15 年，痛风病程 0.5～7 年，平均 3.4 年。两组资料差异无统计学意义（$P > 0.05$）。

2. 治疗方法

全部病例均按原有方案予胰岛素或口服降糖药控制血糖，维持血压平稳，并进行糖尿病教育及适量活动，禁食嘌呤含量高的食品。中药组予萆苓方：土茯苓 20g，萆薢 20g，泽泻 20g，薏苡仁 30g，黄柏 10g，苍术 10g，虎杖 15g，威灵仙

20g，怀牛膝 20g，当归 10g。散剂或汤剂，每日 1 剂，分 2 次服用。对照组予秋水仙碱，疼痛明显加用消炎痛栓剂，疼痛缓解后服别嘌醇 0.1g，每日 2 次。两组均以 2 周为 1 疗程，共 2 个疗程。服药期间停服其他治疗痛风的药物。

3. 观察指标

观察身高、体重及治疗前后体质量指数、空腹血糖、餐后血糖、血尿酸、血脂、血压及主要症状及体征积分的变化。痛风疗效评定根据 1993 年《中药新药临床研究指导原则》拟定。临床痊愈：症状全部消失，关节功能完全恢复正常，血尿酸指标正常（$<380\mu mol/L$），血沉、白细胞计数下降至正常水平。显效：主要症状消失，关节功能基本恢复，能参加正常工作和劳动，血尿酸值明显降低（$<416\mu mol/L$）。有效：主要症状基本消失，关节功能明显进步，生活能够自理，血尿酸有一定程度的降低。无效：与治疗前相比较各方面无变化。

4. 统计学处理

应用 SPSS 10.0 统计软件。计量资料以表示，采用 t 检验及 χ^2 检验。

二、结果

两组临床疗效比较见表 6-4-1。结果显示两组总有效率相近（$P>0.05$），而中药组愈显率高于对照组（$P<0.05$）。

表 6-4-1　两组临床疗效比较（n）

组别	n	痊愈	显效	有效	无效	总有效/%	愈显率/%
中药组	34	16	12	5	1	33(97.06)	82.35△
对照组	31	14	10	5	1	30(96.77)	77.42

注：与对照组比较，$P<0.05$。

两组主要症状与体征积分比较见表 6-4-2。结果示两组主要症状与体征积分改善情况无明显差异（$P>0.05$）。

表 6-4-2　两组主要症状与体征积分比较（$\bar{x}\pm s$）

组别	n	治疗前	治疗 1 周后	治疗 2 周后
中药组	34	9.12±2.40	6.15±1.54*	5.10±2.73*
对照组	31	9.32±2.61	6.20±2.01*	5.09±2.94*

注：与本组治疗前比较，$P<0.05$。

两组体重、体质量指数（BMI）、血尿酸、血糖变化比较见表 6-4-3。结果中药组多项指标的改善情况优于对照组（$P<0.05$）。

表 6-4-3　两组治疗前后体质量、BMI、血尿酸、血糖变化 ($\bar{x} \pm s$)

组别		体重 (kg)	BMI	血尿酸 /(μmol/L)	血糖/(mmol/L)	
					FPG	PBG
中药组	治疗前	72.70±6.90	25.70±2.49	545.67±89.91	6.65±1.71	9.97±3.55
(n=34)	治疗后	70.30±5.80	24.90±2.47	450.72±66.34*△	5.66±1.06*△	6.50±2.80*△
对照组	治疗前	74.00±8.80	25.90±2.51	493.35±72.10	7.10±1.92	12.14±3.86
(n=31)	治疗后	74.20±7.60	25.90±2.51	418.20±39.85*	6.90±2.20	11.40±2.07

注：与对照组比较 * $P < 0.05$。

三、讨论

糖尿病、痛风均属于代谢性疾病，与高脂血症、肥胖密切相关，发病基础均可由胰岛素抵抗引起。近年研究表明，2 型糖尿病患者的血尿酸水平主要与高胰岛素血症有关；胰岛素能促进肾脏对尿酸的重吸收，使尿酸排泄减少，血尿酸升高。

急性痛风关节炎常因为血尿酸浓度过高而沉积于人体四肢关节引发局部红肿热痛为主要表现的急性关节炎症，随着人们生活水平的提高，中老年发病率呈上升趋势。西医治疗主要以消炎止痛、抑制血尿酸生成和（或）促进排泄，但其副作用大，部分患者因无法忍受胃肠道或其他副反应而放弃西医治疗；或因其伴糖尿病肝病、肾病，无法接受西药治疗。痛风属于中医学"痹证"中的风湿热痹，其本在脾，标在筋骨关节、肌肉。2 型糖尿病合并痛风者大多为形体肥胖的脾虚湿热之体，加之嗜酒、喜啖膏粱厚味，致脏腑功能失调，升清降浊无权，湿热壅滞于血脉，难以泄化或兼外感邪气侵袭经络，致气血运行不畅，湿浊郁于骨节，客于肌肉筋骨之间，出现灼热红肿、痛不可触。其基本病机为脾肾虚损，痰浊瘀毒内蕴，治疗宜以清热解毒、祛湿泄浊、活血通络为主。萆薢方由土茯苓、威灵仙、黄柏、怀牛膝、苍术、萆薢、虎杖、土鳖虫、当归、薏苡仁、泽泻组成。方中土茯苓、泽泻、萆薢、薏苡仁利湿泄浊，滑利关节；威灵仙祛风湿，通经络，止疼痛；黄柏、苍术、虎杖清热燥湿解毒；当归、虎杖活血定痛，解毒利尿；怀牛膝补肝肾、强筋骨、通血脉、利关节，与泽泻合用加强利尿通淋之效。药理研究表明薏苡仁、土茯苓、泽泻有降低血尿酸作用，可增加对尿毒、尿酸的排泄；土鳖虫通络止痛，威灵仙溶解尿酸，解除疼痛。本方既有清热解毒，祛湿泄浊，活血通络之功，又有补益肝肾、强壮筋骨、引火下行之效。

本观察表明，萆薢方有显著的消炎止痛、降低血尿酸的作用。其机制可能是抑制中性粒细胞的活化和向炎症部位的趋化。本方对血压无明显影响，对血脂有良好的调节作用，有一定的减轻体重作用及轻度的降糖作用。

第五节　益气活血法在糖尿病慢性并发症中的应用

一、对病因病机的认识

（一）病因与发病机理

糖尿病并发症源于消渴病，而消渴病的病因复杂，可因先天禀赋不足，体丰而五脏羸弱，气血不足，饮食不节，偏食甘甜肥美，醇酒厚味，日久脾胃热甚，伤及阴血，致五脏阴液干燥；而肝气郁结，情志失调又致郁火内生，伤津耗液；劳伤过度或久病不愈，耗伤肾阴肾阳致气虚下元不固；用药不当，滥服壮阳之剂，又致燥热伤阴耗气，均成为消渴病并发症的病因。

强调消渴病的迁延日久，失治误治，致气血亏虚，痰浊瘀阻，阴阳两虚，脏腑功能失调，气血津液及脂质代谢紊乱，周身脉络瘀阻，痰浊瘀血内生，脏腑经络损伤，终致并发症发作发生。本病的病理特点是本虚标实，虚实夹杂，常相兼为患。若因气虚导致的瘀血是由虚致实，这一实邪的产生和存在，会造成新的气血平衡失调；新血不生则脏腑失去气血濡养而又致虚衰，进而产生一系列脏腑虚证，加重瘀血的形成，属因虚致实。临床中我们常见的糖尿病并发症：如糖尿病肾病、糖尿病血管神经病变、糖尿病脂代谢异常，如不及时预防调治，则形成一个由虚致实、虚实夹杂相贯的恶性循环。

中医药治疗糖尿病并发症，具有标本兼顾的特点，不仅可降低血糖，提高免疫力，改善气虚症状，同时能改善血液循环，降低血液黏稠度，调节血脂，降低尿蛋白，改善肾功能，且疗效肯定，无明显毒副作用的特点，大量临床报道充分证实中医药治疗糖尿病慢性并发症具有肯定的疗效。

（二）历代医家论述

历代医家均强调脾肾气虚，瘀血阻络在消渴病机中的重要性。如东汉张仲景认为肾虚是导致消渴病的主要病因，创肾气丸治消渴病；唐代王焘《外台秘要》指出"消渴者，原其发动，此则肾虚所致"；明代赵献可力主"三消肾虚学说"，提出"治肾之法，无分上中下，先治肾为急"。有医家提出消渴病与脾虚有着密切关系，认为脾虚是消渴病的病理基础，治疗上重视治脾。早在《素问脏气法时论》言："脾病者，身重善饥"。《灵枢本脏》曰："脾脏……善病消瘅"。《灵枢邪气脏腑病形》亦说："脾脉微小为消瘅。"晋《脉经》云："消中脾胃虚，口干饶饮水，多食亦肌虚。"宋·太医院《圣济总录》曰："脾土也，土气弱则不能制水，消渴饮水过度，脾土受湿而不能有所制，则泛溢妄行于皮肤肌肉之间，聚为浮肿胀满而成水也。"指出脾气虚为消渴病重要病机。明·杨士瀛《慎斋遗书·渴》中云："盖食多不饱，饮多不止渴，脾阴不足也"。近代医家张锡纯也指出："消渴一证……皆起于中焦，而极于上下，因中焦膵病，而累及于脾也……致脾气不能散津达肺则津液少，不能通调水道则小便无节，是以渴而多饮多溲也。"在汉代，张仲景在《金匮要略》一书中简述瘀血作渴的特点，言：病人胸满，唇萎舌青，脉微大来迟，口干燥而渴……是瘀血也。唐容川著《血症论》中指出：瘀血发渴者，以津液之生，其根出于肾水。水与血，交会转运，皆在胞中，胞中有瘀血，则气为血阻，不得上升，水津因不能随气上布。但去下焦之瘀，则水津上布而渴自止。《医林改错》言：元气既虚，必不能达于血管；血管无气，必停留而瘀。强调气虚为消渴病的重要病机，阐明了脾肾气虚与血瘀的关系。

二、益气活血法的临床应用

目前益气活血法在临床中已广泛应用，如糖尿病肾病、糖尿病神经病变、糖尿病血管病变。

1. 糖尿病肾病

糖尿病肾病是糖尿病最早出现的并发症之一，中医称为"水肿""肾劳""虚劳"。《外台秘要》云："其久病变，或发痈疽，或为水病"，又云："渴饮水不能多，但腿肿，脚先瘦小，阴痿弱，数小便者，此是肾消病也"。《证治要诀》言："三消久而小便不臭，反作甜气"。《肾济总录》云：消渴病久，肾气受伤，肾主水，肾气虚衰，开阖不利，发为水肿。明确指出消渴肾病的特点，早期阴虚燥热，继则气阴两虚，至中晚期阴阳两虚，肾络瘀滞。其发病机制多因血糖控制不良，糖尿病病程较长，尿蛋白排泄量增加，或持续高血压等因素。早期多为肾小球滤过率增加，非酶糖基化终末产物增加，中期糖尿病肾病的病理改变，常见肾小球肾血管病变合并发生，或 24h 尿蛋白＞5g。

糖尿病肾病常见症状为：倦怠乏力，腰膝酸痛，神疲，畏寒怕冷，面足浮肿，纳呆便溏，夜尿增多，或有泡沫尿，舌质淡暗红，苔白腻，脉沉细无力。临床上糖尿病肾病Ⅲ期，见尿微量白蛋白漏出增多，或尿 ACR 增高等，均是糖尿病肾病信号，及时用中药调整，可逆转病情或延缓发作。笔者常采用益气活血，强健脾肾，活血利湿法治疗本病。

气虚反映了糖尿病肾病的核心病机特点，本病患者多有神疲乏力倦怠等症状，此多因气血亏虚，湿浊血瘀，使机体失于气血充养。此时必须补气为主，而后化湿通络，以太子参、黄芪、白术补气健脾；瘀血既是糖尿病肾病的病因，又是其病理产物，贯穿糖尿病肾病整个病程中，临床常加入大量活血化瘀药，如丹参、赤芍、桃仁、水蛭之品；湿浊之邪也是糖尿病肾病发展过程中的病理产物，治湿邪之法要贯穿病程的始终，常加用茯苓、泽泻、薏苡仁以祛湿。代表方为参芪地黄汤加减：黄芪 25g，太子参 15g，桂枝 10g，熟地 10g，山药 20g，山茱萸 10g，丹皮 10g，泽泻 20g，白术 15g，丹参 20g，茯苓 15g，地龙 10g，大黄 4g。加减：尿蛋白久不消者，加芡实 10g，五味子 10g，金樱子 10g，桑螵蛸 10g；瘀血甚者加红花 10g，水蛭 3g，全蝎 3g；水肿甚者加猪苓 15g，冬葵子 15g，玉米须 30g。

2. 糖尿病合并下肢血管病变

糖尿病性下肢动脉硬化症或糖尿病肢端坏疽是糖尿病常见血管并发症，下肢动脉硬化是心脑血管危险事件的早期标志。其发病机制主要为血液黏稠度增高、纤溶系统异常，导致血液高凝状态；其次为代谢紊乱，常因高血糖、高脂血症致病；再次为内分泌紊乱，激素调节失常，及微循环障碍导致微血管病变，终致血流紊乱，血液理化特性改变。

糖尿病下肢血管病变多由于消渴日久，燥热耗气，导致气阴两虚。气虚则运化无力，水液不归正化，留而化为痰浊水湿；气虚无力推动血行，血运不畅，致血流缓慢而成瘀血；津血同源，阴虚津亏液少，则血行滞涩，而阴虚火旺，灼液成痰，痰瘀之间又可相互影响，血行不畅又可致瘀阻，反之瘀血内阻，久之可聚而成痰。总之气虚、痰湿、瘀血相互作用，阻于脉络，最终发展为糖尿病血管病变。

常见症状为患肢发凉麻木，间歇跛行，腓肠肌为间歇性疼痛。皮肤紫暗，干燥，脱屑，久则下肢疼痛，皮肤温度降低，感觉减退，汗毛脱落，肌肉萎缩，趾甲增厚变形，足背动脉搏动减弱或消失；晚期肢端可发生溃疡或坏疽。治宜益气活血，通络止痛。常用方为补阳还五汤加减。黄芪 30g，赤芍 10g，川芎 10g，当归 10g，桃仁 10g，丹皮 10g，红花 10g，鸡血藤 20g，桂枝 10g，延胡索 20g，乳香 10g，没药 10g，地龙 10g。兼脾虚者加白术 30g，薏苡仁 30g，茯苓 15g；肝肾亏虚加山茱萸 10g，首乌 20g，肉苁蓉 15g；血脂高者，加泽泻 20g，虎杖 15g，山楂 20g；阳虚甚者加桂枝 10g，淫羊藿 10g；阴虚甚者加女贞子 15g，生地 15g，旱莲草 15g。

3. 糖尿病合并脂代谢异常

目前糖尿病合并脂代谢异常的患者明显增多，据统计，糖尿病合并脂质代谢异常是非糖尿病人群的 3～4 倍，且发展快，病情重，糖尿病人死于心血管疾病（CVD）高达

75%，其中血脂代谢异常，是促发糖尿病动脉硬化的重要原因。糖尿病与血脂异常之间关系非常密切，本病在中医中属"膏脂""膏浊"范畴。《灵枢·卫气失常》中所言："人有膏、有脂、有肉"。糖尿病合并脂代谢异常的病机多见于人体内气血津液不能正常运化，聚集体内，或由于过食肥甘厚味，损伤脾胃，以致脾胃运化失常，津液输布失常，聚湿成痰，阻滞气机，气不行则血滞，日久气滞血瘀，且痰瘀互为因果，二者之间相转化。糖尿病合并脂代谢紊乱最常见总胆固醇、低密度脂蛋白胆固醇及甘油三酯升高。

常见症状：形体肥胖，大腹便便，头昏重胀，口苦口黏，心悸胸闷，肢体沉重，脘痞纳少，便溏，双下肢发麻，舌体胖大，苔黄腻，脉滑数。治则：益气活血，化痰通络。方用温胆汤加减。黄芪 30g，茯苓 15g，苍术 15g，法半夏 9g，陈皮 10g，枳壳 10g，竹茹 10g，石菖蒲 10g，胆南星 10g，丹参 20g，白芥子 10g，黄芩 10g，黄连 10g，地龙 10g。合并脂肪肝加山楂 20g，泽泻 20g，土鳖虫 10g，荷叶 10g；瘀血明显加红花 10g，川芎 10g，水蛭 5g；肾阳虚明显加仙茅 10g，淫羊藿 10g，桂枝 10g；阴虚明显加女贞子 15g，生地 15g。

4. 糖尿病合并神经病变

糖尿病神经病变，古医籍中已有论述。如《丹溪心法》曰"腿膝枯细，骨节酸痛"。《续名医按》言"足膝疾病，寸步艰难"等描述与糖尿病性周围神经病变及糖尿病性肌萎缩极为相似。糖尿病性神经病变可归属于消渴病合并痿躄、骨痹或痹证范畴。其病因病机是消渴病日久，肝肾阴津亏耗，气血亏虚，筋脉失养，进而阴损及阳或阴阳俱虚，脏腑功能失调而产生各种症状。分析其疼痛辨证当有虚实之分：一则实性疼痛多因气滞血瘀，痰浊凝滞阻于脏腑、经脉，气血运行不畅所致，"不通则痛"；二则虚性疼痛，多因阳气亏虚，精血不足，脏腑经脉失养所致，即"不荣则痛"，而筋脉痉挛，可导致急慢性疼痛，在 2 型糖尿病神经病变中最为常见。

糖尿病神经病变症状为双手指及双下肢持续性疼痛，肢体麻木或者感觉异常，行走时足下凉，肌无力，有烧灼感或蚁行感或伴刺痛或间歇痛。音叉实验：双拇指或至少有以一拇指振动感觉减弱；双踝反射消失或减弱。可用肌电图检查测定运动神经及感觉神经传导速度，自主神经病变，尤其心血管系统，需作自主神经功能检测。治宜益气活血，养阴通络。常用黄芪桂枝五物汤加减。黄芪 30g，丹参 20g，赤芍 15g，白芍 15g，当归 10g，桂枝 10g，甘草 6g，桃仁 10g，红花 10g，鸡血藤 20g，土鳖虫 10g，法半夏 10g。

水肿甚者加制附片 10g，猪苓 15g，茯苓 15g；病变以上肢为主的加桑枝 12g，羌活 15g；下肢为主者加牛膝 15g，独活 10g，木瓜 20g，威灵仙 20g；瘀血明显者加大黄 5g，水蛭 3g，全蝎 5g；疼痛明显者加乳香 15g，没药 15g，延胡索 20g；肾阳不足加淫羊藿 20g，狗脊 20g，肾阴不足加女贞子 15g，旱莲草 15g；胸闷呕恶者加藿香 15g，佩兰 10g。

三、病案举隅

★ **病案**：陶某某，男 70 岁，2014 年 10 月 21 日初诊。主诉有糖尿病病史 15 年，近 1 年常出现神疲乏力，腰酸，眼睑、双下肢轻度浮肿，多次查空腹血糖 8～9mmol/L，餐后血糖 12mmol/L，尿中有大量泡沫，血肌酐：101mmol/L，尿常规提示：尿蛋白（＋＋），诊断糖尿病肾病Ⅲ期，曾在外院治疗，予降糖，扩管护肾等对症治疗，好转后出院。近 1 年因劳累再次出现双下肢浮肿，尿常规提示：尿蛋白（＋＋＋），24h 尿蛋白＞0.5g。刻下症见神疲乏力，口干，手足心热，尿频数，尿中泡沫增多，大便干结，伴神疲乏力，舌质红，苔白腻，脉细滑。

西医诊断：糖尿病肾病。

中医诊断：消渴，肾消，气阴两虚夹瘀浊。

治法：西药予人胰岛素 30R 10U/早餐前，8U/晚餐前，皮下注射。中医采用益气活血，滋肾养阴治法，方用参芪地黄汤加减。

五味子 10g，猪苓 15g，茯苓 15g，山药 20g，黄芪 30g，党参 10g，益母草 15g，熟地黄 10g，山茱萸 15g，牡丹皮 10g，丹参 20g，水蛭 4g，红花 10g，泽泻 15g。10 剂，水煎，日一剂，早晚温服。

二诊：2014 年 10 月 31 日，诉服药后神疲乏力，浮肿略减轻，大便一日 1 次，尿常规示：尿蛋白（＋＋），原方加玉米须 30g，桑螵蛸 10g，芡实 10g，六月雪 15g，继服 14 剂。

三诊：2014 年 11 月 15 日，诉服药后双下肢浮肿消除，体力增强，复查尿常规，尿蛋白（＋），又服 14 剂。之后以此方加减治疗 6 个月，尿蛋白转阴，肾功能正常，体力恢复。

【按语】该患者依据症状体征，辨证为气阴两虚夹瘀浊型。方用参芪地黄汤加减。方中熟地黄甘补微温，滋补肾阴、填精益髓，山茱肉酸甘微温，善补肝肾、收敛固涩；山药补涩性平，养阴益气，补脾益肾，固精缩尿，上药合用既滋养肾阴，又能固精补肾；加泽泻甘淡渗利，善泄相火、清利湿浊，茯苓甘补性平，善健脾气、渗利水湿，丹皮苦泄微寒，清泻肝火、退虚热，三药相合，能清降相火、渗利湿浊，填补真阴而不腻，清降虚火而不燥，固肾涩精而不滞，三补三泻，奏滋阴补肾之功。特别是加入党参、黄芪益气健脾，意在扶助正气以固本；二诊中加玉米须、六月雪，配合猪苓淡渗利湿，加强利尿消肿之功，合五味子、桑螵蛸、芡实收敛固涩，减少尿蛋白尿漏出，丹参、水蛭、红花、益母草活血通络消瘀。全方合用，共奏补肾养阴，健脾益气，清利水湿，活血化瘀，收敛固涩之功，实乃扶正祛邪兼顾之方。

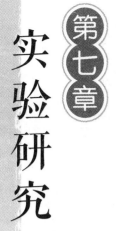

实验研究

第七章

第一节　泄浊解毒通络法对糖尿病痛风大鼠骨骼肌组织 SIRT3 蛋白表达的影响

目前 2 型糖尿病发病机制尚未完全阐明，最新的动物及临床实验均表明氧化应激在 2 型糖尿病并发症发生发展病程中起了非同小可的作用，参与了糖尿病的发病过程。去乙酰化酶 3（SIRT3）是一种线粒体蛋白，通过去乙酰基酶活性减少细胞内活性氧（ROS）水平，更重要的是 SIRT3 明确增强超氧化物歧化酶（SOD）活性，降低细胞自由基水平和增强抗氧化应激能力。在糖尿病骨骼肌病变中发挥重要作用。SIRT3 在高尿酸血症中也有表达，高尿酸可下调 SIRT3 的表达，减少 ROS 的蓄积，并参与多种物质的代谢。中药萆薢方能否通过促进 SIRT3 表达，增加机体抗氧化应激能力，从而改善高血糖、高尿酸的代谢，保护受损脏器是我们关注的重点。本研究试图通过萆薢方对糖尿病痛风动物模型的观察，探讨本方对模型大鼠骨骼肌组织 SIRT3 蛋白表达的影响，分析其可能的作用机制。

一、材料与方法

1. 实验动物

取清洁级健康 SD 雄性大鼠 50 只，体重 180±20g。大鼠饮食、活动正常，皮毛光泽，反应灵敏。

2. 主要药物与试剂

萆苈祛痛方由萆薢、土茯苓、黄柏、怀牛膝、泽泻、车前草、当归、威灵仙、虎杖、苍术等组成；盐酸吡格列酮、吲哚美辛片、尿酸钠、吐温 80、链脲佐菌素（STZ）、SIRT3。

3. 主要仪器

血糖监测仪、特定蛋白仪、电泳仪、高速台式冷冻离心机、微量移液器、全自动生化分析仪。

4. 糖尿病模型制作及分组

取清洁级健康 SD 雄性大鼠 50 只，体重在 180～200g，适应性喂养 1 周，室内温度保持在 25℃左右，分为正常对照组及模型组。造模前禁食 12h。随机选出 8 只作为正常对照组，予普通饲料喂养。其余作为实验模型组，给予高脂饲料进食（蛋白质 15%、脂肪 20%、碳水化合物 50%、胆固醇 5%、猪油 10%）。喂养 4 周后，禁食 10h，模型组一次性腹腔注射链脲佐菌素 STZ 35mg/kg，临用前以 pH4.5 的 0.1M 柠檬酸-柠檬酸钠缓冲液新鲜配制，72h 后尾静脉取血测血糖，以血糖≥16.7mmol/L 为糖尿病大鼠造模成功。模型不成功的大鼠追加 1/3 STZ 量。造模成功后，观察各组大鼠进食饮水量、精神状态、体形毛色。期间剔除未成模动物 4 只。

5. 痛风关节模型制备

购尿酸钠结晶，取 250mg 尿酸钠结晶，加 0.9%氯化钠注射液 45mL，再加 5mL 吐温 80，加热搅拌配成 50g/L 尿酸钠溶液。糖尿病成模后第 4 天，除正常组外，每只实验鼠均选右踝关节外侧后方为穿刺点，穿入踝关节腔，以 4 号针头向关节腔注入 0.2mL 尿酸钠溶液 1 次，以关节鼓起为注入标准，诱导痛风模型。模型成功后继续灌胃 3 周。

6. 动物分组给药

根据血糖水平，将造模成功的大鼠按数字表法随机分为模型组、萆苈方组、吲哚美辛组、吡格列酮组。正常对照组和模型组灌胃等量的生理盐水。萆苈方组按 10g/kg，吡格列酮组按 15mg/kg，吲哚美辛组按 5mg/kg 灌胃给药，每天 1 次。

7. 观察指标

大鼠连续灌胃给药 21 天，处死前禁食 10h 后，以 3%戊巴比妥钠按 10mg/kg

腹腔注射麻醉，立即腹主动脉取血，测定 GLU、UA、CRP。迅速取出骨骼肌，冰上快速分离，取出肌肉，采用 Western blot 法检测骨组织 SIRT3 蛋白表达，计算蛋白相对表达量。

8. Western blot 法测定骨骼肌 SIRT3 蛋白表达

组织匀浆及蛋白的提取方法：剪取骨骼肌组织 100mg 左右，加入 RIPA 细胞裂解液 1mL 进行裂解。12000rpm 离心 10min。收集上清液，即含有组织总蛋白。凝胶电泳（SDS-PAGE 凝胶配制）；样品处理：在收集的蛋白样品中按照 1：4 加入 5X SDS-PAGE 蛋白上样缓冲液，沸水浴加热 10min。上样与电泳：按要求进行操作。转膜：将预先裁好与胶条同样大小的 PVDF 膜，浸入转膜缓冲液中 5 分钟。转膜装置从下至上依次按阴极板、3 层滤纸、凝胶、PVDF 膜、阳极板的顺序放好，精确对齐，去除气泡。接通电源，300mA 恒流转膜（SIRT3 转膜 45min）。封闭转膜完毕后，立即把 PVDF 膜放置到预先准备好的 Western 洗涤液中，漂洗5min。加入 Western 封闭液，在摇床上缓慢摇动，室温封闭 2h。一抗孵育：参考一抗的说明书，按照合适的比例用一抗稀释液进行稀释（SIRT3 抗体属性为兔抗1：300 稀释（10％的分离胶），4℃缓慢摇动孵育过夜。加入洗涤液（PBST），每次洗涤 10min，洗涤 3 次。二抗孵育：参考二抗的说明书，按照相应比例1：20000 用二抗稀释液稀释辣根过氧化物酶（HRP）标记的二抗。室温孵育2h。加入洗涤液（PBST），洗涤 10min，共计 3 次。蛋白检测：参考相关说明书，使用 ECL 超敏发光试剂盒来检测蛋白。利用 Imagej 软件对条带进行灰度值分析。实验数据采用 SPSS17.0 软件进行统计学处理，计量资料的数据用 $\bar{x} \pm s$ 表示，两组比较采用 t 检验进行处理，组间比较采用单因素方差分析，$P < 0.05$ 为差异有统计学意义。

二、结果

（一）对 GLU、 UA、 CRP 及 SIRT3 表达量的影响

表 7-1-1 结果提示：与正常组比较，模型组 GLU、UA 及 CRP 明显升高（$P < 0.01$）；与模型组比较，药物组 GLU、UA 及 CRP 明显下降（$P < 0.01$）；组间比较，革苓组及吡格列酮组血糖降低程度优于吲哚美辛组（$P < 0.05$）；与正常组比较，模型组的 SIRT3 相对表达量显著降低（$P < 0.01$）；与模型组比较，革苓组、吡格列酮组及吲哚美辛组 SIRT3 相对表达量大大提高（$P < 0.01$），药组间比较无显著性差异（$P > 0.05$）。

表 7-1-1　对 GLU、UA、CRP 及 SIRT3 表达量的影响（$\bar{x}\pm s$）

组别	GLU/(mmol/L)	UA/(Umol/L)	CRP/(μg/mL)	SIRT3/(pg/mL)
正常组	5.76±0.80	73.2±7.31	39.31±10.01	1.37±0.05
模型组	17.05±3.14**	144.20±25.35**	60.21±20.01**	0.36±0.02**
萆苓组	13.88±2.51**#△	90.18±22.04##	30.10±19.58##	0.98±0.06##
吡格列酮	12.71±2.18**#△	96.38±14.20##	20.10±10.21##	1.11±0.02##
吲哚美辛	15.19±1.28**#	92.86±17.25##	18.91±10.11##	0.86±0.07##

注：与正常组比较 ** $P<0.01$；与模型组比较 # $P<0.05$，## $P<0.01$；组间比较 △ $P<0.05$。

（二）对 SIRT3 相对表达量及条带图的影响

图 7-1-1、图 7-1-2 结果提示：与正常组比较，模型组的 SIRT3 蛋白表达量显著降低（$P<0.01$），予萆苓方后大鼠 SIRT3 的蛋白表达量明显升高，与模型组比较差异显著（$P<0.01$）；吲哚美辛、吡格列酮组 SIRT3 明显升高，与模型组比较差异显著（$P<0.01$）；条带图结果同时提示：模型组亮度表达减弱（$P<0.01$），萆苓组、吲哚美辛组、吡格列酮组表达亮度明显增强（$P<0.01$）；与模型组比较差异显著（$P<0.01$）。

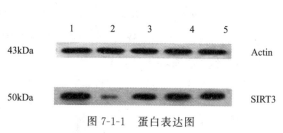

图 7-1-1　蛋白表达图

1. 正常组，2. 模型组，3. 萆苓组，4. 吡格列酮组，5. 咧哚美辛组

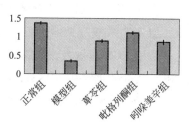

图 7-1-2　SIRT3 平均相对表达量

三、讨论

大量临床研究结果证实，痛风、高尿酸血症、糖尿病与高血压、冠心病、肾病等多种疾病的预后密切相关。而高尿酸导致的各种病生理改变，取决于尿酸盐结晶沉积导致的组织损伤，特别是肾损伤。有研究表明，2 型糖尿病并发症的发展过程中伴随氧化应激，高血糖和脂肪酸刺激 ROS 的产生，提高代谢组织对胰岛素的抵

抗性，使 B 细胞功能衰退，最终诱发糖尿病。痛风与糖尿病、高血脂并存，使体内氧化应激水平显著升高，易致炎症因子增加，组织损伤加重。SIRT3 在骨骼肌、心肌、肝脏等代谢活动的组织中均有高表达，是一种主要在线粒体产生且依赖 DAN 的去乙酰化酶。有研究证实糖尿病患者骨骼肌存在胰岛素抵抗，它的下降或活性改变可能与肥胖及胰岛素抵抗及痛风的发病有关。还有学者研究发现高尿酸可下降 SIRT3 的表达，猜测 SIRT3 可能作为 ROS 的清除介导者，在转分化进程中发挥重要作用。本次研究注意到，予中药萆苓方灌胃后大鼠骨骼肌组织 SIRT3 及蛋白含量明显增加，这表明本方可上调骨骼肌组织中 SIRT3 的表达量，应对氧化应激水平，控制炎症因子的表达，此可能是本方治疗糖尿病痛风的有效机制之一。模型组的 SIRT3 显著降低，再次提示炎症状态下 SIRT3 蛋白含量是下降的，它参与了糖尿病痛风的发病过程。

有文献报道 CRP 与糖尿病痛风密切相关，是二病最强的炎症预测因子。有人认为糖尿病是细胞因子介导的炎症反应，是一种免疫性疾病，炎症在糖尿病发病机制中起媒介作用。另有研究证实 CRP 通过调节核转录因子 KB 介导的炎性反应，加重胰岛素抵抗，造成内皮功能紊乱，促进转移抑制因子的产生，促使糖尿病及其并发症发生和发展。在损伤效应中，终致机体慢性炎症状态。有学者认为 CRP 直接参与了多种疾病炎症过程，与痛风患者产生的尿酸盐沉积密切相关。本次实验中，我们注意到模型组大鼠 CRP 明显升高，证实 CRP 可促进炎症介质的释放。予萆苓方后 CRP 水平显著降低（$P<0.01$），说明本方有良好的抗炎症因子的作用。提示二病既是代谢病，又都是一种炎症性疾病，同时存在于体内易加重炎症因子聚集，加重对关节、肾脏、血管的影响，故降糖降尿酸同时必须注意抗炎症因子治疗。

结果提示，模型组血糖尿酸均显著升高，与正常组比较差异十分显著（$P<0.01$），与我们以往结果报道一致，其结果必然是糖、嘌呤代谢紊乱，这些因素又会影响肾功能。本研究证实萆苓方同时降低血糖、血尿酸，清除炎症因子，无疑是一种综合治疗的新方药。

临床实践中我们注意到，糖尿病合并痛风的病机特点是本虚标实。本虚为脾肾亏虚，标实乃痰瘀毒阻滞，而痰瘀又贯穿疾病始终。方中土茯苓、泽泻、萆薢、薏苡仁健脾利湿泄浊，滑利关节；威灵仙祛风湿、通经络、止疼痛；黄柏、苍术、虎杖清热燥湿解毒；当归、土鳖虫活血定痛；怀牛膝补肝肾、强筋骨、通血脉，与泽泻合用有利尿通淋之效。全方共奏活血化瘀，消炎止痛，通利泄浊之功。药理研究证实：萆薢总皂苷能剂量依赖性地降低高尿酸血症大鼠血清尿酸水平，增加尿酸中尿酸浓度和尿酸排泄量、肌酐排泄量等，下调高尿酸血症大鼠血清中单核细胞趋化蛋白（MCP-1）和肾脏中肿瘤坏死因子（TNF-α）、细胞间黏附分子-1（ICAM-1）、血管细胞黏附分子-1（VCAM-1）的基因表达，提高机体抗炎作用。土茯苓能显著降低高尿酸血症小鼠尿酸、肌酐、尿素氮、胆固醇、甘油三酯水平，减轻由高尿酸血症引起的过氧化氢酶活性增强的氧化应激反应，从而发挥抗炎镇痛作用。威灵仙也有良好的抗菌作用；虎杖苷可能通过抑制 TGF-β1/Smad3/Snail 通路、减少促纤维化因子和炎性细胞因子的释放、调节 Th1/Th2 细胞免疫失衡、提高体内 SIRT3 蛋白的表达、抗炎抗氧化等方式，发挥其防护作用。苍术有健脾抗炎疗效；薏苡仁能增强免疫、抗炎抗菌，二药均有良好的降血糖疗效。当归有抗炎镇痛作用，同时可抑制血小板聚集，抗血栓形成，与土鳖虫合用，则活血化瘀、抗炎镇痛作用更强。

综上，萆苓祛痛方可能通过抗氧化应激反应，减轻血清炎症因子 CRP 含量，提高糖尿病痛风大鼠骨骼肌 SIRT3 的蛋白含量，降低高血糖、高尿酸水平，解除痛风症状，延缓并发症的发生。

第二节　萆苓祛痛方对糖尿病痛风大鼠肾脏 HMGB1、FOXO3a 及肾脏病理的影响

糖尿病与痛风都是体内代谢异常引起的疾病，两者有共同的发病基础，据不完全统计，糖尿病患者中伴有痛风者约占 3%，伴有高尿酸血症者占 25%。二病并存加重了对肾脏的损害，最终导致肾衰竭。有研究表明，2 型糖尿病的发病风险随着血尿酸水平的升高而增加，二者都与炎症因子的参与有关。尿酸盐作为炎症物质能激活血小板，促进血小板聚集和血栓形成，促进脂代谢紊乱。因此痛风、糖尿病、高脂血症必须同步管控。高迁移率簇 B1（HMGB1）是 HMG 家族成员中一个典型的核内非组蛋白，它通过活化细胞的主动分泌和受损坏死细胞的被动释放两种方式进入细胞外，介导炎性反应，是一种重要的炎性介质和促炎性细胞因子。有报道痛风患者中 HMGB1 有异常高表达，可能直接参与了痛风的炎性反应过程。糖尿病早期患者血清中发现 HMGB1 的水平升高，并参与了糖尿病的发展过程。转录因子 FOXO3a 在肥胖和胰岛素抵抗糖尿病之间起重要连接作用，参与了多种生理活动，在其发病机制中起到非同小可的作用。而高血糖可促进 FOXO3a 的表达，对糖尿病导致的其他器官损害中有极大影响，在诸多应急反应中发挥重要作用，目前对糖尿病合并痛风的相关文献及有效药物报道较少，有关中药的应用更为少见。本

文重点观察中药萆苓方对糖尿病痛风大鼠肾脏 HMGB1 及 FOXO3a 及肾脏病理的影响，对血糖、血脂、血尿酸的作用，探讨了萆苓方对其作用机制。

一、材料与方法

1. 实验动物

取清洁级健康 SD 雄性大鼠 40 只，体重 200±20g。室温保持在 20～25℃，相对湿度 40%～60%，室内通风良好，每日光照 10～12h，大鼠饮食、活动正常，皮毛光泽，反应灵敏。

2. 药物与试剂

萆苓祛痛方由萆薢 15g，土茯苓 20g，黄柏 10g，怀牛膝 15g，泽泻 15g，车前草 15g，当归 10g，威灵仙 15g，虎杖 15g，苍术 10g，薏苡仁 20g，土鳖虫 10g 等组成；盐酸吡格列酮、吲哚美辛片、HMGB1、FOXO3a、尿酸钠、吐温 80、链脲佐菌素 (STZ)。

3. 主要仪器

血糖监测仪、自动制冰机、电泳仪、电泳槽、高速台式冷冻离心机、微量移液器、全自动生化分析仪、凝胶成像分析系统、水平摇床。

4. 模型制备

取清洁级健康 SD 雄性大鼠 48 只，适应性喂养 1 周，室内温度保持在 25℃ 左右，分为正常对照组及模型组。造模前禁食 12h。随机选出 8 只作为正常对照组，予基础饲料喂养。其余作为实验模型组，给予高脂饲料进食（蛋白质 15%、脂肪 20%、碳水化合物 50%、胆固醇 5%，猪油 10%）。高脂饲料喂养 4 周后，禁食 10h，模型组一次性腹腔注射链脲佐菌素 STZ 40mg/kg，临用前以 pH4.5 的 0.1M 柠檬酸-柠檬酸钠缓冲液新鲜配制，72h 后尾静脉取血测血糖，以血糖 $\geq$ 16.7mmol/L，为糖尿病大鼠造模成功。

另取 250mg 尿酸钠结晶，加 0.9% 氯化钠注射液 45mL，再加 5mL 吐温 80，加热搅拌配成 5% 的尿酸钠溶液。糖尿病成模后第 4 天，除正常组，每只实验鼠均选右踝关节外侧后方为穿刺点，针口斜面朝前上方与胫骨成 45 角度穿入踝关节腔，以 4 号针头向关节腔注入 0.2mL 尿酸钠溶液 1 次，以关节鼓起为注入标准，诱导痛风模型。将成模的大鼠按数字表法分为模型组、吲哚美辛组、萆苓方组、吡格列酮组，模型成功后继续灌胃 3 周。观察各组大鼠进食饮水量、精神状态、体形毛色。期间剔除未成模动物 5 只，动物因打斗死亡 3 只。

5. 药物干预

按人与大鼠单位体重折算系数，给予吡格列酮（10mg/kg），吲哚美辛（10mg/kg），萆薢组按（10g/kg），正常组与模型组予等量生理盐水灌胃，每天新鲜配制药液，连续灌胃 21 天。

6. 观察指标及检测方法

（1）对血糖血脂、尿酸的影响　大鼠灌胃 21 天，末次给药后禁食 10h，以 3％戊巴比妥钠按 10mg/kg 腹腔注射麻醉，立即腹主动脉取血，测定血糖（GLU）、血脂（TG、TC、LDL-C）、血尿酸（UA），送安徽中医药大学第一附属医院生化室，采用酶法测定上述指标。

（2）对肾脏病理的影响　取出肾脏，放置 10％福尔马林液中保存，常规病理切片，选用 HE 染色，光学显微镜下（×400）观察肾组织形态的病理变化。

（3）Western Blot 检测对肾组织 HMGB1 及 FOXO3a 蛋白表达的影响　取100mg 肾组织，打碎离心，加入 RIPA 细胞裂解液，冰上裂解，离心收集上清液，提取细胞蛋白。BCA 法测定细胞总蛋白浓度，各孔取 10～20mL 蛋白样，于 30％聚丙烯酰胺凝胶中电泳进行蛋白分离（浓缩胶所用电压为 80mV，时间为 30min；分离胶所用电压为 120mV，时间为 60min），将分离后的蛋白电转移（300mA 恒电流转膜，HMGB1 转膜 30min，FOXO3a 转膜 95min）至 PVDF 膜。将 PVDF 膜放置到预先准备好的 western 洗涤液中，加入 western 封闭液，摇床上缓慢摇动，封闭 2h，4℃缓慢摇动孵育过夜。次日用 PBST 洗膜 3 次，每次 10min，后分别加入 HMGB1 抗体属性为兔抗 1：1000 稀释的 HRP；FOXO3a 抗体属性为兔抗 1：500 稀释的 HRP，室温孵育 2h，加入 PBCT 洗膜，10min，洗膜 3 次。按照相应比例 1：1500 用二抗稀释液 HRP，室温孵育 2h，再用洗涤液 PBST，洗涤 3 次，每次 10min。按 ECL 试剂盒说明进行显影，采用北京科创锐新生物凝胶图成像系统的分析系统进行分析。

7. 统计学方法

应用 SPSS 21 软件进行分析，计量资料用 $\bar{x}\pm s$ 表示，组间比较采用单因素方差分析，$P<0.05$ 为差异有统计学意义。

二、结果

1. 对血糖血脂血尿酸的影响

表 7-2-1 结果提示：与正常组比较，模型组血糖明显升高（$P<0.01$），与模型

组比较，萆薢组、吡格列酮组血糖下降（$P<0.05$）。与正常组比较，模型组血尿酸明显升高（$P<0.01$），给药后，各药物组血尿酸明显下降（$P<0.01$）；造模后，模型组 TG、TC、LDL-C 升高（$P<0.01$），灌胃后萆薢组、吡格列酮组上述指标显著下降（$P<0.01$）；2 组降 TG、TC 的疗效优于吲哚美辛组（$P<0.05$）。

表 7-2-1　对 GLU、UA、TG、TC、LDL-C 的影响（$\bar{x}\pm s$, $n=8$）

组别	数量/只	GLU/(mmol/L)	UA/(μmol/L)	TG/(mmol/L)	TC/(mmol/L)	LDL-C/(mmol/L)
正常组	8	5.76±0.80	73.2±7.31	0.43±0.12	1.87±0.25	0.54±0.11
模型组	8	17.05±3.14**	144.20±25.35**	2.16±1.10**	3.10±1.10**	1.15±0.74**
萆薢方组	8	13.01±2.51#	90.18±22.04##	1.54±1.06##△	1.64±0.24##△	0.51±0.07##
吡格列酮组	8	12.71±2.18#	96.38±14.20##	0.97±0.29##△	1.42±0.26##△	0.45±0.14##
吲哚美辛组	8	15.19±1.28	92.86±17.25##	2.18±1.67	1.96±0.46#	0.65±0.25##

注：与正常组比较 * $P<0.05$,** $P<0.01$；与模型组比较 # $P<0.05$,## $P<0.01$；与吲哚美辛组比较 △$P<0.05$,## $P<0.01$

2. 对糖尿病痛风大鼠肾脏病理的影响

结果提示，正常对照组肾组织结构正常，肾小管间质未见异常病变，肾小球囊腔未见异常物质；模型组大鼠肾脏病理损伤较重，肾小球体积增大，肾小管间质充血肿胀，空泡样变性，有大量炎细胞浸润。予萆薢方后病变程度明显减低，肾小管见少量炎细胞浸润。而吲哚美辛组、吡格列酮组肾小管间质内有轻度充血，弥散炎细胞浸润，肾小管上皮空泡样变性，部分肾小管萎缩，改善程度弱于萆薢组，见图 7-2-1。

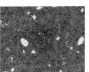

正常对照组　　　　模型组　　　　吡格列酮组　　　　吲哚美辛组　　　　萆薢组

图 7-2-1　对肾脏病理的影响

3. 对肾组织 HMGB1 和 FOXO3a 的影响

表 7-2-2 提示，与正常组比较，模型组肾组织 HMGB1、FOXO3a 相对表达量显著升高（$P<0.01$）；与模型组比较，各药物组 HMGB1、FOXO3a 相对表达量明显下降（$P<0.01$），萆薢组与吲哚美辛组表达量近似（$P>0.05$）。吡格列酮组疗效优于萆薢组（$P<0.05$）。

图 7-2-2 HMGB1、FOXO3a 条带图结果显示，与正常组比较，模型组 HMGB1 和 FOXO3a 相对表达亮度明显升高（$P<0.01$）。与模型组比较，萆薢组、吡格列

酮组、吲哚美辛组的上述表达亮度明显降低（$P<0.01$），见表7-2-2、图7-2-2。

表 7-2-2　对 HMGB1 和 FOXO3a 相对表达量的影响（$n=8$）

组别	数量/只	HMGB1	FOXO3a
正常组	8	0.42±0.03	0.32±0.02
模型组	8	1.11±0.04**	1.05±0.05**
萆苓方组	8	0.74±0.04**##	0.72±0.03**##
吡格列酮组	8	0.59±0.06**##△	0.49±0.01**##△
吲哚美辛组	8	0.76±0.04**##	0.74±0.03**##

注：与正常组比较 * $P<0.05$，** $P<0.01$；与模型组比较 # $P<0.05$，## $P<0.01$；与吡格列酮组比较 △ $P<0.05$。

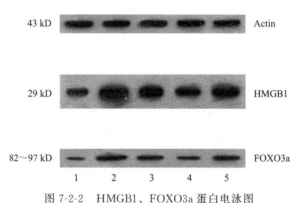

图 7-2-2　HMGB1、FOXO3a 蛋白电泳图

注：1 为正常组；2 为模型组；3 为萆苓组；4 为吡格列酮组；5 为吲哚美辛组

4. 相关性分析

高血糖与高尿酸、LDL-C 均具有相关性，相关系数分别为 $r=0.429$、$r=0.453$（$P<0.05$）；高血糖与 HMGB1 和 FOXO3a 具有显著相关性，相关系数分别为 $r=0.792$、$r=0.784$（$P<0.01$）；高尿酸与 HMBG1 及 FOXO3a 具有相关性，相关系数为 $r=0.633$、$r=0.640$（$P<0.05$）。

三、讨论

目前糖尿病合并痛风的患病率不断上升，二者关联性较大，都是体内代谢异常引起的疾病。脂代谢紊乱也常贯穿于糖尿病中。二者的发生发展中炎症因子具有重要作用。炎症因子与脂肪内分泌有关，氧化应激可引起胰岛素抵抗，B 细胞结构功能障碍。它们之间相互作用，严重危害人类的生存和生活质量。探寻其发病机制，研究中药解决糖尿病痛风及并发症问题一直是笔者研究的重点课题。

HMGB1 在体内广泛分布，正常情况下存在于细胞核中，但在某些特殊条件下，HMGB1 能通过活化的巨噬细胞和单核细胞等炎症细胞的主动分泌和坏死细胞的被动释放转移至细胞外，参与多种疾病炎症的发生发展。近年来有报道认为 HMGB1 可能是导致肾脏损害的潜在因素，它主要表达于肾组织的系膜细胞、血管内皮细胞和肾小管上皮细胞的胞核内，在痛风高尿酸血症中有明显表达。还有学者观察到在新诊断 2 型糖尿病患者中 HMGB1 活性升高，提示 HMGB1 的炎性作用在糖尿病中已显现。本研究注意到造模后模型组大鼠 HMGB1 显著升高，与正常组比较差异明显。予草苓方后，HMGB1 指标明显下降，与模型组比较差异显著。再次说明 HMGB1 参与糖尿病痛风的发病过程，是重要的炎症介质，草苓方可显著降低 HMGB1 的高表达，同时降血糖、降尿酸，具有无可比拟的优势。

FOXO3a 属于叉头蛋白 FOXO 家族成员之一，在调节机体多种病理生理过程中如血管生成、活性氧代谢、免疫反应及转录活性、调控下游基因等方面有重要作用。而高血糖、高血脂可以促进 FOXO3a 的过表达并引起其他器官损害。目前已证实该指标在应激反应中发挥重要作用，是引起动脉硬化的危险因素。FOXO3a 作为高糖条件下晶状体上皮细胞氧化应激和细胞稳态的敏感指标，在高脂饮食诱发的肥胖大鼠心肌中 FOXO3a 的表达增加。在糖尿病脂肪组织中 FOXO3a 的表达水平明显升高。本次研究发现在糖尿病痛风模型动物中肾组织 FOXO3a 的蛋白表达水平明显升高。用药后草苓组表达显著下降，提示 FOXO3a 参与糖尿病痛风的发病过程，草苓方可显著干预上述过程，下调肾组织 FOXO3a 高表达。此可能是草苓方降血糖、降尿酸，调节血脂、纠正胰岛素抵抗，减低炎症因子，保护肾脏的作用机制之一。

肾脏是机体内对氧化应激高度敏感的器官之一，长期高尿酸血症可引起肾脏氧化应激导致肾动脉硬化，肾皮质血管收缩，肾血流降低，直接导致肾脏炎症损伤。反复发作的痛风、糖尿病是肾功能下降和肾衰竭进展的独立危险因素。本次病理报告提示，与正常组比较，模型组的肾脏病理损伤较重，肾小管间质充血肿胀，有大量炎细胞浸润，纤维组织增生。予草苓方后病变程度明显减低，肾小管见有少量炎细胞浸润；吡格列酮组、吲哚美辛组肾小管内有较多炎细胞浸润，部分上皮空泡变性。证实草苓方有消除炎症、修复受损肾组织的作用。改善程度优于西药组，提示本方可修复受损肾脏细胞，减轻炎症因子的作用。

已知吡格列酮属于胰岛素增敏剂，有效减少肝脏及外周血液的胰岛素抵抗，改善 β 细胞功能，减少肝糖的输出，从而达到持久控制血糖的目的。吡格列酮还可有效预防 β 细胞的减少，降低体内胆固醇和游离脂肪酸水平，从而达到降脂的作用，减轻胰岛细胞的脂毒性。近来研究发现吡格列酮还能够显著降低血尿酸水平，这可能与吡格列酮降低血糖、改善胰岛素抵抗有关，也可能与其独立于降糖作用外的抗氧化应激作用有关。同时证实吡格列酮可通过减少肾小球基底膜厚度，减轻肾小球系膜细胞增生，进而保护肾小球滤过膜的电荷和分子屏障，这在形态学层面上可以解释吡格列酮能够降低血尿酸。吲哚美辛为非甾体类抗炎镇痛药，可能通过抑制环氧化酶的代谢，阻止前列腺素的合成过程，产生抗炎镇痛效应。本研究发现该药还有一定调节血脂，降尿酸的疗效，分析其机制可能是通过阻断环氧化酶的代谢，解除氧化应激状态，减轻了炎症因子的刺激而发挥作用的。

本文所做相关检测说明，糖尿病与高尿酸有密切关系，二者均是血管病变的高危因素。而血糖血脂的密切关联与肥胖、胰岛素抵抗相关。高血糖与 HMGB1 的显著相关性提示高血糖可能通过活化巨噬细胞、单核细胞，参与炎症的发生发展。高血糖与 FOXO3a 密切关联说明高血糖可促使 FOXO3a 的高表达，与胰岛素抵抗关系密切。高尿酸与 HMBG1 同步升高，提示尿酸盐是重要的炎症因子，HMBG1 也是一种重要的炎性介质和促炎细胞因子，二者结合，致炎症反应过程加重。本次所做的肾脏病理，印证了高血糖、高尿酸可加重对肾脏的损害，而萆薢祛痛方不仅有良好的控制血糖、调节血脂的作用，还能明显降低血尿酸，降低 HMGB1、FOXO3a 的高表达。表明本方通过多途径、多靶点控制炎症因子，纠正了胰岛素抵抗。

笔者在长期的临床实践中注意到糖尿病痛风都是由于摄食膏粱厚味甘美之品过多，损伤脾胃，使脾失健运聚湿成痰，久之成毒成瘀血，侵犯肌肉关节、肾脏、血脉，导致多种慢性并发症的发生发展。其病机特点是湿浊毒瘀互结致病情反复发作，治则上强调健脾祛湿，泄浊解毒，通络止痛。萆薢方中苍术、黄柏健脾清热解毒；土茯苓、萆薢、泽泻、薏苡仁健脾利湿泄浊；虎杖活血镇痛；威灵仙祛风湿、通经络、止疼痛；当归、牛膝、土鳖虫活血止痛，引湿下行，共奏健脾泄浊解毒，化瘀通络止痛之功。药理研究证实当归提取物抑制脂多糖诱导的单核巨噬细胞释放 HMGB1 并呈剂量依赖性，部分可通过干扰 HMGB1 的细胞质的转位实现。当归还有抗炎，抗脂质过氧化，降低甘油三酯的作用。从虎杖中分离提取的大黄 6-O-B-D 葡萄糖苷，能够抑制脓毒症小鼠 HMGB1 的释放。并有抑制血小板聚集，降血脂，降血糖，抗炎镇痛作用，还能够抑制黄嘌呤氧化酶的活性。怀牛膝有降脂、降尿酸、改善微循环及高凝状态作用。薏苡仁、苍术降低血糖，提高免疫功能。土鳖虫扩血管，降血小板聚集，并有抗血栓，抗炎镇痛的作用。土茯苓能够减轻由高尿酸血症引起的过氧化氢酶活性增强的氧化应激反应，发挥抗炎作用，其水提物能降低胆固醇、甘油三酯及血尿酸。萆薢水提物能下调高尿酸血症大鼠血清中单核细胞趋化蛋白-1（MCP-1）和肾脏中肿瘤坏死因子（TNF-α）、细胞间黏附分子（ICAM-1）

及血管细胞黏附因子-1（VCAM-1）的基因表达，提高抗炎作用，对高尿酸血症引起的痛风性关节炎有一定缓解作用。萆薢制剂有较强的降血糖、降尿酸及消炎镇痛疗效；黄柏树皮含小檗碱，有降血糖，降血压，抗菌消炎及降尿酸疗效。

综上，萆苓方有良好的降血糖、降尿酸、调节血脂的疗效，可干预糖尿病痛风大鼠肾脏 HMGB1 及 FOXO3a 的高表达，减轻肾脏病理损伤，可能有保护肾脏、延缓肾脏病的发生发展的作用。

第三节　萆苓祛痛方对糖尿病痛风大鼠关节 URAT1 的表达及关节病理的影响

糖尿病和痛风是内分泌代谢系统中最常见的两大疾病，随着人们生活水平的提高、饮食结构的改变，其发病率逐年增高，糖尿病合并痛风者亦越来越常见，严重危害了人类健康，应积极加以防治。研究表明，血尿酸与糖代谢紊乱密切相关，尿酸可通过激活 Akt/GSK-3β 和 ERK 信号通路，抑制胰岛 β 细胞增殖，诱发胰岛素相对不足和胰岛素抵抗，使糖代谢紊乱。而在糖代谢异常患者中，由于肾损害导致尿酸清除下降，血尿酸水平升高。升高的血尿酸进一步损害胰岛 β 细胞，加重糖尿病病情，两者形成恶性循环。尿酸阴离子转运体 1（URAT1）被认为是重要的尿酸重吸收转运蛋白，占重吸收量的 90% 以上。其主要表达在肾小管上皮细胞刷状缘，将尿酸从管腔（细胞外）运输到肾小管上皮细胞内。通过抑制 URAT1 的表达降低肾脏对尿酸的重吸收，进而降低血尿酸水平，减轻胰岛 β 细胞受损，延缓糖尿病痛风的发展。

本文探讨了具有泄浊解毒通络作用的萆苓祛痛方对糖尿病合并痛风模型大鼠 URAT1 mRNA 的表达及对关节病理的影响，分析其在糖尿病痛风中的作用机制。

一、材料与方法

（一）材料

1. 动物

取清洁级健康 SD 雄性大鼠 50 只，体重 200 ± 20g。室温保持在 $20 \sim 25 ℃$，相

对湿度 40%～60%，室内通风良好，每日光照 10～12h，大鼠饮食、活动正常，皮毛光泽，反应灵敏。

2. 药物与试剂

草薢祛痛方由草薢 25g，土茯苓 20g，黄柏 10g，怀牛膝 15g，泽泻 15g，车前草 15g，当归 10g，威灵仙 15g，虎杖 15g，苍术 10g，土鳖虫 10g 等组成；盐酸吡格列酮、吲哚美辛片、尿酸钠、吐温 80、链脲佐菌素（STZ）。

3. 主要仪器

血糖监测仪、普通 PCR 仪、低速迷你离心机、高速台式冷冻离心机、万分之一电子天平、微量移液器、荧光定量 PCR 仪、微孔板迷你离心机、PIKO、逆转录试剂盒。

（二）分组与造模

取清洁级健康 SD 雄性大鼠 50 只，适应性喂养 1 周，室内温度保持在 25℃左右，分为正常对照组及模型组。造模前禁食 12h。随机选出 8 只作为正常对照组，予基础饲料喂养。其余作为实验模型组，给予高脂饲料进食（蛋白质 15%、脂肪 20%、碳水化合物 50%、胆固醇 5%，猪油 10%）。高脂饲料喂养 4 周后，禁食 10h，模型组一次性腹腔注射链脲佐菌素 STZ 35mg/kg，临用前以 pH4.5 的 0.1M 柠檬酸-柠檬酸钠缓冲液新鲜配制，72h 后尾静脉取血测血糖，以血糖 ≥ 16.7mmol/L，为糖尿病大鼠造模成功。血糖不达标的大鼠视为糖尿病造模失败。另取 250mg 尿酸钠结晶，加 0.9%氯化钠注射液 45mL，再加 5mL 吐温 80，加热搅拌配成 50g/L 尿酸钠溶液。糖尿病成模后第 4 天，除正常组，每只实验鼠均选右踝关节外侧后方为穿刺点，针口斜面朝前上方与胫骨成 45 角度穿入踝关节腔，以 4 号针头向关节腔注入 0.2mL 尿酸钠溶液 1 次，以关节鼓起为注入标准，诱导痛风模型。将成模的大鼠按数字表法分为模型组、吲哚美辛组、草薢方组、吡格列酮组，模型成功后继续灌胃 3 周。观察各组大鼠进食饮水量、精神状态、体形毛色，连续给药 21 天。期间剔除未成模动物 2 只，动物因打斗死亡 3 只。

（三）药物干预

本研究是在动物体内同时造糖尿病和痛风模型，故西药组选择吡格列酮、吲哚美辛作为阳性对照药。按人与大鼠单位体重折算系数，给予吡格列酮（10mg/kg），吲哚美辛（5mg/kg），草薢组按（10g/kg），正常组与模型组予等量生理盐水灌胃，每天新鲜配制药液，连续灌胃 21 天。

（四）观察指标

1. 对血糖、血尿酸的影响

大鼠末次给药后禁食 10h，以 3％戊巴比妥钠按 10mg/kg 腹腔注射麻醉，立即腹主动脉取血，测定血糖（GLU）、血尿酸（UA），采用酶法测定上述指标。

2. 实时荧光定量逆转录 PCR 法检测大鼠关节组织 URAT1 mRNA 表达

大鼠麻醉后取右侧踝关节，立即放入 -80℃ 液氮中冻存备用。采用 RT-qPCR 检测大鼠关节组织 URAT1 mRNA：按照 TRIzol 试剂说明书提取大鼠关节组织总 RNA。在 0.2mL EP 管中，加入总 RNA（质量为 1μg）、10μM Oligo（dT）1μL、DEPC 水补足至 12μL，轻轻混匀、点动离心。PCR 仪上 65℃ 加热 5min，立即冰浴 3min。在上述 EP 管中加入 5×Reaction Buffer 4.0μL、10mM dNTP Mix 2μL、Ribolock^{TM} Rnase inhibitor 1μL、RevertAid^{TM} M-MuLV Reverse Transcniptase 1μL。42℃ 60min，70℃ 5min。取出上述反应液，即为 cDNA，-80℃ 保存备用。荧光定量 PCR 反应体系（10μL）：2×SYBR Green mixture 5μL，上下游引物各 1μL，cDNA 1μL，RNase Free water 2μL；反应条件为：95℃，2min；95℃ 5s，60℃ 15s，进行 40 个 PCR 循环，循环后行溶解曲线实验，观察扩增产物有无非特异性扩增及扩增片段长度。RT-PCR 使用引物序列见表 7-3-1。采用相对定量法，比较各组 mRNA 表达差异。扩增倍数＝2$-$ΔΔCt。其中 ΔCt＝Ct 目的基因-Ct β-actin，ΔΔCt＝ΔCt 实验－ΔCt 对照。

表 7-3-1　基因引物序列

基因	引物序列	产物长度/bp
β-actin	F：CCCATCTATGAGGGTTACGC	150
	R：TTTAATGTCACGCACGATTTC	
musclin	F：AGGAGAAGGAGAGGGAGAGG	142
	R：CATGCAGAGGTCAGAGGACT	

3. 对关节病理的影响

取右侧踝关节组织，脱钙后用 10％福尔马林固定，做病理切片，观察病理形态学变化。

（五）统计学方法

应用 SPSS 21.0 软件，计量资料用 $\bar{x} \pm s$ 表示，多组间比较采用单因素方差分析，$P < 0.05$ 为差异有统计学意义。

二、结果

（一）对血糖血尿酸的影响

表 7-3-2 结果提示：与正常组比较，模型组血糖明显升高（$P < 0.01$），与模型组比较，药物各组血糖下降（$P < 0.01$ 或 $P < 0.05$）；与正常组比较，模型组血尿酸明显升高（$P < 0.01$），给药后各药物组血尿酸明显下降（$P < 0.01$）。

表 7-3-2　对血糖、血尿酸的影响（$\bar{x} \pm s$）

组别	PG/(mmol/L)	UA/(μmol/L)
正常组	5.76±1.04	73.2±7.31
模型组	17.05±3.17**	144.20±25.35**
草苓方组	13.26±2.59##	90.18±22.04##
吡格列酮组	12.94±2.30##	98.51±14.20##
吲哚美辛组	15.06±1.21#	91.86±17.25##

注：与正常组比较，** $P < 0.01$；与模型组比较 # $P < 0.05$，## $P < 0.01$。

（二）对关节 URAT1 mRNA 相对表达量的影响

与正常组比较，模型组关节 URAT1 mRNA 相对表达量明显升高（$P < 0.01$）。治疗后，与模型组相比，各药物组 URAT1 mRNA 相对表达量明显下调（$P < 0.01$），见表 7-3-3，图 7-3-1。

表 7-3-3　对关节 URAT1 mRNA 相对表达量的影响（$\bar{x} \pm s$）

组别	标本数	URAT1
正常组	9	1.00±0.14
模型组	9	4.16±0.52**
草苓方组	9	2.53±0.27##
吡格列酮组	9	1.30±0.15##
吲哚美辛组	9	2.54±0.39##

注：与正常组比较 ** $P < 0.01$，与模型组比较 ## $P < 0.01$。

如图 7-3-2、图 7-3-3 所示，URAT1 扩增曲线显示各个样本的扩增曲线平行性好，扩增效率基本一致。URAT1 溶解曲线均呈现单一峰，解链温度在 60～90℃，说明产物单一、引物特异性较好，所得出的数据可靠。

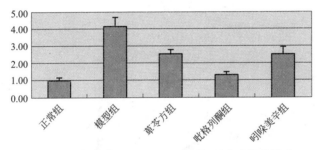

图 7-3-1　对关节 URAT1 mRNA 相对表达量的影响

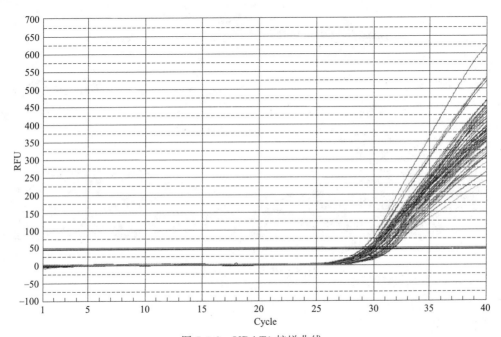

图 7-3-2　URAT1 扩增曲线

（三）对糖尿病痛风大鼠关节病理的影响

光镜下显示，正常组关节腔光滑，软骨及骨质细胞形态规则、结构清晰，未见炎细胞浸润。模型组大鼠关节病理损伤严重，关节结构不清晰，可见大量炎细胞浸润及纤维增生，滑膜细胞变性、坏死。萆薢方组、吲哚美辛组病变程度明显减低，关节滑膜组织结构尚平整，可见少量炎细胞浸润，滑膜上皮轻度增生，间质轻度充血。吡格列酮组关节滑膜细胞排列不规则，见滑膜组织增生及中度炎性细胞浸润，但较模型组减轻（见图 7-3-4）。

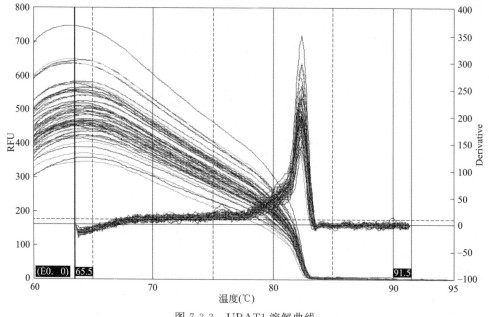

图 7-3-3　URAT1 溶解曲线

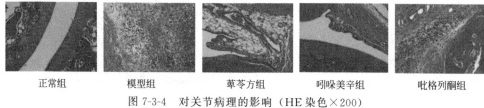

正常组　　　　模型组　　　　草苓方组　　　吲哚美辛组　　　吡格列酮组

图 7-3-4　对关节病理的影响（HE 染色×200）

三、讨论

目前糖尿病合并痛风的患病率不断上升，严重危害人类的健康和生活质量，探寻其发病机制，研究中药解决糖尿病痛风及并发症问题一直是医学工作者研究的重点课题。URAT1 是第一个被发现的与肾脏尿酸盐转运相关的蛋白，属于有机阴离子转运蛋白（OAT）家族，编码基因为 SLC22A12，通过介导尿酸从管腔内利用重吸收作用（管腔两侧的浓度梯度和化学梯度）转运到肾小管上皮细胞，这是尿酸重吸收的第一步。尿酸转运蛋白是维持血尿酸水平的关键离子通道，抑制尿酸转运蛋白的表达是控制尿酸排泄的主要手段，也是设计新型降尿酸药物的重要靶点。由于 URAT1 易受环境因素的干预，由此我们推测糖尿病及代谢综合征时引起的机体内环境紊乱，极有可能会引起 URAT1 的表达变化，进而影响其对尿酸代谢。

本次实验结果证实萆苓祛痛方有良好的控制血糖、降低血尿酸作用，显著下调关节 URAT1 mRNA 的表达。病理报告证实本方可明显减轻关节滑膜组织的炎症状态，修复受损的关节组织，提示本方可能通过多途径、多靶点发挥降糖、降尿酸作用，进而延缓糖尿病痛风的发生发展。

药理研究证实萆薢、土茯苓、薏苡仁、泽泻、车前草均有抗炎利尿，消炎抑菌，促进尿酸排泄之功。威灵仙、虎杖、黄柏有较强消炎抗菌之效，虎杖、土茯苓能降低尿酸，与抑制 URAT1 的表达有关。

陈光亮等研究萆薢总皂苷呈剂量依赖性降低 HUA 大鼠的血清尿酸水平，增加尿酸浓度和尿酸排泄量，降低肾脏 URAT1 mRNA 和 URAT1 蛋白的高表达。当归、土鳖虫不仅可扩血管，降血小板聚集，抗血栓形成，并有消炎镇痛的作用；苍术、薏苡仁有良好的降血糖疗效，并有增强免疫功能的作用。

综上，中药萆苓方通过干预糖尿病痛风大鼠关节的 URAT1 的高表达，有效降低血尿酸及血糖，延缓了关节损伤，对于糖尿病合并痛风的防治具有重要价值。

第四节　萆苓祛痛方对糖尿病痛风大鼠心肌组织 Visfatin 蛋白表达干预及对心脏病理的影响

目前糖尿病合并痛风的发病率较高，对心脏的影响较大，发病机制复杂，涉及遗传因素、糖代谢紊乱，嘌呤水平升高，炎症介质过多释放等多种因素、多个环节。有文献报道我国痛风的患病率在一般人群高达 1%，高尿酸血症者高达 1.2 亿，占总人口的 10%；合并糖尿病占 10%。寻找有效的防治措施，是我们医务工作者义不容辞的责任。

糖尿病痛风均为代谢性疾病，常与肥胖、高血脂、高血压相伴。二者同时存在，则明显增加高胰岛素血症和胰岛素抵抗的发病率。研究表明内脂素与代谢综合征、高脂血症、糖尿病、冠心病密切相关，是早期诊断心血管疾病的预测因子。Visfatin 是由 Fukahara 等利用 DD-PCR 技术从内脏脂肪细胞中发现的一种新的脂肪细胞因子。Visfatin 与 2 型糖尿病及血管并发症有关。腹部脂肪组织中表达最高。在心脏、肝脏、肾脏、骨骼肌中也有高度表达。有学者指出 Visfatin 参与 2型糖尿病的发病过程。2 型糖尿病患者 Visfatin 的改变，可能成为改善胰岛 B 细胞功能障碍所致胰岛素缺陷的补偿机制，其水平随着胰岛素的升高而下降。糖尿病痛风患者同时存在脂肪代谢紊乱，易致脂肪细胞功能失调，产生过量的炎性细胞因子，造成全身炎性反应，本文研究的目的是观察具有泄浊解毒通路作用的萆苓祛痛方对糖尿病痛风大鼠心肌组织 Visfatin 的干预及对心脏病理的影响，为此我们在糖尿病动物模型基础上同时制造了痛风模型。以求更贴近临床，更具说服力。

一、材料与方法

（一）动物

取清洁级健康 SD 雄性大鼠 50 只，体重 200±20g。大鼠饮食活动正常，皮毛光泽，反应灵敏。

（二）主要药物与试剂

萆苓祛痛方（萆薢、土茯苓、泽泻、车前草、黄柏、牛膝、苍术、威灵仙、虎杖、当归、土鳖虫）为安徽省名老中医王正雨主任医师的经验方。吲哚美辛片、吡格列酮、尿酸钠、吐温 80、链脲佐菌素（STZ）。

（三）仪器

血糖监测仪、自动制冰机、电泳仪、高速台式冷冻离心机、微量移液器、全自动生化仪、凝胶成像分析系统、水平摇床。

（四）动物分组、造模与给药

取 50 只清洁级健康 SD 雄性大鼠，室内温度保持约在 25℃，适应性喂养 1 周，分为正常对照组及模型组、造模前禁食 12h。按数字表法随机选出 8 只作为正常对照组，予基础饲料喂养。其余作为实验模型组，给予高脂饲料进食。高脂饲料喂养 4 周后，禁食 10h，模型组一次性腹腔注射链脲佐菌素 STZ 40mg/kg，实验前，用 pH4.5 的 0.1M 柠檬酸-柠檬酸钠缓冲液新鲜配制，72h 后尾静脉取血监测血糖，以血糖值≥16.7mmol/L，为糖尿病大鼠造模成功。

另取 250mg 尿酸钠晶体，加入 0.9％氯化钠注射液 45mL，再加 5mL 吐温 80，加热搅拌成 50g/L 尿酸钠溶液。建立糖尿病模型后第 4 天,除正常组外,每只实验鼠选择右踝关节外侧后方作为穿刺点,针口斜面向前上方关节腔注入 0.2mL 尿酸钠溶液 1 次,以关节中鼓起为注入标准诱导痛风模型。造模期间,大鼠足部皮肤感染,模型组死亡 3 只,动物之间打斗死亡 2 只,模型不成功去除 4 只。

将造模成功的大鼠随机分为对照组、模型组、萆薢方组、吲哚美辛组、吡格列酮组。正常对照组和模型组灌胃等量的生理盐水。药物组分为萆薢方组(10g/kg)、吡格列酮组(10mg/kg)和吲哚美辛组(5mg/kg),灌胃给药,均每天 1 次,连续 21 天。观察各组大鼠进食饮水量、精神状态、体形毛色等。

(五)观察指标

大鼠连续给药 3 周,处死前禁食 10h 后,以 3% 戊巴比妥钠按 10mg/kg 腹腔注射麻醉,立即腹主动脉取血,测定血糖、血脂、血尿酸。

迅速开腹,取出心脏,一部分冷冻,备测心脏组织 Visfatin,另一部分放置福尔马林溶液中保存,备测病理。

(六)心肌组织病理的测定

取心肌组织,用 4% 福尔马林溶液固定,脱水,石蜡包埋,制成蜡块后切片,HE 染色,光镜下(x400)观察病理变化。

(七)采用 WB 法检测心脏组织 Visfatin

取 100mg 心肌组织,打碎离心,加入 RIPA 细胞裂解液,冰上裂解,离心收集上清液,提取细胞蛋白。BCA 法测定细胞总蛋白浓度,各孔取 10~20mL 蛋白样,于 30% 聚丙烯酰胺凝胶中电泳进行蛋白分离,将分离后的蛋白电转移(300mA 恒电流转膜,Visfatin 转膜 50min),将 PVDF 膜放置到预先准备好的 western 洗涤液中,加入 western 封闭液,摇床上缓慢摇动,封闭 2h。一抗孵育:按照合适的比例用一抗稀释液进行稀释,Visfatin 抗体属性为兔抗 1:300 稀释(10% 的分离胶),4℃ 缓慢摇动孵育过夜。加入洗涤液(PBST),每次洗涤 10min,计 3 次。二抗孵育:按照相应比例 1:20000 用二抗稀释液稀释辣根过氧化物酶(HRP)标记的二抗。室温孵育 2h。加入洗涤液(PBST),10min,3 次。蛋白检测:参考相关说明书,使用 ECL 超敏发光试剂盒来检测蛋白。利用 Imagej 软件对条带进行灰度值分析,按 ECL 试剂盒说明进行显影,采用北京科创锐新生物凝胶图成像系统的分析系统进行分析。

（八）统计学方法

实验数据采用 SPSS 21.0 软件包进行统计学处理，计量资料的数据用 $\bar{x}\pm s$ 表示，两组比较采用 t 检验进行处理，组间比较采用方差分析，$P<0.05$ 为差异有统计学意义。

二、结果

（一）蓴苓方对血糖、血脂、 UA 的影响

表 7-4-1 结果提示，与正常组比较，造模后模型组血糖明显升高（$P<0.01$）；与模型组比较，蓴苓方组、吡格列酮组血糖显著下降（$P<0.05$），优于吲哚美辛组（$P<0.05$）。与正常组比较，模型组血脂各项指标明显升高（$P<0.01$）；与模型组比较，蓴苓方组、吡格列酮组上述指标显著下降（$P<0.01$）；蓴苓方组、吡格列酮组 TG、TC、LDL-C 下降水平优于吲哚组（$P<0.05$）。与正常组比较，模型组血尿酸明显升高（$P<0.01$），灌胃后各药物组血尿酸明显下降（$P<0.01$）。

表 7-4-1　蓴苓方对血糖、血脂、UA 的影响（$\bar{x}\pm s$）

组别	血糖/(mmol/L)		UA/ (μmol/L)	TG/ (mmol/L)	TC/ (mmol/L)	LDL-C/ (mmol/L)
	造模后	用药后				
正常组	5.77±0.97	5.75±0.80	73.20±7.31	0.43±0.12	1.87±0.24	0.54±0.11
模型组	17.13±2.27**	17.10±3.14**	144.10±25.35**	2.16±1.12**	3.01±1.10**	1.15±0.74**
蓴苓方组	16.70±2.19**	13.88±2.51#△	91.88±22.04##	1.54±1.06##△	1.64±0.24##△	0.51±0.07##△
吡格列酮组	16.68±3.72**	12.71±2.18#△	95.07±13.20##	0.97±0.29##△	1.42±0.26##△	0.55±0.14##△
吲哚美辛组	16.71±3.72**	15.19±1.28	93.10±17.25##	2.89±1.60	1.96±0.46#	0.63±0.25##

注：与正常组比较，** $P<0.01$；与模型组比较 # $P<0.05$，## $P<0.01$；与吲哚美辛组比较，△ $P<0.05$。

（二）蓴苓方对心肌组织病理的影响

图 7-4-1 结果提示，正常组心肌组织无炎细胞浸润，无细胞水肿，心肌组织纤维分布均匀，心肌细胞排列有序。模型组有炎细胞浸润，细胞变性水肿，心肌细胞排列无序，肌纤维有嗜酸样变性。蓴苓方组基本无炎细胞浸润，心肌细胞排列整齐，无细胞水肿。吡格列酮组、吲哚美辛组炎细胞减少，无明显水肿，无心肌纤维变性，细胞排列基本整齐。

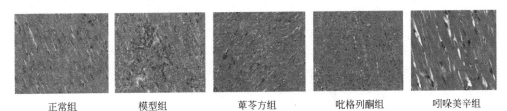

| 正常组 | 模型组 | 葶苈方组 | 吡格列酮组 | 吲哚美辛组 |

图 7-4-1　各组大鼠心肌组织病理变化

（三）葶苈方对心肌组织 Visfatin 表达量的影响

图 7-4-2 结果提示，与正常组比较，模型组的 Visfatin 相对表达量明显升高（$P<0.01$）。与模型组比较，葶苈方组 Visfatin 显著下降（$P<0.01$），与吲哚美辛组近似。条带图的结果同样显示模型组的表达亮度明显增加，与模型组比较，葶苈方组、吡格列酮组、吲哚美辛组的表达亮度显著减低，见图 7-4-3。

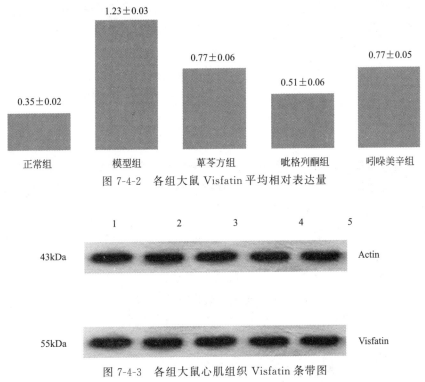

图 7-4-2　各组大鼠 Visfatin 平均相对表达量

图 7-4-3　各组大鼠心肌组织 Visfatin 条带图

注：1 为正常组；2 为模型组；3 为葶苈方组；4 为吡格列酮组；5 为吲哚美辛组

（四）血糖、尿酸与 Visfatin 的相关分析

本次实验我们所做的相关分析显示，高血糖与 Visfatin 密切相关（$r=0.487$，$P<0.01$）；高尿酸与 Visfatin 密切相关（$r=0.259$，$P<0.01$），再次说明 Visfatin 与糖尿病、痛风密切相关，是早期心血管病的预测因子。

三、讨论

近几年研究表明，炎症因子是糖尿病、痛风、冠心病共同的发病基础，它们既是心血管疾病，也是一种炎症性疾病。Visfatin 与糖脂代谢紊乱及痛风密切相关，可调节炎症反应和免疫应答，已证实在糖尿病、痛风以及心血管疾病中起着重要作用，是早期诊断心血管疾病的预测因子。目前有文献支持 2 型糖尿病患者血液循环中 Visfatin 水平增加，血清内脂素在糖尿病组的水平显著高于健康对照组，与痛风、高尿酸血症密切关联，该指标升高是 2 型糖尿病独立的危险因素。内脏脂肪积蓄型肥胖患者中尿酸显著升高。本研究发现，模型组心肌组织的 Visfatin 表达明显升高，证实在高血糖、高尿酸状态下可刺激内脂素的合成增加，它是应激状态的一种代偿反应。予草苓方后，Visfatin 表达明显下降。条带图的结果同时显示模型组的表达亮度增加，草苓方组的表达亮度显著降低，提示糖尿病合并痛风具有共同的病理基础，一方面胰岛素抵抗，另一方面糖脂代谢紊乱及炎症反应，是形成动脉粥样硬化的始动因子，加重了对心脏病的发生发展。而草苓方在降糖降脂降尿酸的同时可显著下调心肌组织 Visfatin 的高表达，此可能是本方保护心脏的作用机制之一。

心脏病理结果提示，与正常组比较，模型组心脏有炎细胞浸润，细胞水肿，肌纤维变性，说明糖尿病合并痛风心肌内有炎症因子侵犯；予草苓方后，基本无炎细胞，心肌组织排列有序，再次说明本方可能通过消除炎症因子，起到保护受损心肌细胞的作用。

有文章报道吡格列酮能有效预防 β 细胞的减少，降低体内胆固醇和游离脂肪酸水平，减轻胰岛细胞的脂毒性。近来研究发现吡格列酮还能够显著降低血尿酸水平、抑制炎症反应，这可能与吡格列酮降低血糖、改善胰岛素抵抗有关，也可能与其独立于降糖作用外的抗氧化应激作用有关。本次实验证实，与正常组比较，模型组血糖显著升高（$P<0.01$），与模型组比较，草苓方组、吡格列酮组血糖明显下降（$P<0.01$）。与我们以往实验及临床结果报道一致。

从文献得知大鼠血尿酸正常值在 $58\sim106\mu mmol/L$。本次所测定大鼠正常组血尿酸为 $73\mu mmol/L$，造模后模型组尿酸显著升高达到 $144\mu mmol$，提示模型成功。予草

苓方后血尿酸明显下降，提示萆苓方确有降尿酸疗效。说明本方通过多途径，多靶点发挥降糖调脂，降尿酸的功效，此正是中药萆苓方综合作用的优势。已知吲哚美辛为非甾体类抗炎镇痛药，可通过抑制环氧化酶的代谢，阻止前列腺素的合成过程，产生抗炎镇痛效应。本研究发现该药还有一定降糖、降尿酸的功效，分析其机制可能是通过阻断环氧化酶的代谢，解除氧化应激状态，减轻了炎症因子的刺激而发挥作用的。

相关分析再次证实高血糖、高尿酸与 Visfatin 密切相关，提示 Visfatin 与糖尿病合并痛风是心血管疾病的重要危险因子。

我们认为糖尿病合并痛风的病机特点是本虚标实。本虚为脾肾亏虚，标实乃痰瘀毒阻滞，而痰瘀又贯穿疾病始终。具有泄浊解毒，化瘀止痛，补肾祛湿功效的萆苓方可同时减低高血糖、高尿酸水平，下调炎症因子的高表达，有良好的临床治疗效果。方中萆薢利湿泄浊、祛风除痹；车前子、泽泻、薏苡仁、苍术利尿渗湿；黄柏清热解毒；威灵仙祛风湿、通经络、止疼痛；黄柏、苍术、虎杖清热燥湿解毒；当归、土鳖虫活血止痛；怀牛膝补肝肾、通淋利尿、强筋骨。全方共奏补肾利湿，活血止痛，解毒泄浊之功。药理研究证实，土茯苓含多种甾体皂苷，能够解毒除湿。萆薢总皂苷有降低高尿酸血症大鼠血尿酸水平，增加尿酸排泄量，肌酐排泄量。提高机体抗炎作用。研究发现萆薢总皂苷能降低肾脏 URAT1 mRNA 和 URAT1 蛋白的高表达。土鳖虫主要含蛋白质、氨基酸、生物碱、脂肪酸、微量元素等多种化学成分，具有抗血栓、抗肿瘤、抗氧化、调节血脂、镇痛、抑菌等药理作用，可降低糖尿病大鼠血糖、血脂，提高 IgA、补体 CH50 含量；威灵仙有良好的抗菌消炎作用；虎杖抑制血小板聚集、降血糖、调节血脂；黄柏含有小檗碱，有降血糖、抗菌消炎、解热镇痛作用；苍术、薏苡仁均有降血糖、增强免疫功能的疗效。

综上，具有泄浊解毒补肾通络作用的萆苓方能够显著下调心肌组织中 Visfatin 蛋白的高表达，控制炎症因子的过度释放，减轻对糖尿病痛风心肌组织的侵犯，调节血糖、血脂，降低血尿酸，改善体内氧化应激状态。

第五节 萆苓方对糖尿病痛风模型大鼠血糖、血尿酸的影响及其抗炎作用的研究

随着经济的发展，人们生活水平的提高，糖尿病合并痛风发病率逐年增高，共

同构成了心血管疾病的危险因素。而重度胰岛素抵抗，胰岛 B 细胞分泌功能障碍，明显增加脂代谢异常，是糖尿病合并痛风的主要代谢特征，而炎症因子贯穿两病的始终。还有文献报道过高的血尿酸易损害胰岛 B 细胞，二病并存互为关联，具有高胰岛素血症和胰岛素抵抗倾向，特别是炎症因子在急性期和动脉硬化的过程中起着十分重要的作用，易使病情进展加重。本文观察了萆苓方对糖尿病痛风模型大鼠血糖、血尿酸的影响及其对炎症因子的调控作用，报道如下。

一、实验材料

（一）实验动物

选择清洁级雄性 Wistar 大鼠 70 只，4 周龄，体重（230±20）g。

（二）药品及试剂

萆苓方颗粒：由安徽中医学院第一附属医院制剂中心提供，主要药味有土茯苓、威灵仙、黄柏、薏苡仁、牛膝、苍术、萆薢等。吲哚美辛、二甲双胍、链脲佐菌素（STZ）、尿酸、柠檬酸、柠檬酸三钠；大鼠白介-6（IL-6）ELISA 试剂盒、大鼠 C-反应蛋白（CRP）EUSA 试剂盒。

（三）实验仪器

大鼠足容积测定仪、血糖仪、Bio-Rad 550 酶标仪、LXJ 21 型离心机、电热恒温水浴箱。

（四）实验方法

1. 糖尿病大鼠模型的制备

链脲佐菌素（STZ）按 40mg/kg 单次腹腔注射，正常对照组用折算出相当量的柠檬酸缓冲液注射。造模后 72h 测大鼠空腹血糖。以空腹血糖 16.7mmol/L 作为糖尿病成模的标准。

2. 分组与给药

根据血糖水平将模型成功大鼠随机分为模型组 10 只，萆苓方大、中、小剂量组各 10 只，另设正常对照组 10 只，吲哚美辛组 10 只，二甲双胍组 10 只。正常对照组和模型组灌胃等量的蒸馏水，萆苓方高、中、低剂量组大鼠分别按 8g/kg、

4g/kg、2g/kg 灌胃给药，吲哚美辛组大鼠按 50mg/kg、二甲双胍组大鼠按 50g/kg 灌胃给药，每天 1 次，连续灌胃 9 天。

3. 痛风关节炎模型的制备

取自制的 250mg 尿酸钠结晶加 45mL0.9％氯化钠注射液，再加 5mL 吐温 80，加热搅拌，配成 50g/L 尿酸钠溶液。于糖尿病成模后第 4 天，除正常组外，每只实验鼠均选右踝关节外侧后方为穿刺点，针口斜面朝前上方与胫骨成 45 度夹角穿入踝关节腔，以 4 号针头向关节腔注入 0.2mL 尿酸钠溶液 1 次，以关节囊对侧鼓起为注入标准，诱导痛风模型，模型成功后继续灌胃 9 天。

（五）观察指标及测定

1. 大鼠步态分级痛风关节炎模型

大鼠造模后按 Coderre 等方法观察大鼠步态。0 级：正常行走；1 级：轻微跛行，受试下肢略有弯曲；2 级：中度跛行，受试下肢刚触及地面；3 级：重度跛行，受试下肢离开地面，三足着地行走。见表 7-5-1。

2. 关节肿胀度测定

测定每只大鼠右后肢造模后 3h、24h、48h、72h 右踝关节的周长，作为关节肿胀度指标。见表 7-5-2。

3. 血糖、血尿酸及炎症因子测定

大鼠灌胃给药 9 天后腹腔麻醉，空腹取腹主动脉血 5mL，加入试管，3000r/min 离心 10min，分离血清，测定血尿酸、血糖以及 IL-6、CRP、TNF-a 含量，均按试剂量说明进行操作，见表 7-5-3、表 7-5-4。

（六）统计方法

全部统计在 SPSS14.0 软件上进行，组间比较用 t 检验分析，计数资料采用秩和检验，以 $P < 0.05$ 为差异有统计学意义。

二、实验结果

（一）各组大鼠步态的变化

各组大鼠步态的变化见表 7-5-1。

表 7-5-1　各组大鼠步态分级

组别	n	0 级	1 级	2 级	3 级
正常组**	10	10	0	0	0
模型组	10	0	0	2	8
二甲双胍组	10	0	0	3	7
引哚美辛组**	10	1	3	3	3
草苓方低剂量组*	10	0	0	7	3
草苓方中剂量组*	10	0	2	5	3
草苓方高剂量组*	10	1	2	4	3

注：与模型组比较 * $P<0.05$，** $P<0.01$。

（二）各组大鼠踝关节肿胀度的比较

各组大鼠踝关节肿胀度的比较见表 7-5-2。

表 7-5-2　各组大鼠踝关节肿胀度的测定 $(\bar{x}\pm s)$

组别	n	模后 3h/cm	模后 24h/cm	模后 48h/cm	模后 72h/cm
正常组	10	2.61±0.12**	2.61±0.12**	2.61±0.12**	2.61±0.12**
模型组	10	3.47±0.12	3.51±0.06	3.46±0.07	3.39±0.08
二甲双胍组	10	3.52±0.11	3.60±0.09	3.54±0.08	3.41±0.06
吲哚美辛组	10	3.24±0.12**	3.28±0.09*	3.28±0.08	3.07±0.06**
草苓方低剂量组	10	3.48±0.05	3.34±0.05	3.33±0.05	3.23±0.06**
草苓方中剂量组	10	3.30±0.17*	3.31±0.15**	3.29±0.15*	3.18±0.14**
草苓方高剂量组	10	3.06±0.06**	3.10±0.05**	3.10±0.04**	2.98±0.07**

注：与模型组比较 * $P<0.05$，** $P<0.01$。

（三）各组大鼠血糖、血尿酸的变化

各组大鼠血糖、血尿酸的变化见表 7-5-3。

表 7-5-3　各组大鼠血糖、血尿酸的测定 $(\bar{x}\pm s)$

组别	n	血糖/mmol/L	血尿酸/μmol/L
正常组	10	5.80±1.68**	38.33±14.84**
模型组	10	14.91±3.26	68.50±27.36
二甲双胍组	10	9.28±2.28**	60.11±8.59

组别	n	血糖/mmol/L	血尿酸/μmol/L
吲哚美辛组	10	$14.60\pm3.25^{\triangle\triangle}$	$52.50\pm8.89^{*}$
萆苓方低剂量组	10	$12.73\pm2.17^{**\triangle}$	$47.12\pm21.44^{**\triangle\bigcirc}$
萆苓方中剂量组	10	$11.38\pm2.85^{**\triangle}$	$51.14\pm18.96^{**\triangle\triangle}$
萆苓方高剂量组	10	$10.10\pm1.13^{**\triangle}$	$44.12\pm5.64^{**\triangle\triangle}$

注：与模型组比较 $^{*}P<0.05$，$^{**}P<0.01$；与二甲双胍组比较 $^{\triangle}P<0.05$；$^{\triangle\triangle}P<0.01$；与吲哚美辛组比较 $^{\bigcirc}P<0.05$。

（四）各组大鼠 IL-6、 CRP、 TNF-a 的变化

各组大鼠 IL-6、CRP、TNF-a 的变化见表 7-5-4。

表 7-5-4　各组大鼠 IL-6、CRP、TNF-α 的测定（$\bar{x}\pm s$）

组别	n	IL-6/ng/L	TNF-α/ng/L	CRP/μg/L
正常组	10	$80.6\pm48.05^{**}$	$39.03\pm13.62^{**}$	$403.3\pm76.35^{**}$
模型组	10	102.89 ± 37.96	55.49 ± 15.59	546.04 ± 125.72
二甲双胍组	10	105.42 ± 42.02	51.29 ± 16.64	543.8 ± 143.82
吲哚美辛组	10	$88.55\pm21.69^{*}$	$42.26\pm10.74^{*}$	$392.22\pm152.72^{**}$
萆苓方低剂量组	10	114.31 ± 38.35	$39.15\pm15.07^{**}$	$440.38\pm133.03^{*}$
萆苓方中剂量组	10	$89.47\pm28.92^{*}$	$32.56\pm15.41^{*\bigcirc}$	$355.09\pm74.05^{**}$
萆苓方高剂量组	10	$77.89\pm27.52^{**\bigcirc}$	$25.12\pm9.22^{**\bigcirc}$	$312.97\pm92.49^{**\bigcirc}$

注：与模型组比较 $^{*}P<0.05$，$^{**}P<0.01$；与吲哚美辛组比较 $^{\bigcirc}P<0.05$。

三、讨论

　　萆苓方由土茯苓、威灵仙、黄柏、薏苡仁、牛膝、苍术、萆薢、虎杖、当归等组成。方中土茯苓、萆薢、薏苡仁利湿泄浊；黄柏、苍术、虎杖清热燥湿解毒；威灵仙祛风湿、通经络、止疼痛；当归、牛膝、虎杖合用有活血定痛、利尿通淋之效。全方共奏泻泄解毒、活血通络之功，临床用于痛风治疗有良好效果。现代药理研究证实，黄柏、牛膝、土茯苓、薏苡仁有不同程度降血糖、抗炎性渗出的功能，当归可改善血流变、抑制血小板聚集、增强免疫，对糖尿病痛风有较好的疗效。本次实验中由 MSU 诱导的大鼠急性痛风性关节炎模型，予萆苓方灌胃后，大鼠关节肿胀明显减轻，大鼠步态明显改善，提示萆苓方有良好的抗炎止痛作用。本实验还

显示糖尿病痛风模型组大鼠的血糖及血尿酸值较正常组明显增高，萆薢方灌胃给药后，大鼠血尿酸及血糖皆有不同程度下降，且高中剂量组效果明显。证实本方有明显降低血尿酸，调节血糖的作用。

目前认为，炎症标志物可能在糖尿病痛风发病机制中扮演重要角色，现有证据表明炎症可通过引起胰岛素抵抗和胰岛 B 细胞凋亡而导致糖尿病痛风。TNF-a 作为重要的初级炎症因子，是在损伤反应时由巨噬细胞、单核细胞、内皮细胞等释放的多肽类物质。研究发现 TNF-a 可降低肌细胞 DMT4 的 mRNA 及其蛋白产物的表达，高浓度时可减少胰岛素受体的数目。糖尿病普遍存在内皮细胞损伤，近来 TNF-a 的细胞毒作用引起广泛注意，TNF-a 作为炎症趋化因子和激活因子诱导并且参与了糖尿病痛风的发生、发展。本研究结果显示，给大鼠灌胃萆薢方后，高、中、低剂量组大鼠血清 TNF-a 水平明显降低，说明萆薢方可抑制糖尿病痛风大鼠 TNF-a 的合成与释放。IL-6 是一种多功能的细胞因子，具有多种生物学效应，在免疫和炎症反应中发挥着重要作用。研究发现，IL-6 高浓度时易引起病理损伤，在许多疾病的发病机制中起着重要的作用。同时 IL-6 可增加机体对糖的利用及氧化，增加肝脏葡萄糖的产生和空腹葡萄糖浓度。本实验中模型组大鼠 IL-6 明显升高，说明 IL-6 参与了糖尿病痛风的发生、发展。大鼠灌胃萆薢方后，高、中剂量组 IL-6 水平明显降低，提示萆薢方可抑制糖尿病痛风大鼠 IL-6 的合成与释放。

大量文献报道证实，在炎症反应和组织损伤的急性期，CRP 含量可急剧增加，而且几乎与组织损伤程度成正比。本实验中模型组大鼠 CRP 明显升高。说明 CRP 作为急性时相反应蛋白中重要的蛋白之一，在糖尿病痛风模型大鼠中明显增高。萆薢方高、中、低剂量组大鼠血清 CRP 水平均明显降低，表明萆薢方可抑制 CRP 生成与释放。

综上所述，萆薢方可明显降低血糖、血尿酸水平，有明显的抗炎止痛作用，其作用机制与抑制炎症因子 IL-6、CRP、TNF-a 的分泌密切相关。

第六节 尿路清的抗炎抑菌实验

尿路感染是由多种病原微生物引起的尿路炎症，易反复发作，与尿路梗阻、机体免疫功能低下、黏膜免疫功能紊乱有关。尿路清作为院内制剂用于治疗急慢性尿路感染已经多年，疗效显著，本文重点研究了尿路清抗炎抑菌方面的作用，探讨其临床应用的药效学基础。

一、实验材料

（一）药品

尿路清煎剂由安徽省著名老中医王正雨主任医师提供，由黄芪、黄芩、栀子、土茯苓、当归、白芍、生地黄、泽泻等组成，具有益气活血、清热解毒之功效。

三金片、二甲苯、松节油、角叉菜胶、福尔马林、甲醇、大肠菌株、痢疾杆菌等。

（二）动物

安徽医科大学实验动物中心提供。

（三）仪器

FA1004 型电子天平、显微镜、721 分光光度计。

（四）方法

取昆明种小白鼠 60 只，体重 20±2g，雌雄各半，每组 10 只，共分 6 组，药物灌胃 7d，末次给药后 1h，左耳两面涂以 100％二甲苯 0.02mL/只，右耳为对照，1h 后处死小鼠，沿耳郭基线剪下两耳，用 6mm 直径打孔器，制备小鼠耳片，用电子秤称湿重，以两耳重量之差作为肿胀度。

二、结果

结果显示，尿路清可明显抑制二甲苯诱导的小鼠耳肿胀，见表 7-6-1。

表 7-6-1　尿路清对小鼠二甲苯致炎的抑制作用

组别	鼠数	药物剂量/(g/kg)	两耳重量差/mg	抑制率/%
模型对照组	10	等容积	13.9±3.0	（—）
尿路清（高）组	10	25	6.60±3.2**	52.0
尿路清（中）组	10	12.5	6.70±4.0**	51.8
尿路清（低）组	10	6.25	7.31±4.0**	47.5
三金片组	10	2.00	6.31±4.2**	54.6

注：与模型对照组比较，** $P<0.05$。

2. 对大鼠气囊肉芽肿模型的影响

取体重 180～220g SD 大鼠 50 只，雌雄各半。在大鼠的肩胛区皮下注射 20mL 空气以形成气囊，然后向气囊内注入松节油 1mL，将鼠背朝下，反复摇晃，使松节油均匀地与组织接触，24h 后抽出囊内的空气。致炎的当天开始灌胃给药，每日 1 次，计 7d，第 8d 处死大鼠，并剥离出壁内肉芽肿，生理盐水漂洗后，置 60℃烤箱 12h 后，称其干重，结果见表 7-6-2。

表 7-6-2 尿路清对大鼠气囊肉芽肿模型的影响

组别	大鼠数/只	药品/(g/kg)	干重量/g	抑制率/%
模型对照组	10	—	1.02±0.10	
三金片组	10	3.675	0.81±0.12**	20.59
尿路清(高)组	10	12	0.75±0.13**	26.47
尿路清(中)组	10	6	0.80±0.11**	21.57
尿路清(低)组	10	3	0.90±0.06*	11.76

注：与模型对照组比较，* $P<0.05$，** $P<0.01$。

结果提示，尿路清高剂量组可明显抑制大鼠松节油气囊肉芽增生。

3. 角叉菜胶诱导大鼠足肿胀模型

取 50 只 SD 大鼠，体重 180～220g，雌雄各半。实验药物组大鼠连续灌胃 7d，第 7d 灌胃 1h 后，与每只大鼠右后足跖皮下注射 10g/L 角叉菜胶（生理盐水配制）0.1mL 致炎，分别在致炎前、致炎后（1h、2h、3h、4h）用足爪测量仪测致炎足爪容积，以致炎前后足爪容积之差表示肿胀度，结果见表 7-6-3。

表 7-6-3 尿路清对角叉菜胶诱导大鼠足肿胀的影响

组别	药物剂量/(g/kg)	肿胀容积/mL			
		1h	2h	3h	4h
模型对照组		0.53±0.14	0.76±0.15	0.84±0.09	0.74±0.12
三金片组	3.657	0.27±0.12**	0.58±0.15*	0.78±0.13	0.67±0.13
尿路清(高)组	12	0.24±0.11**	0.50±0.13**	0.66±0.15**	0.61±0.12*
尿路清(中)组	6	0.25±0.148**	0.63±0.11*	0.72±0.14*	0.67±0.15
尿路清(低)组	3	0.38±0.12**	0.72±0.14	0.74±0.14*	0.74±0.13

注：与模型对照组比较，* $P<0.05$，** $P<0.01$。

结果表明，尿路清在 1h 抗炎作用最强，4h 仍有抗炎作用。

4. 对前列腺素 E_2（PGE_2）含量的影响

测定方法同角叉菜胶诱导大鼠足肿胀。在踝关节上 0.5cm 处剪下炎性肿胀足，称重剪碎，加入生理盐水 5mL 浸泡 1h，离心浸泡液，取上清液-20℃保存。吸取上清液 0.1mL，加入 0.5mL/LKOH，甲醇溶液 2mL，在 50℃下异构化 20min，用甲醇稀释至 20mL，于波长 278mm 处测定其光密度值，以每克炎性组织相当的吸收光密度值表示 PGE_2 的含量，以每毫升血清中的吸收光密度值表示 PGE_2 含量，结果见表 7-6-4。

表 7-6-4 对炎症大鼠足组织和血清中 PGE_2 含量的影响（$n=10$）

组别	药物浓度/(g/kg)	PGE_2	
		血清/(A/mL)	足组织/(A/q)
模型对照组	—	0.39±0.13	0.048±0.010
三金片组	3.675	0.30±0.08	0.046±0.011
尿路清（高）组	12	0.29±0.09*	0.034±0.006*
尿路清（中）组	6	0.31±0.07*	0.045±0.007
尿路清（低）组	3	0.34±0.07	0.460±0.009

注：与模型对照组比较，*$P<0.05$。

结果表明，尿路清中、高剂量组，可明显降低血清与肿胀足组织中 PGE_2 的含量（$P<0.05$）。

5. 固体培养抗菌试验

采用管碟法，经 1:1000 稀释 6h 培养菌液涂布于培养基的表面，尿路清用无菌蒸馏水作 1:4 稀释（250mg/mL）后，用无菌滴管滴入管碟内，阴性对照组用生理盐水，阳性对照组为三金片，37℃孵箱内培养 74h，结果见表 7-6-5。

表 7-6-5 尿路清对固体培养基抑菌圈直径影响

细菌	尿路清	三金片	生理盐水
金黄色葡萄球菌	20	14	0
大肠杆菌	10	0	0
变形杆菌	10	0	0
绿脓杆菌	30	13	0

6. 对大肠杆菌感染小鼠的实验

选取体重 20±2g 健康昆明种小鼠 50 只，雌雄各半，分为 5 组，每组 10 只，高剂量组予 25g/(kg·d)，中剂量组 12.5g/(kg·d)，低剂量组 6.25g/(kg·d)，三金片组 2g/(kg·d)；对照组给予等量生理盐水，均连续灌胃 4d，末次给药后 60min，各组小鼠分别腹腔注射大肠杆菌悬液（3 亿/mL）0.15mL/20g，再继续灌胃药物 3d，观察给药后 72h 内各组小鼠死亡数，见表 7-6-6。

表 7-6-6 尿路清对大肠杆菌感染小鼠的保护实验

组别	小鼠数/只	药物剂量/(g/kg)	死亡数/只			存活率/%
			24h	48h	72h	
空白对照组	10	等量 NS	7	0	0	30
尿路清(高)组	10	25	0	0	0	100
尿路清(中)组	10	12.5	0	0	0	100
尿路清(低)组	10	6.25	0	2	0	80
三金片组	10	2	2	1	0	70

结果表明，尿路清各剂量组对大肠杆菌感染小鼠均有保护作用。

7. 尿路清对金黄色葡萄球菌感染小鼠的保护作用

取小鼠 100 只，体重 18~20g，雌雄各半，将其随机分为 5 组，每组 20 只，连续 7d 灌胃给药，于第 7d 给药后 1h，小鼠腹腔注射金黄色葡萄球菌（1×10^8 cfu/mL）0.5mL，再观察 2 周内小鼠的一般状况及死亡与否，结果见表 7-6-7。

表 7-6-7 尿路清对金黄色葡萄球菌感染小鼠的保护作用

组别	药物剂量/(g/kg)	浓度/(cfu/mL)	动物数量/只	死亡数/只	死亡率/%
模型组	—	—	20	18	90
三金片组	4.725	1×10^8	20	13	65**
尿路清(高)组	16	1×10^8	20	9	45**
尿路清(中)组	8	1×10^8	20	14	70*
尿路清(低)组	4	1×10^8	20	15	75

注：与模型组比较，* $P < 0.05$，** $P < 0.01$。

结果表明，尿路清高剂量组对金黄色葡萄球菌感染的小鼠有一定保护作用。

三、讨论

反复发作的尿路感染发病机制较为复杂，中医把这种反复发作的慢性尿路感染归属为劳淋范围，认为慢性期单纯湿热少见，肾虚湿热多见，中老年人多见。正如朱丹溪所言："诸淋所发，皆肾虚而膀胱生热也。"尿路清是安徽名老中医王正雨的经验方，它的特点是在清热解毒利尿的基础上加了益气活血养阴药，补泻兼施、标本兼顾。本次抗炎实验中，观察了对小鼠耳肿胀模型、大鼠气囊肉芽肿模型、角叉菜胶诱导大鼠足肿胀模型，三个模型均为急性炎症模型，结果从不同角度证实本方有显著的抗炎疗效。

炎症介质是一类参与炎症反应并且有致炎作用的活性物质，其作用涉及炎症过程，前列腺素 E 是炎症反应中一类具有很强活性的物质，存在于炎症组织中，可加剧炎症反应。尿路清高剂量组可显著降低足爪局部组织 PGE_2 的含量，降低足肿胀度，提示尿路清有降低炎症组织中的前列腺素 E 含量的作用。

任何致病微生物入侵尿路，均可引起尿路感染，最常见的细菌是大肠杆菌、痢疾杆菌、变形杆菌，占 90%，只有 5%～10% 为革兰阳性球菌引起，主要是粪链球菌和葡萄球菌。本次体外抗菌实验表明：尿路清对大肠杆菌、痢疾杆菌、变形杆菌等 7 种实验所用细菌均有不同程度的抑菌和杀菌作用，且对球菌作用优于杆菌。体内抗菌实验显示：尿路清高剂量组对金葡菌、大肠杆菌感染的小鼠有一定的保护作用，但中低剂量组疗效欠佳，提示在慢性感染的急性加重期适当加大药物剂量方可取得良好的疗效。本实验从不同角度证实了尿路清的抗菌消炎作用。慢性尿路感染起源于一系列复杂的宿主与病原体之间的相互作用，这种相互作用易使细菌入侵，并长期存在，选择既能提高机体免疫功能又有抑菌消炎作用的中药，可取得良好疗效。

第七节　尿路清对免疫功能的影响

尿路清由栀子、茯苓、当归、泽泻、黄柏、黄芩、金银花、白芍、生地、土鳖虫、生黄芪组成。临床观察本方对急慢性尿路感染、慢性前列腺炎、女性尿道综合征有良好的消炎抗菌作用，本实验重点观察了其对免疫功能的影响，现报道如下。

一、实验方法与结果

1. 对小鼠腹腔巨噬细胞的吞噬实验

取体重 18～20g 小鼠 45 只，雌雄各半，随机分成 5 组，给药剂量同前，均连续灌胃 10d，末次药后 3h，每只小鼠腹腔注射 5% 的淀粉液 1mL，48h 后每鼠腹腔注射 10 亿/mL 的白色念珠菌 1mL，1h 后断颈处死小鼠，打开腹腔，避开血管，在腹膜上开一小洞，用毛细管吸取渗出液涂片，待其自干后，用瑞氏法染色，先用原液 3～5 滴染 1min，再用等量的 pH 为 6.8～7.2 的缓冲液复染 5min，干燥后油镜镜检，观察 100 个巨噬细胞，得出吞噬指数。结果见表 7-7-1。

表 7-7-1　尿路清对小鼠腹腔巨噬细胞的吞噬试验

组别	例数/只	药物剂量/(g/kg)	吞噬率/% ($\overline{x}\pm s$)	P 值
对照组	9	等量 NS	25.78±4.5	0.01
尿路清(高)组	9	25	55.89±9.60**	0.01
尿路清(中)组	9	12.5	49.86±4.95**	0.01
尿路清(低)组	9	6.25	30.43±4.65	0.01
三金片组	9	2	41.75±8.2	0.01

注：与对照组比较，** $P < 0.01$。

结果提示，给药后，尿路清高、中组巨噬细胞的吞噬率明显升高，优于三金片组。

2. 对小鼠脾细胞增殖反应的干预

取 BALB/C 小鼠 60 只，雌雄各半，体重 19～22g，随机分为 6 组，每组 10 只，即对照组、模型组、阳性对照组（三金片 4.725g/kg）、尿路清颗粒组（16、8、4g/kg）。灌胃给药容量 0.1mL/10g，连续 21 天，实验前第 5 天起除对照组外，各组小鼠均皮下注射环磷酰胺（CX）80mg/kg 一次。末次给药后 1h。各组小鼠脱臼处死，置 75%酒精浸泡 5min，在无菌条件下，取出脾脏，去除被膜，用 Hank's 液洗 2 次，剪碎，把组织块放入微型玻璃匀浆器内，反复研磨，制成脾细胞悬液，用 200 目网过滤脾细胞，然后进行细胞计数，配成 5×10^6/mL 待用。

按 mosmann 法略加改良进行实验，将调整好的细胞悬液加入 96 孔细胞培养板中，每组设复孔 8 孔，每孔 200μL（5×10^6/mL）然后向每孔加终浓度 10μg/mL，conA 或 20μg/mL LPS，置 37 度 5% CO_2 温箱培养 66h，取出培养板，每孔加 5mg/mL MTT20μl，继续培养 4～6h，取出反应板，离心 3000r/min 10min 吸取上清液，每孔加入酸化异丙醇 150μL，于振荡器振荡 30s，充分混匀，10min 后在酶标仪 570nm 处读取 A 值，见表 7-7-2。

表 7-7-2　尿路清对小鼠脾细胞增殖反应的影响（$\overline{x}\pm s$, $n=10$）

组别	剂量/(g/kg)	A 值(570nm)	
		ConA	LPS
对照组	—	1.298±0.152**	1.267±0.153**
模型组	—	0.821±0.139	0.866±0.153
三金片组	4.725	1.279±0.204**	1.088±0.110**
尿路清(高)组	16	1.371±0.173**	1.198±0.118**
尿路清(中)组	8	1.159±0.252**	1.130±0.134**
尿路清(低)组	4	0.954±0.107*	0.957±0.115

注：与模型组比较 * $P < 0.05$，** $P < 0.01$。

结果提示，CX能抑制脾细胞ConA和LPS的增殖反应，模型组数值明显降低，尿路清能使脾细胞的指标上升，随剂量增加作用增强，说明它对细胞免疫有促进作用。

3. 小鼠抗体形成细胞的测定

方法、分组用药同2.，从实验前第5天起，除对照组外，各组小鼠均皮下注射环磷酰胺80m/kg一次；从实验前第5天起，各组小鼠腹腔注射10%的SRBC 0.2mL/只，末次给药后1h，将各组小鼠颈椎脱臼处死，取出脾脏制备单个细胞，用含Ca^{2+}、mg^{2+}离子的PBS调成1×10^7个/mL。

取脾细胞悬液，以pH7.2的PBC为介质，在小试管中，加入上述脾细胞悬液1mL，加0.2% SRBC 1mL和新鲜豚鼠血清（1：20）稀释1mL，充分混匀，置37℃温育1h，实验孔总体积为3mL。同时设阴性对照及PBC空白对照（调零用）离心（2000r/min，10min）取上清液2mL，置可见分光光度计测定其吸光值（A），检测波长413nm，结果见表7-7-3。

表7-7-3　尿路清对小鼠脾细胞抗体形成细胞的影响（$\bar{x} \pm s$，$n=10$）

组别	动物数/只	剂量/(g/kg)	A值(570nm)
对照组	10	—	0.919±0.114**
模型组	10	—	0.742±0.132
三金片组	10	4.725	1.037±0.106**
尿路清(高)组	10	16	1.119±0.133**
尿路清(中)组	10	8	1.059±0.137**
尿路清(低)组	10	4	0.867±0.116

注：与模型组比较，** $P<0.01$。

上结果表明，尿路清能使受抑制的抗体水平升高，说明尿路清对体液免疫有促进作用，高、中剂量组作用尤为明显，疗效高于三金片组。

4. 尿路清对大鼠慢性尿路感染模型免疫系统的影响

取体重170～190g大鼠56只，每组8只，雌雄各半，大鼠禁水观察24h备用。用20%的乌拉坦（0.3～0.4mL/100g）腹腔注射，麻醉大鼠，剪下腹部毛，用棉线活扣结扎尿道口，严格消毒后，在下腹部正中切开1.5cm切口。

用4.5号小针头抽取大肠菌液（3亿/mL）0.1mL，缓慢注入膀胱，缝合切口，4h后松解尿道口棉线，恢复正常饮食饮水。对照组手术中不注入大肠杆菌，手术过程同上，活扣结扎尿道口，4h后松解，恢复正常饮食供水。

将其随机分为7组，每组8只，即对照组、模型组、三金片组（3.675g/kg）、尿路清预防组（6g/kg）、尿路清治疗组（12g/kg、6g/kg、3g/kg）。术后当天，尿路清预防组开始给药，造模 30 天后，其他各组开始给药，连续 90 天，结果见表 7-7-4。

表 7-7-4　尿路清对大鼠免疫系统的影响（$\bar{x} \pm s$，$n = 10$）

组别	剂量/(g/kg)	A 值(570nm)	
		ConA	LPS
对照组	—	0.694 ± 0.053	0.659 ± 0.060
模型组	—	1.285 ± 0.139	1.204 ± 0.135
三金片组	3.675	1.414 ± 0.286	1.160 ± 0.08
尿路清预防组	6	0.773 ± 0.061 **	0.973 ± 0.109 **
尿路清(高)治疗组	12	0.761 ± 0.107 **	0.931 ± 0.239 **
尿路清(中)治疗组	6	0.921 ± 0.121 *	0.968 ± 0.081 **
尿路清(低)治疗组	3	1.010 ± 0.142	1.385 ± 0.151

注：与模型组比较，* $P < 0.05$，** $P < 0.01$。

结果提示，造模 30 天后，ConA、LPS 值明显升高，说明炎症刺激机体免疫系统，产生了免疫应答，故二项指标升高。预防组因及时给予尿路清，明显减低了炎症刺激，故 ConA、LPS 值降低，与模型组比较，有显著性意义。尿路清中高剂量治疗组疗效显著，提示对尿道感染，尿路清治疗越早效果越好。

5. 尿路清颗粒剂对大鼠脾细胞抗体形成实验的影响

方法同抗体形成细胞的测定，结果见表 7-7-5。

表 7-7-5　尿路清对大鼠脾细胞抗体形成实验的影响（$\bar{x} \pm s$，$n = 10$）

组别	动物数/只	剂量/(g/kg)	A 值(570nm)
对照组	8	—	0.590 ± 0.09 **
模型组	8	—	1.589 ± 0.0232
三金片组	8	3.675	0.612 ± 0.036 **
尿路清预防组	8	6	1.500 ± 0.025
尿路清小剂量组	8	3	1.545 ± 0.028
尿路清中剂量组	8	6	0.930 ± 0.026 *
尿路清高剂量组	8	12	1.452 ± 0.026

注：与模型组比较，* $P < 0.05$，** $P < 0.01$。

结果提示，模型组 A 值明显高于正常组，系炎症反应所致，尿路清中剂量组与三金片组均有明显抗炎作用，使 A 值降低。高剂量组疗效不明显，其机制有待讨论。

6. 尿路清颗粒对鼠血清 IL-6、IL-8 的影响

分组、造模实验同抗体形成细胞的测定，结果见表 7-7-6。

表 7-7-6　尿路清对慢性尿路感染大鼠血清 IL-6、IL-8 含量的影响（$\bar{x}\pm s$，$n=8$）

组别	药物剂量/(g/kg)	A 值(570nm)	
		IL-6/(ng/mL)	IL-8/(ng/mL)
对照组	—	0.152±0.059[**]	0.512±0.214[**]
模型组	—	0.253±0.044	1.265±0.343
三金片组	3.675	0.214±0.055	0.847±0.289[*]
尿路清预防组	6	0.199±0.051[*]	0.618±0.288[**]
尿路清高剂量组	12	0.183±0.047[**]	0.536±0.176[**]
尿路清中剂量组	6	0.198±0.064	0.702±0.115[*]
尿路清低剂量组	3	0.235±0.052	0.853±0.383[*]

注：与模型组比较[*] $P<0.05$，[**] $P<0.01$。

显示，模型组 IL-6 和 IL-8 均明显高于对照组，提示两者可由肾脏局部产生细胞因子并参与机体免疫反应。尿路清中、高剂量组、预防组可以明显降低 IL-6 和 IL-8 的水平。

7. 对小鼠溶血空斑实验的影响

取小鼠 60 只，雌雄各半，体重 20±2g，随机分为 6 组，即空白对照、模型组、尿路清（高、中、低剂量）组、三金片组。对照组给予同剂量蒸馏水，尿路清组分别灌胃 25g/kg、12.5g/kg、6.25g/kg（0.5g/mL），三金片组给予三金片 2.0g/kg，连续 3 个月每周称重 1 次。

实验前 5 天，每只小鼠皮下注射环磷酰胺 80mg/kg。实验当日，小鼠处死，取脾放入盛有 Hank's 液的小平皿中，用注射器内芯在 200 目小钢网上研磨脾脏，尼龙网上过滤，Hank's 液洗涤 3 次，每次离心 10min，将脾细胞悬浮在 10mL 冷 Hank's 液中，手弹混匀即为免疫细胞悬液。

在试管中加入，1×10^7/mL 脾细胞悬液 20μL；15% SR-BC50μL；1∶8 补体 50μL，Hank's 液 280μL，混匀，每次吸入 60μL，注入事先准备好的两个小室中，如未充满，用 1% SR-BC 充填石蜡封边放入 37℃温箱，温育 1.5h。显微镜下进行空斑计数，每片两个小室空斑之和为脾细胞中的 PEC 数，结果见表 7-7-7。

表 7-7-7 对各组小鼠体重及空斑数的影响（$\bar{x}\pm s$，$n=10$）

组别	药物剂量/(g/kg)	小鼠/只	体重/g		空斑数
			药前	药后	
对照组	NS	12	20.10±1.90	27.5±4.53	37.14±8.38**
模型组	—	10	20.25±2.93	26.36±3.20	17.30±7.20
尿路清高剂量组	25	10	20.11±2.83	27.38±3.87	47.36±8.51**
尿路清中剂量组	12.5	10	19.80±1.10	26.50±2.92	34.50±8.87**
尿路清低剂量组	6.25	10	20.50±2.11	28.58±3.65	33.10±7.8**
三金片组	2.0	10	20.25±1.85	27.58±4.42	27.16±8.70**

注：与模型组比较** $P<0.01$。

结果提示，尿路清对空斑数有较强的提升作用，疗效明显优于三金片组，对体重影响无差异性。

8. 淋巴细胞转化试验（MTT 法）

各组小鼠均连续灌胃 3 个月，实验前 5 天，每只小鼠予环磷酰胺 80mg 皮下 1 次注射。

实验当日无菌取脾，轻轻将脾研碎制成单个细胞悬液，移入带盖的无菌试管中，用 Hank's 液洗 3 次，每次离心 10min。将细胞悬浮于 2mL 的完全培养液中，用台盼兰染色计数活细胞数，再将细胞数调成 2×10^6/mL。每份细胞悬液分 2 孔加入 24 孔培养板中，1mL/孔，其中一孔加 50μL PHA 液，另一孔不加 PHA 液作对照，置 37℃温水浴中，72h 后比较。培养结束前 4h，每孔弃去培养液 0.7mL，加入 0.7mL 不含小牛血清的 RPMI 1640 培养液，同时加入 MTT（5mg/mL），50μL/孔，37℃温箱中继续培养 4h。培养结束后每孔加入 1mL 酸性异丙醇，吹打混匀，使紫色结晶完全溶解，将样品直接移入 1mL 比色杯中，在 721 分光光度计上进行比色测定。

结果以波长 570mm 处的光密度值来表示。用加 PHA 孔的光密度值分别减去不加 PHA 孔的光密度值代表淋巴细胞的增殖能力，结果见表 7-7-8。

表 7-7-8 各组淋巴细胞转化功能的变化

组别	药物剂量/(g/kg)	小鼠/只	MTT
正常对照组	NS	12	13.50±3.50
模型组	—	10	6.31±4.66
尿路清高剂量组	25	10	10.11±6.43**
尿路清中剂量组	12.5	10	8.21±3.50**
尿路清低剂量组	6.25	10	6.25+2.95
三金片组	2.0	10	10.80±4.04**

注：与模型组比较** $P<0.01$。

结果提示，尿路清对淋巴细胞转化功能有一定的提高作用，高、中剂量组较为明显。

9. 尿路清对小鼠血清免疫球蛋白的影响

实验当日各组小鼠编号，眼球取血，离心取血清测定各组小鼠免疫蛋白，结果见表 7-7-9。

表 7-7-9　尿路清对小鼠血清免疫球蛋白的影响

组别	药物剂量/(g/kg)	小鼠/只	IgG/(mg/L)	IgA/(mg/L)	IgM/(mg/L)
正常对照组	NS	12	3.65 ± 0.65	0.36 ± 0.17	0.78 ± 0.22
模型组	—	10	2.91 ± 0.68	0.30 ± 0.10	0.65 ± 0.27
尿路清(高)组	25	10	$3.86\pm1.52^{**}$	$0.81\pm0.24^{*}$	$0.547\pm0.05^{*}$
尿路清(中)组	12.5	10	$3.85\pm1.83^{**}$	$0.41\pm0.25^{*}$	0.60 ± 0.06
尿路清(低)组	6.25	10	$3.63\pm1.07^{**}$	0.28 ± 0.11	$0.51\pm0.20^{*}$
三金片组	2.0	10	$3.52\pm0.70^{**}$	0.36 ± 0.16	$0.54\pm0.13^{*}$

注：与模型组比 $^{**}P<0.01,^{*}P<0.05$。

结果提示尿路清对血清免疫三蛋白有一定提升作用，疗效优于三金片。

10. 对小鼠腹腔巨噬细胞的吞噬作用

取体重 18~22g 小鼠 45 只，雌雄兼用，分成 5 组，给药剂量及分组同前，连续灌胃 10 天，末次药后 3h，每只小鼠腹腔注射 5% 的淀粉液 1mL，48h 后，每鼠腹腔注射 10^8 CFU/mL 的白色念珠菌 1mL，1h 后颈椎脱臼处死小鼠，在腹部开一小口，用毛细笔吸取腹液涂片，待其自干后，用瑞氏法染色。先用原液 3~5 滴染 1min，再用等量 pH 为 6.8~7.2 的缓冲液复染 5min，干燥后油镜镜检，观察 100 个巨噬细胞，计算吞噬率（%），结果见表 7-7-10。

表 7-7-10　尿路清对小鼠腹腔巨噬细胞的吞噬实验

组别	动物数/只	剂量/(g/kg)	吞噬率/%
NS 组	9	等容量	25.78 ± 4.5
尿路清(高)组	9	25.00	$55.89\pm9.6^{\triangle\triangle**}$
尿路清(中)组	8	12.50	$49.86\pm4.95^{\triangle\triangle**}$
尿路清(低)组	8	6.25	$30.43\pm4.65^{**}$
三金片组	9	2.00	$41.75\pm8.2^{**}$

注：与 NS 组比，$^{**}P<0.01$，与三金片组比 $^{\triangle\triangle}P<0.01$。

结果提示，尿路清能促进巨噬细胞的吞噬作用，吞噬指数与正常对照组比有显著性差异（$P<0.01$）。

二、讨论

已知感染的发生与机体的免疫状态密切相关，感染的发生发展正是机体免疫监视系统作用失调所致，免疫监视能力降低，致病菌得以乘虚而入。慢性尿路感染是常见的感染性疾病，临床上易反复发作，与机体免疫功能低下、黏膜免疫功能紊乱有关。机体的免疫功能低下是造成泌尿道感染迁延不愈和反复发作的原因之一。作者在免疫实验中观察了尿路清对小鼠腹腔巨噬细胞吞噬功能的影响，对小鼠溶血空斑，淋巴细胞转化实验的影响（参照 PFC 法、MTT 法），观察了对实验小鼠血清免疫蛋白的影响，对小鼠脾细胞增殖反应及脾细胞抗体形成细胞的影响；观察药物对 ConA、LPS、A 值的影响；对大鼠血清 IL-6、IL-8 的影响，结果表明尿路清能使巨噬细胞吞噬率明显提高，优于三金片组。溶血空斑实验结果提示：尿路清高、中低组可显著提高空斑数值，与模型组比较有十分显著性差异；MTT 试验提示尿路清高、中剂量组能够明显提高淋巴细胞的增殖能力，血清免疫蛋白结果显示尿路清能够提高 IgG、IgA 含量，对 IgM 有一定影响。脾细胞增殖反应的结果提示，尿路清能使脾细胞的指标上升，随剂量增加作用增强，证明对细胞免疫有促进作用。抗体形成细胞的结果显示：CX 能抑制小鼠脾细胞抗体形成，而尿路清能使受抑制的抗体水平升高，说明对体液免疫有很好的促进作用。

观察了对大鼠尿路感染模型的免疫系统影响，尿路清可明显减低炎症刺激，使 ConA、LPS、A 值降低。对尿感模型组 IL-6、IL-8 有明显影响，二者是重要的促进炎症细胞的因子，尿路清高中组可明显降低血清中 IL-6、IL-8 的水平。提示肾脏局部产生细胞因子，参与机体的免疫反应，尿路清可显著降低炎症细胞因子的参与。多种实验方法均说明尿路清有提高细胞与体液免疫功能的作用，此是治疗反复发作的慢性尿路感染重要病理机制之一。

综上，尿路清可显著降低多种炎症因子，提高细胞与体液免疫功能。此是治疗反复发作的慢性尿路感染重要机制之一。

第八节　尿路清的镇痛作用

一、实验方法与结果

1. 小鼠热水缩尾法致痛

取昆明种小鼠 60 只，雌雄各半，随机分为 6 组，对照组、西药阳性对照组（福尔马林 0.003g/kg，实验前 1h 灌胃 1 次）、阳性对照组〔三金片 4.725g/（kg·d）〕、尿路清颗粒〔16、8、4g/（kg·d）〕。每组 10 只，连续灌胃 7 天，第 7 天灌胃后 1h 开始实验。将实验小鼠尾浸入 48℃恒温水浴 3cm，记录缩尾潜伏期，为痛阈指标，给药前测两次（间隔 5min），以其均值作为基础痛阈，剔除过敏或迟钝动物。结果见表 7-8-1。

表 7-8-1　尿路清颗粒对小鼠热水缩尾法的影响

组别	药物浓度 /（g/kg）	缩尾潜伏期（TCLs）	
		基数	1h
对照组	—	6.5±1.1	6.7±1.1
福尔马林组	0.003	6.9±1.3	18.9±3.3**
三金片组	4.725	6.6±1.4	9.9±3.5**
尿路清（高）组	16	7.5±1.6	10.2±3.7*
尿路清（中）组	8	6.3±0.8	7.4±1.6
尿路清（低）组	4	7.3±1.5	7.5±1.8

注：* $P<0.05$，** $P<0.01$。

结果提示，与对照组比，尿路清（16g/kg）可延长小鼠缩尾潜伏期。

2. 对热板法致痛的镇痛作用

取经过筛选（二次痛阈不超过 30s，不低于 5s 者）体重 18～22g 的雌性小鼠 50 只，分组及给药剂量同前。连续给药 3 天，末次给药后 40min，将小鼠放入预先调节至 55±0.5℃恒温水浴锅的玻璃烧杯中，用秒表记录小鼠自投入烧杯至出现舔后足时间（s）作为该鼠的痛阈值，分别于药后 30、60、90、120、180min 测痛阈值，结果见表 7-8-2。

表 7-8-2　尿路清对热板法致痛的抑制作用（$\bar{x}±s$）

组别	动物数 /只	剂量 /（g/kg）	药前/s	药后/s				
				30min	60min	90min	120min	180min
对照组	10	等体积	28.6±1.2	34.4±8.5	32.7±6.6	37.6±2.9	36.9±4.2	34.7±10.4
尿路清（高）组	10	25.00	29.3±4.1	36.4±3.8	41.4±5.2△*	42.3±5.3△**	40.1±5.4**	37.8±4.7**
尿路清（中）组	10	12.50	23.8±4.1	34.1±7.4	33.5±6.9	38.9±5.4**	43.7±7.5**	50.9±4.6**
尿路清（低）组	10	6.25	23.5±3.6	27.1±5.1	33.1±7.2	36.1±5.4	40.4±6.9**	50.1±10.4**
三金片组	10	2.00	28.7±3.1	24.7±5.9	38.5±5.5**	40.1±5.2**	45.1±4.1**	50.5±4.9**

注：与对照组比，* $P<0.05$，** $P<0.01$；与三金片组比，△ $P<0.05$，△△ $P<0.01$。

3. 尿路清对醋酸致痛的抑制作用

取体重 20±2g 小鼠 40 只，雌雄各半，随机分成 4 组，即对照组、尿路清中剂量组、尿路清低剂量组、三金片组，连续给药 5 天，末次给药后 40min，腹腔注射 0.7% 的醋酸 0.1mL/10g，记录注射醋酸后 20min 各鼠扭体次数，结果见表 7-8-3。

表 7-8-3　尿路清对醋酸致痛小鼠的抑制作用（$\bar{x}\pm s$）

组别	动物数/只	剂量/(g/kg)	扭体次数	抑制率/%
对照组	10	等量	99.00±25.28	—
尿路清组（中）	10	12.50	47.44±24.72**△	52.08
尿路清组（低）	10	6.25	32.88±23.72**△	66.79
三金片组	10	2.00	52.75±21.12**△	46.72

注：与对照组比，** $P<0.01$；与三金片组比，△ $P<0.05$。

镇痛实验显示，本方能够显著提高小鼠热板致痛的痛阈，以 2～3h 作用最强；明显降低小鼠的扭体次数，与对照组比较，有非常显著性差异。

4. 小鼠福尔马林实验

实验小鼠右足底皮下注射 1.67mol/L 福尔马林 10μL 后，立即置于 20cm 玻璃缸中，记录累计添足时间，为疼痛指标，在 0～5min 及 15～30min 两个时间段记录分别代表 I 相和 II 相疼痛指标，结果见表 7-8-4。

表 7-8-4　尿路清对小鼠福尔马林致痛实验的影响

组别	药物剂量/(g/kg)	第 I 时相/s	第 II 时相/s
对照组	—	23.8±12.2	95.8±20.7
福尔马林组	0.003	27.1±14.3	34.16±10.7**
三金片	4.725	29.5±13.9	74.2±17.6**
尿路清高	16	27.1±10.7	52.4±12.3**
尿路清中	8	21.5±10.9	58.9±13.7**
尿路清低	4	29.2±8.9	71.2±18.0**

注：与对照组比，** $P<0.01$。

结果提示，尿路清高中低剂量组对福尔马林致痛实验有明显疗效。尿路清各剂量组均可显著抑制 II 相反应，而反对 I 相反应无明显作用。

二、讨论

慢性尿路感染属中医劳淋范围，是常见的感染性疾病。具有顽固性、迁延性、反复性特点，由于耐药菌株的不断出现，致感染反复发作，久治不愈。临床治疗发现慢性尿感多由于秽浊之邪侵入膀胱，加上久病，年老体弱，房事不节，渗湿利尿药用之太过，致湿热交杂，气阴耗伤。此时单纯湿热少见，肾阴虚湿热较为多见，正如朱丹溪所言："诸淋所发，皆肾虚而膀胱生热也"。感染与免疫功能低下同时存在是慢性期的特点。

1. 模型建立及用药后情况

实验建立的两种慢性尿路感染模型均模拟了人的逆行感染途径。模型采用经尿道口注入大肠杆菌液至膀胱，活扣结扎尿道口 3～4h 松解。一个月后模型组继续观察，治疗组连续灌胃 6 周，最后做病理切片。实验结果显示：大鼠的肾盂及肾间质、膀胱不同程度的慢性炎症变化，符合临床慢性尿路感染的病变过程。提示造模成功。尿路清高、中剂量组对实验性尿路感染模型有明显缓解或消除炎症病变作用，有效率 79%。模型 2 采用下腹部切口，用针头抽取大肠菌液（3×10^9/CFU/mL 0.1mL）直接注入膀胱，并用棉线活扣结扎尿道口，6h 后松解棉线，恢复正常饮食饮水。术后当天，尿路清预防组开始给药，造模 90 天后放血处死大鼠，取肾脏和膀胱做病理组织学检查。结果表明尿路清（12g/kg）对慢性尿路感染大鼠的膀胱和肾脏病理组织学改变有很好的治疗作用。预防用药组（6g/kg）可明显减轻尿路感染大鼠的膀胱和肾脏的病理组织学变化，起到预防作用，需注意的是注射菌量不宜过大，造模过重，则难以恢复。

2. 抗炎、镇痛利尿的作用

本实验采用了经典的物理和化学刺激法引起的疼痛模型研究了尿路清的抗炎镇痛作用。

（1）福尔马林致痛模型　是目前公认的一种研究药物镇痛作用的模型，此模型引起的疼痛与临床慢性疼痛具有较好的相似性。其特点是引起的疼痛分为两个时相，0～10min 为Ⅰ相反应，10～60min 为Ⅱ相反应。我们观察了一定数量的小鼠，认为小鼠的Ⅰ相反应主要在 0～1min，而Ⅱ相反应主要在 15～30min，Ⅰ相反应主要是福尔马林直接刺激神经纤维所致，Ⅱ相反应是福尔马林注射后引起炎症反应，由炎症介质释放所引起。尿路清对Ⅰ相反应无影响，但可以显著抵制Ⅱ相反应提示此药对由炎症介质参与引起的疼痛反应有较好的镇痛作用。

（2）热板法、热水缩尾法　均是热刺激的致痛模型，结果显示，尿路清能够明显延长热水缩尾潜伏期，提高小鼠热板致痛的痛阈。本次实验选用 3 种方法，实验结果证明了该药具有抗炎作用，可能影响炎症介质的生成和释放，并且降低炎症介质的致痛作用。

（3）抗炎试验　观察了尿路清抑制棉球致大鼠肉芽肿及二甲苯致小鼠耳肿胀与大鼠右后足跖皮下注射蛋清致炎，利用炎性肿胀足剪碎离心提取上清液测定 PGE_2 的含量。结果表明尿路清可明显抑制棉球致大鼠肉芽增生，抑制二甲苯致小鼠耳壳肿胀，显著降低蛋清诱导的大鼠足肿胀，显著降低肿胀足组织中 PGE_2 的含量，降低了血清中 MDA 含量。二者可能是尿路清的抗炎机制之一。

（4）抑菌试验　结果提示，尿路清对金葡菌、大肠杆菌、变形杆菌、绿脓杆菌有显著的抑菌作用，高于三金片组。体内实验表明对大肠杆菌、金葡菌感染的小鼠有很好的保护作用。

综上所述，尿路清具有镇痛抗炎，抑制炎症介质释放，抗菌及免疫调节，抗慢性尿路感染的作用，充分证实了尿路清为治疗慢性尿路感染的理想药物，有很好的开发和应用前景。

第九节　降糖饮对高血糖动物降糖作用的实验研究

降糖饮是安徽省著名老中医、安徽中医药大学第一附属医院中医内科主任王正雨教授的经验方，由北沙参、山药、红花、桃仁、芦根、菊花、乌梅、五味子、山楂等组成。本文重点研究了对大鼠、小鼠糖尿病模型的影响。

一、方法与结果

1. 对大鼠糖尿病模型血糖与体重的影响

选择体重 200g±30g 大鼠 32 只，雌雄兼用，大鼠随机分为正常空白对照组、四氧嘧啶组、四氧嘧啶＋降糖饮组、四氧嘧啶＋消渴丸组，每组 8 只，饥饿 24h 后，各组动物均一次舌下静脉注射 40mg/kg 的四氧嘧啶生理盐水溶液（正常空白组除外），食料饮水不加限制，造模 7 天后，降糖饮组按 40g/kg，消渴组按 3.2g/kg 药量灌胃（均是人用量的 20 倍），1 周后称重，球后静脉取血测定 24h 空腹血糖值，（本次实验用改良邻甲苯胺法测空腹血糖值），结果见表 7-9-1、表 7-9-2。

表 7-9-1   对糖尿病模型大鼠血糖的影响（$\bar{x}\pm s$）

组别	动物数/只	药物剂量/(g/kg)	造模后空腹血糖/(mmol/L)	用药后空腹血糖/(mmol/L)
正常空白对照	8	等容量 NS	6.90±0.66	6.80±0.75
四氧嘧啶	8	—	9.10±1.30	8.97±1.45△
四氧嘧啶＋降糖饮	8	4.0	9.14±1.35	7.56±1.10*
四氧嘧啶＋消渴丸	8	3.2	9.12±0.26	8.01±1.57*

注：与正常对照组比较，△$P<0.01$，与四氧嘧啶组比较，*$P<0.05$。

表 7-9-2   对大鼠体重的影响（$\bar{x}\pm s$）

组别	动物数/只	药前体重/g	造模后体重/g	给药后体重/g
正常空白对照	8	230.5±31.05	255.70±39.97	268.13±50.28
四氧嘧啶	8	223.75±32.75	218.35±17.50	237.50±53.77△
四氧嘧啶＋降糖饮	8	225.7±19.03	220.57±26.09	261.43±31.32*
四氧嘧啶＋消渴丸	8	238.5±46.92	223.75±32.92	251.40±25.44

注：降糖饮组与四氧嘧啶组比较，*$P<0.01$，降糖饮组与正常对照组比较△$P<0.01$。

2. 对小鼠糖尿病模型血糖与体重的影响

选择体重 20±2g 纯种小鼠 40 只，雌雄兼用，称重，随机分为正常空白对照组，四氧嘧啶组，四氧嘧啶＋消渴丸组，四氧嘧啶＋降糖饮组，每组 10 只，饥饿 24h 后，各组动物均尾静脉 1 次注入 80mg/kg 四氧嘧啶水溶液（正常空白组除外）造模 7 天后，球后静脉取血测定 24h 空腹血糖。将血糖超过 11.0mmol/kg 的小鼠留用，不合格者筛去，结果除 2 只外，全部造成模型。造模后动物饲料饮水不加限制，降糖饮组按 50g/(kg·d)，消渴组按 4g/(kg·d) 药量灌胃（均是人用量 25 倍），正常空白组每日灌等容量生理盐水，四氧嘧啶组不再给药，一周后称重，再次球后静脉取血测定 24h 空腹血糖值。结果见表 7-9-3、表 7-9-4。

表 7-9-3   对小鼠血糖的影响（$\bar{x}\pm s$）

组别	动物数/只	药物剂量/(g/kg)	空腹血糖/(mmol/L)
正常空白对照	10	等容量 NS	9.48±0.97
四氧嘧啶	10	0.08	11.2±6.37△
四氧嘧啶＋降糖饮	10	50	6.38±1.4*
四氧嘧啶＋消渴丸	10	4	6.88±3.2*

注：与正常对照组比较，△$P<0.01$，与四氧嘧啶组比较，*$P<0.05$。

表 7-9-4　对小鼠体重的影响（$\bar{x} \pm s$）

组别	动物数/只	药前体重/g	造模后体重/g	给药后体重/g
正常空白对照	10	22.9±2.64	26.2±2.37	26.25±1.91
四氧嘧啶	10	23.2±2.42	19.4±3.92	19.70±3.90△
四氧嘧啶＋降糖饮	10	23.2±1.40	20.9±3.45	23.88±4.08*
四氧嘧啶＋消渴丸	10	23.1±1.78	20.8±3.20	22.86±4.34

注：与四氧嘧啶组比较，* $P<0.01$，与正常对照组比较△ $P<0.01$。

3. 降糖饮对小鼠高脂血症模型的影响

实验前取 1％胆固醇、10％猪油、0.3％胆酸，与普通饲料混合加水做成饼干，放烘箱，烘干备用。

实验时取雄性小鼠 40 只，体重 20±2g，随机分为正常空白对照组、高脂模型组、高脂模型＋降糖饮组、高脂模型＋月见草油组，每组 10 只。除正常组外，其余各组连续喂饲高脂饲料 1 周，饮食不加限制。造模后，降糖饮组按 40g/kg，（人用量 20 倍），月见草油组按 1.8g/kg（人用量 30 倍）的药量灌胃，空白对照组给予等容量生理盐水，模型组不再给药，7 天后，小鼠球后静脉取血，测定 24h 空腹血脂，结果见表 7-9-5。

与此同时，我们还做了腹腔 LD50 为（24.96±1.697)g/kg，其 95％可信区间为 23.263～26.657g/kg。

表 7-9-5　对小鼠高脂血症模型的影响

组别	动物数/只	药物用量/(g/kg)	总胆固醇含量/(mmol/L)	甘油三酯/(mmol/L)	高密度脂蛋白/(mmol/L)	低密度脂蛋白/(mmol/L)
正常空白对照	10	等容量 NS	2.58±0.58	1.51±0.41	0.376±0.15	0.83±0.24
高脂模型	10	—	5.16±0.80△	3.10±1.02*	1.02±0.20△	2.73±0.73△
高脂＋降糖饮	10	40.0	3.56±0.52△*	1.86±0.49△*	0.55±0.2*	0.96±0.98△*
高脂＋月见草油	10	1.3	3.72±1.60*	2.58±0.68	0.68±0.13	0.38±0.99△*

注：与高脂模型组比较，* $P<0.01$，与正常空白对照组比较，△ $P<0.01$。

二、讨论

糖尿病属中医消渴范畴。纵观近年来各家对本病的研究，每从肾虚、肺燥立论，王正雨老先生从长期临床实践中注意到阴虚燥热型多见，但瘀血阻络症状不可忽视，降糖饮中既重用健脾养阴之药，又注意选活血化瘀，酸敛固涩之品，认为血行津布燥热可解，瘀化脾健则阴液自生。基于上述认识，我们做了部分动物实验，结果表明，降糖饮对胰岛细胞受到破坏的四氧嘧啶高血糖模型有显著降糖作用。四氧嘧啶与正常空白组比较有非常显著性差异，证实此模型成立。降糖饮组与四氧嘧啶组比较，则血糖明显降低，且优于消渴丸组。四氧嘧啶造模后的小鼠血糖均升高，与正常空白组比较有非常显著性差异。用降糖饮7天后，药物组血糖较四氧嘧啶组明显降低，表明降糖饮疗效确实。实验中我们观察到造模后动物逐渐消瘦，一周内小鼠平均体重下降3.80g；大鼠平均下降5.4g。精神萎靡，毛竖，体重增长缓慢，可以看出，造模后的高血糖组大鼠体重增加19.15g，而降糖饮组则体重增加41g，经统计学处理，二组间具有显著性差别，证实降糖饮对小鼠体质有较好的恢复作用。四氧嘧啶组小鼠7天体重只增加0.3g，而降糖饮组则体重增加3g，两组比较差别尤为显著，上述实验结果可以推断本方有利于促进未被损伤的胰岛β细胞分泌更多的胰岛素，致血糖下降。

临床上我们注意到糖尿病患者除血糖升高外，还常伴高脂血症，王老在降糖饮的组方中既要重用降糖之品，又加用降脂之药。高脂模型组与正常空白组比较，差别尤为显著，说明高脂模型成立；降糖饮组与高脂模型组比较，血脂指标呈同步下降趋势，经统计具有十分显著性意义，表明本方有较好的降低胆固醇、甘油三酯及高密度脂蛋白的作用。实验结果提示本方随着血糖的下降，血脂有明显改善，两者之关系，经统计学处理，呈显著正相关。

参考文献

[1] 庞国民，倪青.2型糖尿病病症结合诊疗指南［J］.2021，62（4）：361-368.

[2] 范婷婷，李新华.2型糖尿病中医诊疗研究进展［J］.湖南中医杂志，2018，34（08）：217-220.

[3] 张洪梅.糖尿病（消渴）中医病因病机及治疗研究［J］.世界最新医学信息文摘，2018，18（87）：155-161.

[4] 王丽芹，李振南，隋博文.2型糖尿病的中医药研究进展［J］.中医药信息，2017，34（03）：121-124.

[5] 李中南.名医论治糖尿病［M］.合肥：安徽科学技术出版社，2013，32-287.

[6] 魏子孝，梁晓春.中西医结合内分泌代谢疾病诊疗手册［M］.北京：北京人民军医出版社，2005.

[7] 张伯礼，薛博瑜.中医内科学［M］.第2版.北京：人民卫生出版社，2013：226-227.

[8] 仝小林，周强，赵林华，等.糖尿病肾病的中医辨治经验［J］.中华中医药杂志，2014，29（01）：144-146.

[9] 张蕾，马建伟.滋肾通络法在早期糖尿病肾病治疗中的运用［J］.中华中医药学刊，2013，31（12）：2649-2651.

[10] 李中南.王正雨.内科临证精华［M］.安徽：安徽科学技术出版社，2011：137.

[11] 李中南.甲状腺疾病的中医诊疗［M］.安徽：安徽科学技术出版社，2017：16-18.

[12] 陈世波，倪青，郭赫，等.甲亢常见并发症的中医治疗思路与方法［J］.北京中医药，2018，37（9）：848-851.

[13] 任艳茹，马俊，刘萍，等.甲状腺功能亢进性心脏病临床危险因素分析［J］.宁夏医学杂志，2018，09：254.

[14] 温俊茂，许纪超，孔祥瑞，等.名老中医黄仰模教授辨治甲亢经验之探讨［J］.时珍国医国药，2016，27（10）：2521-2523.

[15] 焦婷婷，娄锡恩.甲状腺功能减退症中医药研究概况［J］.内蒙古中医药，2019，38（03）：92-94.

[16] 杜明，梅冬艳，王海涛.亚急性甲状腺炎的中医药治疗概况［J］.河北中医，2010，32（11）：1741-1742.

[17] 宿申，王东.亚急性甲状腺炎的中西医诊断与治疗［J］.实用中医内科杂志，2013，27（12）：166-167.

[18] 刘玲，余江毅.甲状腺结节的中医治疗优势［J］.辽宁中医药大学学报，2011，13（01）：136-138.

[19] 孟庆良，张子扬，苗喜云.朱良春泄浊化瘀法治疗痛风性关节炎经验［J］.中医杂志，2017，58（16）：1368-1370.

[20] 汤菲，张先艳，徐卫东.银山丹方联合西药治疗痛风合并2型糖尿病的临床疗效观察［J］.江西中医药大学学报，2017，29（06）：48-50.

[21] 梁春云，于红娟.于红娟从五脏论治女性围绝经期综合征经验探析［J］.江苏中医药，2020，52（11）：22-24.

[22] 唐露霖，杨小颖，尚文斌.基于"心-肾-子宫"理论探讨围绝经期综合征的诊治［J］.江苏中医药，2020，52（10）：10-13.

[23] 梁伟，李怀军，阎新佳，等.七白颗粒对女性黄褐斑气滞血瘀症患者抗氧化作用及性激素水平的影响［J］.中国实验方剂学杂志，2017，23（20）：163-168.

[24] 许荣生．桃红四物汤加味治疗黄褐斑的临床疗效及抗氧化作用机制研究［J］．中医药信息，2015，32（4）：100-102.

[25] 中华中医药学会脾胃病分会（张声生）．非酒精性脂肪肝性肝病中医诊疗专家共识意见（2017）．中医杂志，2017，58（19）：1706-1710.

[26] 王浴生，等．中药药理与应用．人民卫生出版社，1983.

[27] 杨鹏，王彦晖．温胆汤调畅气机的作用［J］．中华中医药杂志，2012，27（03）：646-648.

[28] 吴栩．血府逐瘀汤临床治疗及实验研究进展［J］．光明中医，2013，28（3）：635-637.

[29] 程有功，等．新安医籍丛刊．合肥：安徽科技出版社，1995.

[30] 明·汪机，等．新安医籍丛刊石山医案．合肥：安徽科技出版社，1993.

[31] 明·江瓘．名医类案．沈阳：辽宁科技出版社，1996.

[32] 清·罗美．古今名医方论．北京：中国医药科技出版社，2012.

[33] 谢毅强．血瘀与糖尿病及其并发症的关系探析．中华实用中西医杂志，2005，18（6）：851.

[34] 南征，高彦彬，钱秋海．糖尿病．人民卫生出版社，2002.

[35] 吕仁和，赵进喜．糖尿病及其并发症中西医诊治学．人民卫生出版社，2009.

[36] 林兰．现代中医糖尿病学［M］．北京：人民卫生出版社，2008：4.

[37] 中国2型糖尿病防治指南（2017年版）［J］．中国实用内科杂志，2018，38（4）：18.

[38] 廖二元，超楚生．内分泌学［M］．北京：人民卫生出版社，2001：2203-2208.

[39] 曾小峰，陈耀龙．2016中国痛风诊疗指南［J］．浙江医学，2017，39（21）：1823-1832.

[40] 郑筱萸．中药新药临床研究指导原则［M］．北京：中国医药科技出版社，2002：115-119.

[41] 李中南，石国彬，刘剑，等．萆苓方治疗2型糖尿病合并痛风临床观察［J］．中国中医急诊，2010，19（9）：1487-1488.

[42] 李中南，邢艳阳，周媛媛，等．萆苓祛痛方对糖尿病痛风大鼠骨骼肌组织SIRT3蛋白表达及URAT1mRNA的影响［J］．中国实验方剂学杂志，2019，25（21）25-31.

[43] 李中南，邢艳阳，邢宇婷，等．泻浊解毒通络法对糖尿病痛风模型大鼠血清FOXOL、VCAM-1及肾脏病理的影响［J］．上海中医药杂志，2018，52（11）：75-79.

[44] 周金黄，等．中药药理学．上海科学技术出版社，1986.

[45] 徐叔云，等．药理实验方法学．第2版．人民卫生出版社，1991.

[46] 李中南，等．验方尿路清治疗反复发作性尿路感染21例．安徽中医临床，1998，（3）：23.

[47] 李中南，等．尿路清的抑菌作用及其对免疫功能的影响．中成药，1999，（9）：473-475.

[48] 马远征，王以朋，刘强，等．中国老年骨质疏松诊疗指南［J］．中国老年学杂志，2019，39（11）：1-30.

[49] 贾伟平，中国2型糖尿病防治指南（2017年版）［J］．中国实用内科杂志，2018，38（04）：292-344.

[50] 国家中医药管理局．中医病证诊断疗效标准［M］．北京：中国医药科技出版社，2012，48-50.

[51] 郑筱萸．中药新药临床研究指导原则［M］．北京：中国医药科技出版社，2002：233-388.

[52] 李中南，刘珊珊，熊园园，陆瑞敏．丹蛭降糖胶囊对糖尿病大鼠肾组织骨桥蛋白的影响［J］．中医杂志，2015，56（09）：788-791.

[53] 燕娟，郭巍伟，梁执群，等．2型糖尿病大鼠模型的建立及其验证［J］．临床和实验医学杂志，2009，8（4）：5-6.

[54] 赵华，李中南．糖尿病合并痛风的中西医研究进展［J］．河南中医，2011，31（12）：1460-1462.

［55］黄春林，朱晓新．中药药理与临床手册［M］．北京：人民卫生出版社：2006，35-37，186-187，
423-424，563-567，570-571，577-578，774-777.

［56］刘金畅，王涛．萆薢、土茯苓治疗高尿酸血症研究进展［J］．辽宁中医药大学学报，2018，20（1）：
79-81.

［57］范春雷，田浩明，高琳，等．糖尿病大鼠心肌组织内脏脂肪素的表达及二甲双胍干预作用的观察［J］．
中国糖尿病杂志，2013，21（7）：643-646.

［58］徐权毅，管云枫，徐添颖，等．痛风性关节炎大鼠的制备及三种关节肿胀度检测方法的比较［J］．第
二军医大学学报，2007，28（8）：906-908.

［59］汪俊，李中南，李莉，等．萆苓方对糖尿病痛风模型大鼠血糖、血尿酸的影响及其抗炎作用的研究［J］．
中国中医药科技，2012，19（2）：117-119.

［60］李中南，邢艳阳，邢宇婷，等．泻浊解毒通络法对糖尿病痛风模型大鼠血清 FOXOL、VCAM-1 及肾
脏病理的影响［J］．上海中医药杂志，2018，52（11）：75-79.

［61］吕仁和，赵进喜．糖尿病及其并发症中西医治疗学［M］．北京：人民卫生出版社，1997：46.

［62］周金黄，等．中药药理学［M］．上海科学技术出版社，1986.

［63］孙建实．益肾康冲剂防治反复发作性尿路感染．中西医结合杂志，1989，（8）：469.

［64］李中南．尿路清对小鼠免疫功能的影响［J］．中国中医药科技，2003，（1）：26.

［65］李中南，明亮．尿路清对动物的免疫学实验［J］．中华中医药杂志，2003，（8）：31-33.

［66］孙建实，魏星珠，郑搏光．益肾康冲剂防治反复发作性尿路感染［J］．中西医结合杂志，1989，
（8）：469.

［67］刘蓉，徐云生．浅析消渴病与瘀血的关系［J］．湖南中医杂志，2013，29（8）：5-7.

［68］方朝晖，赵金东．执笔整理糖尿病周围神经病变中医临床诊疗指南（2016 年版）［J］．中医杂志，
2017，38（7）：625-630.

［69］周强．经方在糖尿病肾脏疾病治疗中的应用［J］．中医杂志，2011，52（17）：1459-1462.

［70］黄苏萍，桂妇娴，陈龙辉，等．糖尿病血管病变当重痰瘀［J］．中医杂志，2010，51（11）：968-970.

［71］龚光明，李洁．中医辨治 2 型糖尿病神经病变体会［J］．中医杂志，2011，52（8）：708-709.

［72］柳红芳，张何伟，张光慧等．糖尿病肾病的审因论治［J］．中医杂志，2016，57（19）：1646-1648.

［73］方朝晖．糖尿病血管病变中医药防治的科研思路与方法［J］．中医药临床杂志，2022，（01）：1-6.

［74］田瑞娜，周悦欣，朱琳，娄妍，安晓飞．中医利湿化瘀通络法治疗 2 型糖尿病肾病临床蛋白尿和肾脏
损伤的研究进展［J］．辽宁中医杂志，2021，（08）：246-249.

［75］钱秋海．《糖尿病中西医综合治疗》［M］．北京：人民卫生出版社，2002，9.